U0198489

早产儿—12岁
核磁共振 DTI 脑网络图谱及病例分析

主 编 姜洪新 居艳梅 李传玉 郑 军 李志军

上海科学技术文献出版社

Shanghai Scientific and Technological Literature Press

图书在版编目（CIP）数据

早产儿—12岁核磁共振 DTI 脑网络图谱及病例分析 /
姜洪新等主编 . -- 上海：上海科学技术文献出版社，
2022

ISBN 978-7-5439-8458-5

Ⅰ . ①早… Ⅱ . ①姜… Ⅲ . ①小儿疾病 – 脑病 – 核磁
共振成像 – 图像分析 Ⅳ . ① R742.04

中国版本图书馆 CIP 数据核字 (2021) 第 201868 号

策划编辑：张　树
责任编辑：应丽春
封面设计：李　楠

早产儿—12岁核磁共振 DTI 脑网络图谱及病例分析

ZAOCHANER — 12SUI HECIGONGZHEN DTI NAOWANGLUO TUPU JI BINGLI FENXI

主　　编：　姜洪新　居艳梅　李传玉　郑　军　李志军
出版发行：　上海科学技术文献出版社
地　　址：　上海市长乐路 746 号
邮政编号：　200040
经　　销：　全国新华书店
印　　刷：　朗翔印刷（天津）有限公司
开　　本：　889mm × 1194mm 1/16
印　　张：　37
版　　次：　2022 年 1 月第 1 版　　2022 年 1 月第 1 次印刷
书　　号：　ISBN 978-7-5439-8458-5
定　　价：　398.00 元

http://www.sstlp.com

《早产儿—12 岁核磁共振 DTI 脑网络图谱及病例分析》

编 委 会

名誉主编

刘怀军 | 河北医科大学第二医院

刘树伟 | 山东大学基础医学院

主 编

姜洪新 | 河北省故城县医院

居艳梅 | 河北省故城县医院

李传玉 | 右江民族医学院附属医院

郑　军 | 中国医药教育协会医疗装备发展促进工作委员会

李志军 | 内蒙古医科大学数字医学中心

主 审

吴玉鹏 | 河北医科大学第二医院

汤行录 | 温州医科大学附属第二医院

副主编

徐化凤 | 南京医科大学附属儿童医院

刘永波 | 北大医疗集团潞安总医院

戴　缤 | 首都医科大学附属北京世纪坛医院

张　维 | 南京医科大学附属儿童医院

王瑞珠 | 南京医科大学附属儿童医院

徐树明 | 山西省儿童医院

汤行录 | 温州医科大学附属第二医院

李　强 | 河北中医学院

耿杰峰 | 郑州大学第一附属医院

董　鑫 | 内蒙古通辽市医院

宋玉鸿 | 内蒙古通辽市医院

王　星 | 内蒙古医科大学数字医学中心

李　锦 | 陆军军医大学士官学校附属医院

张　钧 | 邯郸市中心医院

孙海民 | 河北医科大学第二医院

王　栋 | 中国科学院

孙明阳 ｜ 唐山市人民医院

谈胤求 ｜ 武汉大学人民医院

王期昌 ｜ 右江民族医学院附属医院

王小飞 ｜ 西安市儿童医院

王　琪 ｜ 渭南市妇幼保健院

王小峰 ｜ 渭南市中心医院

王　玮 ｜ 河北省故城县医院

王　勇 ｜ 河北省故城县医院

尉辉杰 ｜ 天津医科大学总医院

吴为民 ｜ 右江民族医学院附属医院

吴文娟 ｜ 河北医科大学第三医院

薛　芳 ｜ 山西医科大学第二医院

于春晓 ｜ 河北省故城县医院

臧丽莉 ｜ 保定市儿童医院

张成旭 ｜ 河北省故城县医院

张红波 ｜ 南方医科大学珠江医院

赵　越 ｜ 暨南大学第一临床医学院

郑新景 ｜ 石家庄市第四医院

周文星 ｜ 河北省故城县医院

顾　问

杨　军 ｜ 北京大学第三医院

梁树立 ｜ 北京儿童医院

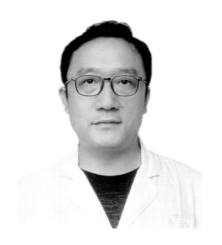

姜洪新简介

姜洪新，男，汉族，主任医师，河北省故城县医院放射科磁共振主任。影像医学、计算机专业双学位。主要从事磁共振功能成像在认知障碍的临床研究。

兼任衡水市医学会放射学分会委员，河北省神经科学学会委员，中国老年医学学会神经医学分会委员，中国微循环学会神经变性病专业委员会康复学组委员，中国老年医学学会认知障碍分会委员，中国肺癌防治联盟秘书长，中国神经变性病学会委员，中国研究型医院学会精准医学与肿瘤 MDT 专业委员会委员，中国针灸学会脑科学产学研创新联盟委员，中国微循环学会神经变性病专业委员会神经分子影像学组第一届委员会常务委员，中国研究型医院学会脑功能研究与转化专业委员会委员，中国老年学和老年医学学会脑认知与健康分会委员，北京神经变性病学会第一届会员。

参与编写《DTI 脑白质纤维束结构与功能》等相关书籍 5 本，在国家级或省级刊物上发表论文 20 余篇，参与完成省级科技公关项目 7 项并获奖。现在正在研究的"功能磁共振在认知障碍的临床应用"课题，正在结题中，取得了阶段性创新成果。荣获第二届"保罗·劳特布尔杯"全国磁共振影像技术临床应用大赛三等奖，北京国际神经变性病学术大会演讲二等奖，大连国际会议中心举办的全国首届"伦琴杯"肿瘤影像优秀照片 PK 大赛一等奖。

DTI 成像技术完美展示额脑网络，为深入探索大脑的生理病理机制提供了契机，对老年性痴呆患者精准诊断、精准治疗具有重要意义，大大减轻了社会及家庭负担，取得良好的社会效益和经济效益。

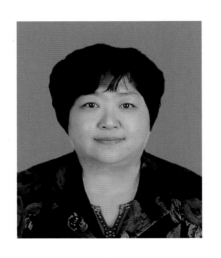

居艳梅简介

居艳梅，女，汉族，主任医师，硕士研究生。现任故城县医院党总支书记、院长、妇产科主任。河北省第七届党代会代表，第十二届、十三届河北省人大代表，第六届衡水市政协委员。全国优秀共产党员、全国三八红旗手、全国妇女创先争优先进个人、全国县域医院百佳院长，河北省政府特殊津贴专家、河北省省管优秀专家、河北省"三三三人才"、省白求恩式医药卫生工作者，河北省先进工作者、衡水市劳动模范、衡水市管优秀专家、衡水市敬业奉献道德模范。

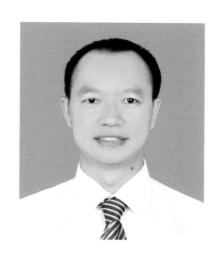

李传玉简介

　　李传玉，男，38 岁，硕士研究生学历，医学硕士，副主任医师，右江民族医学院附属医院神经外科学术和技术骨干，擅长神经外科脑血管病、颅内肿瘤、重型颅脑损伤、各种急危重症等常见病多发病的介入手术及开颅手术治疗。

　　科研方面：主要从事脑胶质瘤和脑血管病的基础与临床研究。目前主持厅级课题 2 项和院级课题 1 项，主持院内医疗新技术项目 4 项（如 DTI 在神经外科的应用等），参加科研课题 5 项，其中国家自然科学基金 1 项，广西自然科学基金 4 项。以第一作者身份发表专业学术论文 8 篇，其中 SCI 2 篇，核心期刊 2 篇。参与公开发表专业论文 10 余篇，其中 SCI 2 篇。以第一主编身份出版著作 1 部，授权国家实用新型专利 2 项。

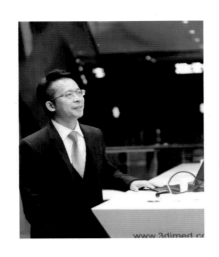

郑军简介

郑军，男，北京大学 EMBA 硕士毕业，在医疗行业深耕 20 余年，创建一系列药品、器械生产经营企业及海外公司。

投身精准临床应用市场，在医疗创新业务领域精耕 10 余年，对临床医学与人工智能的技术融合倾注全力，积极推动中国人工智能精准诊断与精准治疗技术的开发与市场应用，是中国 3D 数字医学技术商业模式缔造者之一，也是 3D 重建技术处理医疗器械 GMP 规范体系的先行者。

已与多家政府科研机构成立联合实验室。参与编写完成《中国智慧医疗发展报告》《人工智能在外科临床中的应用》《丘脑 DTI 神经纤维束图谱》等专业书籍。

现任中国医药教育协会医疗装备发展促进工作委员会副主任委员，上海理工大学凯尼思商学院名誉院长，杭州市舟山商会副会长。

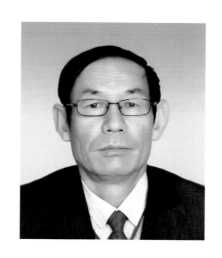

李志军简介

　　李志军，男，二级教授，省优秀科技工作者、优秀研究生导师。一直从事人体解剖教学、科研工作。兼任内蒙古自治区重点培育学科——人体解剖与组织胚胎学带头人，国家级虚拟仿真实验教学中心常务副主任、自治区数字转化医学工程技术研究中心副主任；自治区突出贡献专家、草原英才、草原英才创新创业团队——数字转化医学创新团队负责人；硕士、博士生导师；中国解剖学会理事、内蒙古解剖学会理事长、数字转化医学学会副理事长；中国医药生物技术协会 3D 打印技术分会常务委员；中国康复医学会脊柱脊髓专委会委员；《中国临床解剖学杂志》《中华解剖与临床杂志》等编委。

　　发表学术论文 73 篇，主持 4 项国家自然基金课题，其中"青少年脊柱椎弓根置钉关键技术的数字化研究"获省级科技进步二等奖；主持课题"数字化、虚拟化技术在人体解剖教学改革实践中的应用研究"获省级教学成果一等奖。主编、参编专著与教材 14 部；承办"全国医学虚拟仿真实验教学高峰论坛"及"中国解剖学会第 34 届学术年会"等；创建了教育部高等学校医学人文素质教育基地——"精诚至善"教育模式基地负责人。

序 一

由姜洪新主任领衔编写的《早产儿—12岁核磁共振DTI脑网络图谱及病例分析》一书，已经成稿，本书所示病例均是优化了磁共振弥散成像序列技术参数，经过精心设计，很好地获得了这些患者的DTI信息，并重建为图像，是一项有大贡献的工作。这些病例资料来之不易，能够细心地进行磁共振研究更是不易，相信这些资料会对今后脑部磁共振研究打下非常好的基础。

脑部结构非常复杂，我们能利用现有的技术做研究，初步显示脑的神经纤维的分布与形态。但是脑的传入纤维和传出纤维，识别起来还很困难，脑神经纤维的异质性还不清楚，某些纤维的划分还有困难，这些都是我们未来需要深入研究的内容。

本书分为十三章，较详细地介绍了成像技术和典型病例与讨论，希望对医学生和临床医生在学习和工作中有所帮助。

刘怀军

河北医科大学第二医院

序 二

  21 世纪是脑科学的世纪，神经影像与神经内外科及相关学科是脑科学的主要代表。经过数百年的积淀发展，如今，现代神经外科已迈入智能化、精准化的时代；精准医疗、影像先行，智能神经外科的进步也离不开现代多种影像学新技术与手段的创新、发展和帮助。

  弥散张量成像（diffusion tensor image，DTI）是目前唯一能够在活体上，无创地描述分析纤维束走行及分布的成像方式，通过这种手段，神经内外科及相关学科医师可以直观地观察复杂的神经解剖结构，分析颅脑病变与纤维束走行之间的关系，从而更好地制订个体化治疗策略。与成人不同，婴幼儿的大脑处于快速发育之中，其纤维网络与成人相比也有很大差异。因此，研究婴幼儿的大脑纤维网络、揭示其特殊的结构特点和性质，对精准化诊断和治疗具有较大的意义和非常现实的应用价值。

  多年来，姜洪新主任医师团队面对艰苦的条件和各种困难，在领导及同人的帮助下，勇于追求和探索，针对 DTI 纤维束成像的原理及应用进行了深入的探索和研究，取得了一些具有开创性的成果，对促进脑科学的创新和发展、对神经科学疾病的精准化治疗，作出了较大的贡献。

  《早产儿—12 岁核磁共振 DTI 脑网络图谱及病例分析》作为该团队的系列著作之一，站在影像学的角度看待人体生长发育和病理生理过程，系统总结了从胎儿期到青少年不同年龄段的神经网络图谱特点，并结合临床实际病例，针对病理状态下的神经纤维（束）结构的变化做了比较详细的阐述，使我们可以了解人脑在早期发育过程不同阶段的神经纤维束影像资料；并且从神经纤维网络的角度，更好地认识小儿颅内肿瘤、神经精神发育障碍等疾病的发病机制及病理变化。

  书中所展现的影像清晰具体，病例详实且代表性强，对于进一步认识人脑发育过程以及相关病变，具有较好的参考价值。本书对于影像科医师及神经内外科及相关学科医师而言，不失为一本很好的学习教材和工具书。

北京大学医学部精准神经外科与肿瘤研究中心主任

北京大学第三医院神经外科主任

北京大学临床科学家

前　言

　　神经系统是人类各系统结构、功能一体化的"总司令部"，而"总司令"就是人类最复杂、最神秘、最发达的大脑；人类的功能整合、信息汇总、奇妙语言、复杂感觉、思维意识、知识储存、推理创造、记忆机制、情绪调节、精细运动、传导通路、反射功能等均源自高度发达的大脑。人类之所以进化到食物链的顶端，乃因和其他动物相比，其有着更具优势的大脑，在人类的共同努力下，大脑的创造性也改变了世界，出现了诸多伟大的发明、创造、奇迹。虽然人类如此聪明，但我们的大脑并未完全被开发、被认知。现代研究认为，正常人脑细胞为 140~150 亿，500~600 万亿个神经突触相互链接，而现代人对脑功能的运用不足 5%，剩余蕴藏无数待开发资源部分是人类潜能表现优劣与否的关键，因此人类大脑是宇宙间最神奇、最复杂的网络系统之一。

　　人类大脑也远超目前世界上最先进的超级电脑，人类已探索数光年之外的复杂宇宙星系，却对两耳间数十立方厘米"自身"之大脑知之甚少。对于大脑的研究已成为现代神经生物学最前沿的重大课题，也是最难攻克的未知科学堡垒。目前临床上虽已取得许多突破性成果，但依然有无数未知难题亟待人类"自己大脑"去不断探索与破解。因为它总在不断自我颠覆和创新，未来打开这座神秘宝库，会发现其奥妙无穷。

　　创建人类脑图谱，研究疾病究竟如何引起了大脑病变，从受精卵到衰老，探究其不同发育阶段脑网络重塑、脑功能巨变，将为我们认知脑功能网络结构、复杂活动及患者康复过程脑结构重塑等提供了最强有力证据。我们利用现代功能磁共振扫描技术及常规序列，研究了胎儿、新生儿、婴儿、幼儿、青少年的神经脑网络发育及结构特征，并收集数十所医院、研究所大量先天发育畸形、缺血缺氧性脑病、自闭症、脑积水、肿瘤、炎症、出血、梗死等典型病例进行了磁共振 DTI 脑网络图谱建设和详实分析。特别说明的是，书中部分病例因具有典型性，故选择了成人病例，年龄不在书名范围内。

　　该书的总结出版，有利于我们对中枢神经系统的发育特征进一步探索，为疾病的预防、诊疗、康复提供了理论依据，同时为个体正常发育的分子机制提供了新见解。对我们了解大脑结构重塑、运行原理、保护开发、疾病防治有着特殊且与时俱进的重大意义。期望对破解人脑秘密、促进学科发展、探究科学前沿有所贡献。

内蒙古医科大学数字医学中心　李志军

河北省故城县医院放射科　姜洪新

目 录

第一章　脑发育概论

脑不仅是人体的指挥部，而且也是人智慧的所在。脑的发育是否正常，直接关系到小儿的智力。脑的发育受多种因素的影响，如遗传、环境、教育、孕期、营养与疾病等。给予丰富的环境刺激、良好的教育、充足的营养，大脑就会健康地发育起来。

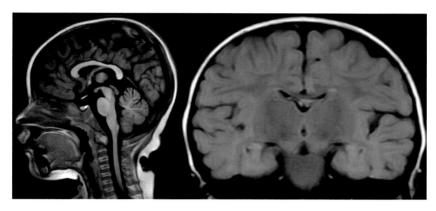

脑部

足月小儿刚出生时，脑的重量仅有350~400g，大约是成人脑重的25%。此时脑外形上已具备了成人脑的形状，也具备了成人脑的基本结构，但在功能上远远差于成人。所以，小儿刚出生时，不会说话、不会自主活动，这些能力需要在日后脑发育的基础上逐渐具备。到了6个月时，脑的重量达到出生时的两倍，达成人脑重的50%；2岁时为成人脑重的75%。从脑重量增长的速度可以看出，3岁以内脑发育速度是最快的，所以这段时期是脑发育的关键期。在这段时间内，小儿最容易学习某种知识和技能，错过这个时期就不能获得最好的水平。同时，在这关键期内，大脑也最容易受到损伤，但代偿能力也最强，如果损伤不能得到及时的修复，往往会给脑部造成严重后果，直至影响终身。因此关键期对儿童大脑发育非常重要。

脑发育迟缓综合征主要表现为智力落后。患儿可能有以下病史：父母为近亲婚配；母亲怀孕年龄在16岁以下或40岁以上；母亲患有高血压、糖尿病、甲状腺疾病；母亲在怀孕早期有病毒感染史；母亲有习惯性流产、先兆流产、妊娠高血压、羊水过多史；生产过程为早产、急产、引产、剖腹产；出生时有新生儿窒息、缺氧、核黄疸等病史。脑发育迟缓综合征是造成残疾的最大一组疾病，一旦导致脑组织严重损害，治疗极为困难，故早期预防极为重要。脑的发育会受到许多因素的影响，如遗传、环境、教育、营养与疾病等，家长要避免一些不利因素对儿童大脑发育的影响。在优生的基础上，为孩子创造良好的生活环境，如给予丰富的环境刺激、良好的教育、充足的营养等，大脑就会健康地发育。婴儿内心虽然看似比成人简单，但其大脑的活跃度却是成人的2倍。宝宝呱呱坠地后，大脑就进入了长质量的时期，脑细胞的体积增大，树突的增多、加长，特别是突触在宝宝出生的第一年迅速增加。

　　神经纤维的髓鞘像电线的绝缘层，可以使神经元准确、快速地传递信息。刚出生时，神经纤维髓鞘形成非常少，神经纤维也非常短，到3~4周岁时，才完成神经纤维髓鞘化的过程。

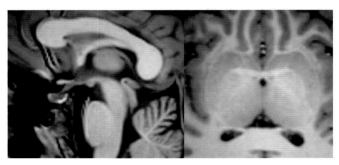

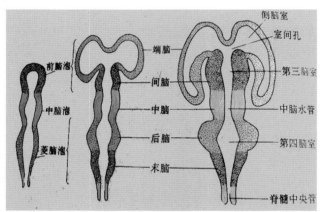

脑泡的形成和演变

　　脑泡（brain vesicle）指脊椎动物发生初期，在神经管前端脑形成区沿头尾方向排列的几个膨大部分。在脑泡的形成和演变过程中，同时出现了几个不同方向的弯曲。首先出现的是凸向背侧的颈曲（cervicalflexure）和头曲（cephalicflexure）。前者位于脑与脊髓之间，后者位于中脑部，故头曲又称中脑曲。随后，在脑桥和端脑处又出现了两个凸向腹侧的弯曲，分别称脑桥曲和端脑曲。

　　脑壁的演化与脊髓相似，其侧壁上的神经上皮细胞增生并向两侧迁移，分化为成神经细胞和成胶质细胞，形成套层。由于套层的增厚，使侧壁分成了翼板和基板。端脑和间脑的侧壁大部分形成翼板，基板甚小。

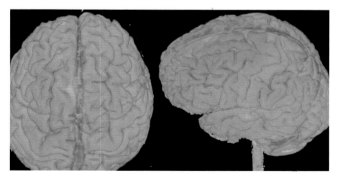

端脑 VR 图

大脑（brain）包括端脑和间脑，端脑包括左右大脑半球。端脑是脊椎动物脑的高级神经系统的主要部分，由左右两半球组成，是人类脑的最大部分，是控制运动、产生感觉及实现高级脑功能的高级神经中枢。脊椎动物的端脑在胚胎时是神经管头端薄壁的膨起部分，以后发展成大脑两半球，主要包括大脑皮质、大脑髓质和基底核三个部分。大脑皮质是被覆在端脑表面的灰质，主要由神经元的胞体构成。皮质下由神经纤维形成的髓质构成。髓质中又有灰质团块即基底核，纹状体是其中的主要部分。在医学及解剖学上，多用大脑一词来指代端脑。

大脑皮质由端脑套层的成神经细胞迁移和分化而成，端脑套层中的大部分都迁至外表面，形成大脑皮质；少部分细胞聚集成团，形成神经核。中脑、后脑和末脑中的套层细胞多聚集成细胞团或细胞柱，形成各种神经核。翼板中的神经核多为感觉中继核，基板中的神经核多为运动核。人胚胎发育至第三周时，外胚层开始出现称为神经板的区域。神经板的内侧微微增厚，中间部分下陷，出现一个浅槽，形成神经沟。第三周末，神经板增厚部分的边缘渐渐隆起，形成神经褶。在神经沟不断加深的同时，两侧神经褶的边缘向内侧合拢，这时神经板的中段开始出现分节。第四周时，分节不断增多，两侧神经褶开始在第四体节处连接融合，这即是形成神经管的开始。接着，神经褶闭合过程向神经板的两端扩展，最后形成两端开孔的神经管。由于神经板两端发育不同，神经管的头端部分变得更为宽大，将来发育成脑，而较为狭窄的尾端部分伸延生长得较快，则发育成脊髓。当出现第20体节时，神经管的前端开孔封闭。稍后，在第26体节形成时，尾孔闭合。这时，神经管壁的细胞增生加快，每8小时，数量约增加1倍。快速的细胞增生不仅使神经管伸长，而且引起神经管发生弯曲，这种弯曲在头端尤为明显。第四周时，神经管的头端形成了前、中、后3个脑泡。由于脑壁各部分发育不均，相继出现了3个脑曲：第Ⅰ脑曲凸向背方，位于中脑，亦称中脑曲；第Ⅱ脑曲发生在后脑与脊髓交界处，也凸向背方，称为颈曲；约在第六周时，出现第Ⅲ脑曲，称为脑桥曲。脑曲出现的同时，脑的各部分分化加快。第五周时，胚胎的脑已初步形成5个部分：前脑泡发育成端脑和间脑；中脑泡发育为中脑；后脑泡即为菱脑，以后发展成为小脑、脑桥及延髓。

胎儿脑部发育的三个关键期如下图。

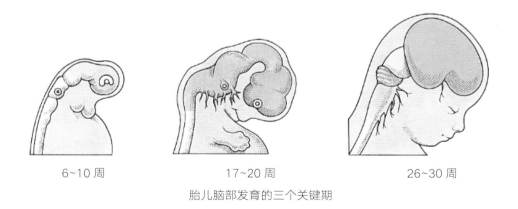

| 6~10 周 | 17~20 周 | 26~30 周 |

胎儿脑部发育的三个关键期

脑干于妊娠第4周开始发育，此时神经管头段形成三个膨大的原始脑泡：前脑泡构成前脑，中脑泡形成中脑，后脑泡形成菱脑。神经管管腔发育成脑室和脊髓中央管，前脑泡腔演变为两侧的侧脑室和间脑的第三脑室；中脑泡腔演变为中脑导水管；菱脑泡腔演变为第四脑室。脊髓中央管最开始充满羊水，后来才是脊髓。中脑、后脑和末脑由灰质和白质构成，灰质形成脑神经核、自主神经核、橄榄核、脑桥和小脑核、红核、黑质、四叠体核等。白质由连接大脑、小脑、脊髓及多种脑神经核的神经纤维束构成，它包括有髓神经纤维和无髓纤维。白质纤维束穿过整个脑干，例如内侧纵束、内侧丘系、外侧丘系、顶盖脊髓束、脊髓丘脑束和红核橄榄束。内侧纵束是动眼神经主要的中心连接，协调凝视。内侧丘系传递本体感觉、精细触觉。外侧丘系传导听觉冲动至听觉皮层。顶盖脊髓束包含将孤束核连接至丘脑及皮质味觉区的上行纤维。脊髓丘脑束传导粗触觉、痛温觉和压觉信息。红核橄榄束由来自红核小细胞部投射至下橄榄核的下行纤维构成。顶盖在中脑导水管背侧，在其后表面有一对隆起叫上丘和下丘，上丘参与前期视觉加工，控制眼球活动；下丘参与听觉加工，将脑干核输入信息投射至丘脑的内侧膝状体，内侧膝状体继续将听觉信息传至初级听觉皮层。椎 - 基底动脉系统通过基底动脉、小脑上动脉和大脑后动脉的穿支供应中脑。

　　脑泡的形成和演变过程中，同时出现了几个不同方向的弯曲。首先出现的是凸向背侧的颈曲（cervical flexure）和头曲（cephalicflexure）。前者位于脑与脊髓之间，后者位于中脑部，故又称中脑曲。之后，在脑桥和端脑处又出现了两个凸向腹侧的弯曲，分别称脑桥曲和端脑曲。

第二章　脑的外形

第一节　胎儿脑外形发育

一、孕 11 周脑外形

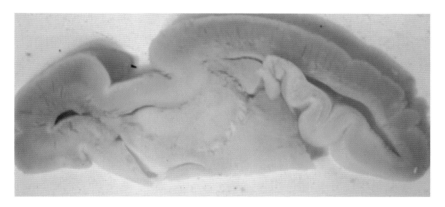

孕 11 周脑外形

二、孕 20 周脑外形

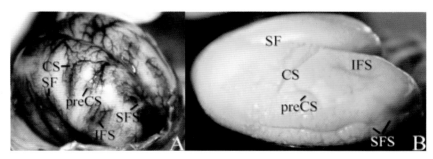

孕 20 周脑外形

三、孕 21 周脑外形

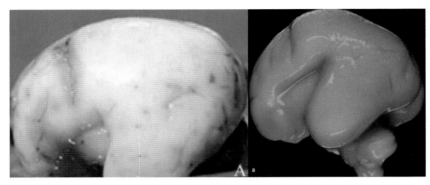

孕 21 周脑外形

四、孕 25 周脑外形

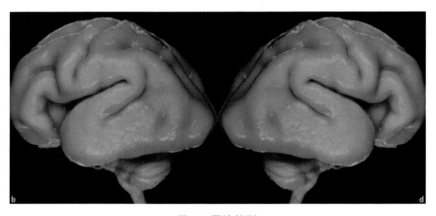

孕 25 周脑外形

五、孕 26 周脑外形

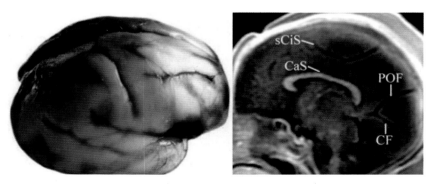

孕 26 周脑外形

六、孕 30 周脑外形

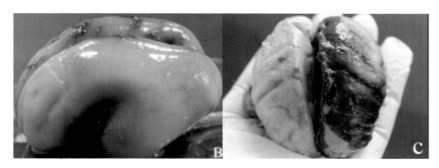

孕 30 周脑外形

七、5 岁男童横断面 0.1mm 超薄铣切图（-25℃冰冻室）

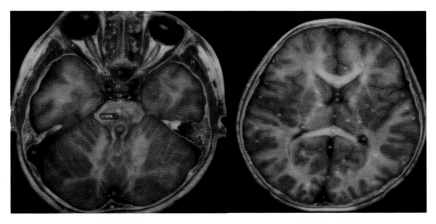

脑桥层面　　　　　　　　　　　基底节层面

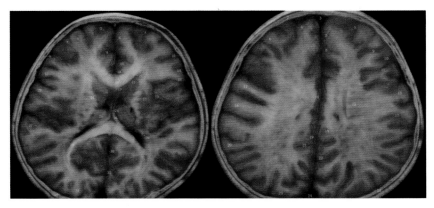

内囊层面　　　　　　　　　　　半卵圆中心层面

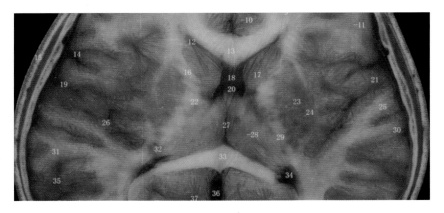

内囊与外囊

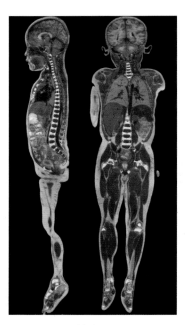

整体观

第二节 正常脑白质髓鞘化与年龄、部位的发育

一、髓鞘化在磁共振的信号分析

MRI 是评估脑发育的重要手段，认识正常信号特点有助于鉴别异常，髓鞘化发育的规律和重要的时间节点有密切关系，髓鞘化表现为短 T_1 短 T_2 信号特点，6~8 月内以 T_1WI 评估为主，之后 T_2WI 为主，DTI 可作为重要的研究手段，动态观察髓鞘化变化。

二、髓鞘化的发展过程及病理分析

髓鞘结构由少突胶质细胞膜组成，它呈同心圆包裹轴突，由双层类脂质组成，外层是胆固醇、糖脂，内层是磷脂。人类中枢神经系统发育是一个复杂、有序的连续变化过程，开始于胚胎早期，持续到青春期甚至是成人期。脑白质髓鞘化开始于胎儿期第 5 个月，2 岁时髓鞘化程度与成人接近。脑白质髓鞘化是指髓鞘发展的过程，它使神经兴奋在沿神经纤维传导时速度加快，并保证其定向传导，是儿童神经系统发展必不可少的过程。弥散张量成像（diffusion tensor imaging，DTI）反应脑内水分子弥散各向异性的程度，反应水分子在白质内弥散的优势方向，比普通 MRI 反映脑的髓鞘化更敏感，反映髓鞘化时间也更长，可以识别从新生儿至成人不同阶段髓鞘化的变化。DTI 能勾画出脑白质纤维束的分布、排列及走行，清楚观察脑白质纤维束的解剖。通过计算水分子的表观弥散系数（apparent diffusion coefficient，ADC）和各向异性值（fractional anisotropy，FA），定量评价髓鞘的发育情况。

三、髓鞘化的序列选择及发育评估

在评价脑白质髓鞘化 MR 技术中，常规 MRI T_1WI、T_2WI 最常用，髓鞘化过程中脑化学物质和水含量的变化，使脑灰白质信号对比发生变化，反映脑发育成熟过程。通过计算水分子表观弥散系数（ADC）和各向异性值（FA），定量评价髓鞘的发育状况。MRI 能较好地反映脑发育过程，未髓鞘化的脑信号与成年人刚好相反，即未髓鞘化的白质：T_1WI 低信号，T_2WI 高信号；成熟的白质：T_1WI 高信号，T_2WI 低信号。成熟灰质与白质相反：T_1WI 低信号，T_2WI 稍高信号。

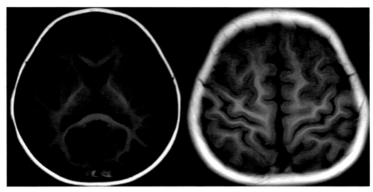

成熟灰质与白质

四、正常脑白质髓鞘化与年龄的相关性（表 2-1、表 2-2）

MRI 信号的变化是由髓的成分和脑水分的多少所决定。短 T_1 信号是由于胶质细胞增生提供含髓鞘脂质前体（PMGC）胞质颗粒，此颗粒含有胆固醇与磷脂，能缩短 T_1 时间。T_1WI 上髓鞘形成的高信号变化在 6~8 个月内基本完成，与胶质增生的时间一致。短 T_2 信号是随着髓鞘形成，两层脂质膜的内层产生了疏水的卵磷脂和质子构成的复合体，且疏水性逐渐增加，水分下降，引起 T_2WI 信号的下降。髓鞘化反映髓鞘成熟的同时，脑内水分含量的降低。6~8 个月 T_1WI 观察白质髓鞘较 T_2WI 好，T_1WI 白质呈高信号，灰白质对比好。8~24 个月，T_2WI 像观察更好，T_2WI 对成熟白质更敏感，T_2WI 像上观察到的白质成熟时间晚于 T_1WI。

表 2-1 正常脑白质髓鞘化与年龄有关

解剖部位	T_1WI 上出现高信号 月龄（月）	T_2WI 呈低信号 月龄（月）
桥脑背侧、延髓、中脑背侧	出生	出生
桥脑腹侧	出生	出生
小脑上下脚	3~6 个月	出生
小脑中脚	出生	出生
小脑白质	1~3 个月	8~18 个月
皮质脊髓束、半卵圆中心的部位	1~3 个月	出生
丘脑腹外侧部	出生	出生
内囊后肢 - 后部	出生	出生至 2 个月
内囊后肢 - 前部	出生	4~7 个月
内囊前肢	2~3 个月	7~11 个月
胼胝体 - 压部	3~4 个月	6 个月
胼胝体 - 体部	4~6 个月	6~8 个月
胼胝体 - 膝部	6 个月	8 个月

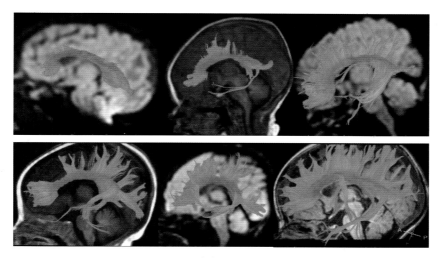

左侧面观

■ 胼胝体

脑开始发育时，其基本结构与早期脊髓相似。脑壁除顶板和底板外，侧壁内面也有界沟将其分为背部的翼板和腹部的基板，但界沟只达到中脑和前脑交界处，底板仅伸展至中脑的后缘，而基板则终止于其前缘，故间脑与端脑几乎全部由翼板构成。翼板内的成神经细胞分化为脑的感觉核团；基板内成神经细胞的分化为运动核团。这些核团和脊髓中的灰质柱一样，大多延伸成细胞柱。按核团的性质，脑的运动核又可分为三类：支配起源于体节肌肉的躯体传出核团，支配平滑肌、心肌和腺体活动的一般内脏传出核团，即副交感核团支配起源于鳃弓的肌肉（咀嚼肌、面肌和咽喉肌等）的特殊内脏传出核团。感觉核团分为四类，接受躯体感受器冲动的一般躯体传入核团；接受位听器冲动的特殊躯体传入核团，接受内脏感觉冲动的一般内脏传入核团，接受味觉冲动的特殊内脏传入核团。若以界沟为中线，则上述各核团的排列次序是：内脏性核团居内侧，靠近界沟；躯体性核团居外侧，远离界沟。

表 2-2 正常脑白质髓鞘化与年龄相关性

解剖部位	T_1WI 上出现高信号 月龄（月）	T_2WI 呈低信号 月龄（月）
中央前后回	1 个月	9~12 个月
半卵圆中心	出生	2~4 个月
视束、视交叉	出生	出生
视放射	1~2 个月	3 个月
巨状回白质	出生	4 个月
额叶	7~11 个月	11~18 个月
颞叶	7~11 个月	12~24 个月
枕叶	3~7 个月	9~12 个月

五、新生儿磁共振髓鞘化分析（表2-3）

表2-3　出生时MRI显示髓鞘化部位

半卵圆中心	中心部位
视觉系统	视神经、视束、视放射起始部
基底节	苍白球
丘脑	丘脑腹外侧
内囊后肢	至少后1/3
脑干	延髓、脑桥中脑背侧、内外侧丘系、小脑上脚、下丘
小脑	小脑上下脚、齿状核（部分）

六、内囊髓鞘化发育规律（表2-4）

表2-4　内囊髓鞘化发展规律

月龄（月）	T_1WI 高信号	T_2WI 低信号
出生	内囊后肢至少后1/3	内囊后肢后1/3
3	内囊前肢完全髓鞘化	内囊后肢后1/2
6		内囊后肢完全髓鞘化
9~11		内囊前肢增厚

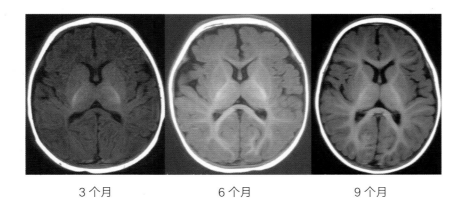

|　3个月　|　6个月　|　9个月　|

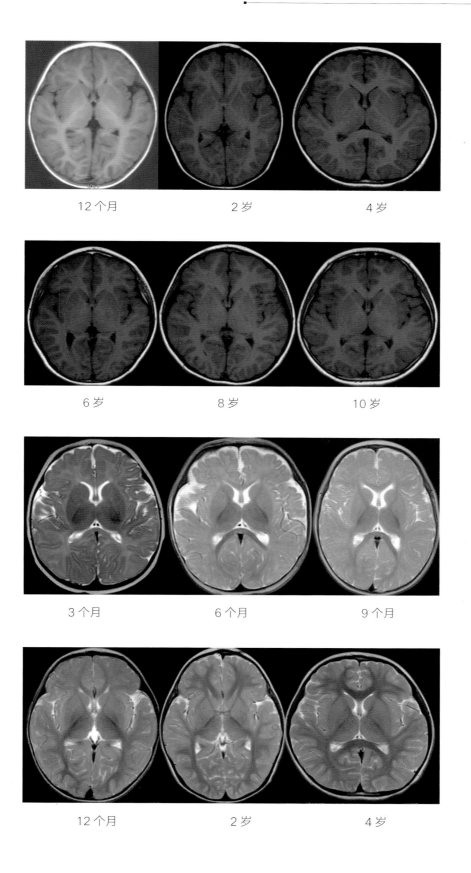

12 个月　　　　　　2 岁　　　　　　4 岁

6 岁　　　　　　8 岁　　　　　　10 岁

3 个月　　　　　　6 个月　　　　　　9 个月

12 个月　　　　　　2 岁　　　　　　4 岁

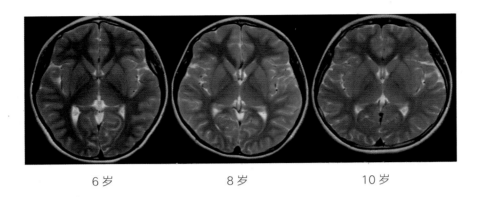

| 6岁 | 8岁 | 10岁 |

七、胼胝体髓鞘化发育规律

胼胝体4个月时,胼胝体压部 T_1 高信号,6个月时胼胝体膝部 T_1 高信号;胼胝体压部6个月时 T_2 为低信号,8个月时胼胝体膝部为低信号。

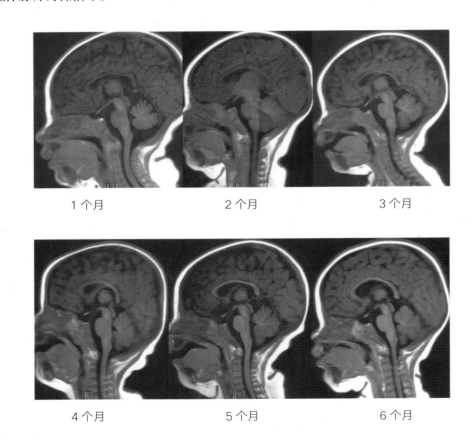

| 1个月 | 2个月 | 3个月 |

| 4个月 | 5个月 | 6个月 |

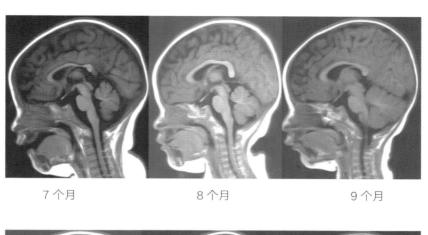

7个月　　　　8个月　　　　9个月

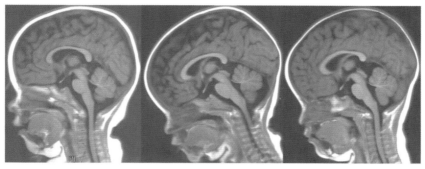

10个月　　　　11个月　　　　12个月

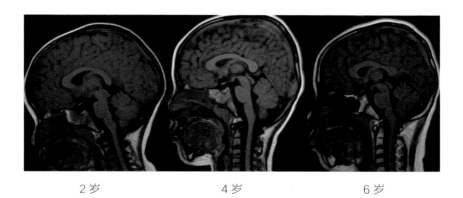

2岁　　　　4岁　　　　6岁

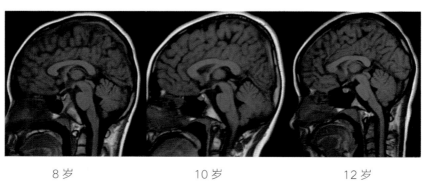

8岁　　　　10岁　　　　12岁

八、各脑叶髓鞘化发育规律

大脑皮质的组织发生：大脑皮质由端脑套层的成神经细胞迁移和分化而成。大脑皮质的种系发生分三个阶段，最早出现的是原皮质，继之出现旧皮质，最晚出现的是新皮质。人类大脑皮质的发生过程重演了皮质的种系发生。海马和齿状回是最早出现的皮质结构，相当于种系发生中的原皮质（archicortex），与嗅觉传导有关。胚胎第 7 周时，在纹状体的外侧，大量成神经细胞聚集并分化，形成梨状皮质（pyriform cortex），相当于种系发生中的旧皮质（paleocortex），也与嗅觉传导有关。旧皮质出现不久，神经上皮细胞分裂增生、分批分期地迁至表层并分化为神经细胞，形成了新皮质（neocortex），这是大脑皮质中出现最晚、面积最大的部分。由于成神经细胞分批分期地产生和迁移，因而皮质中的神经细胞呈层状排列。越早产生和迁移的细胞，其位置越深，越晚产生和迁移的细胞，其位置越表浅，即越靠近皮质表层。胎儿出生时，新皮质已形成 6 层结构。古皮质和旧皮质的分层无一定规律性，有的分层不明显，有的分为三层。见表 2-5。

表 2-5　各脑叶脑白质髓鞘化

部位	T_1WI 高信号	T_2WI 低信号
枕叶	3~7 个月	12 个月
额叶	7~11 个月	18 个月
颞叶	7~11 个月	24 个月

九、基底节及丘脑髓鞘化发育规律

脑起源于神经管头端的膨大区。在胚胎第 4 周末期，神经管头端膨大形成三个原始脑泡，分别称前脑、中脑和菱脑。前脑最大，左、右侧壁向外突出成囊，称眼泡。到第 5 周时，由于头部的生长和脑上、下壁生长速度不平衡，在中脑区出现一个向腹方屈曲的中脑曲。同时前脑也分化为端脑和间脑二部，端脑将主要演变为大脑半球。进入第 6 周时，菱脑也开始分化为后脑和延髓。在形态上明显区分为五部：端脑、间脑、中脑、后脑和延髓（末脑），成为五脑泡期。此时，在延髓与脊髓交界处出现颈曲，在颈曲与中脑曲之间由于菱脑区的不均等生长而产生脑桥曲。7~8 周时，后脑开始分化为桥脑和小脑。上述各脑泡中的腔随脑壁的增厚发育而发生变化，以后形成脑室。

基底节及丘脑的髓鞘化，T_1WI 在出生时苍白球、丘脑腹外侧信号较高，苍白球 37~42 周信号减低，丘脑腹外侧高信号，部分可持续至出生后第 2 年。T_2WI 苍白球呈稍高信号，部分持续至出生后第 1 年。

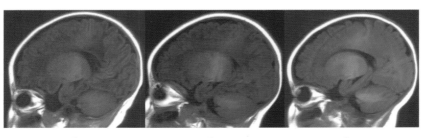

　　1 个月　　　　　　　　2 个月　　　　　　　　3 个月

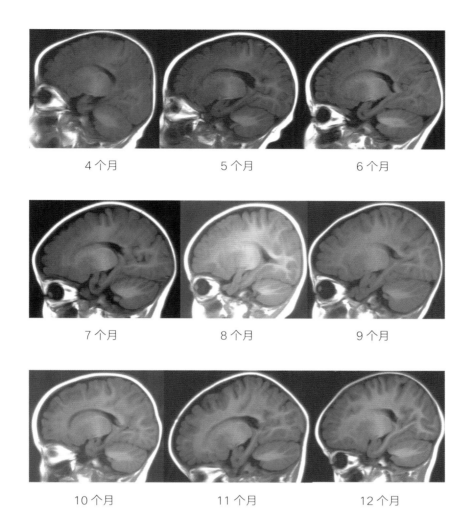

4个月　　　　　　5个月　　　　　　6个月

7个月　　　　　　8个月　　　　　　9个月

10个月　　　　　　11个月　　　　　　12个月

十、脑干髓鞘化发育规律

脑干是大脑最靠下且最原始的部位，尾端延续脊髓。头端延续间脑（丘脑、下丘脑、上丘脑和底丘脑）脑干从顶端到底端依次由中脑、脑桥和延髓这几大部分构成。其功能包括调节心脏、呼吸节律及中枢神经活动，如意识和睡眼周期。

十一、小脑髓鞘化发育规律

在出生时，小脑上脚和下脚已经髓鞘化，1个月时，T_1WI小脑中脚、小脑深部白质可出现髓鞘化；三个月时，齿状核、齿状核周围白质接近成人；4个月时，小脑周围白质 T_1 高信号眼神至皮层；8个月时，小脑周围白质 T_2 低信号延伸至皮层，18个月时接近成人。

小脑皮质的组织发生：小脑起源于后脑翼板背侧部的菱唇（rhombic lip）。左右两菱唇在中线融合，形成小脑板（cerebellar plate），这就是小脑的始基。胚胎第12周时，小脑板的两外侧部膨大，形成小脑半球；板的中部变细，形成小脑蚓。之后，由一条横裂从小脑蚓分出了小结，从小脑半球分出了绒球。

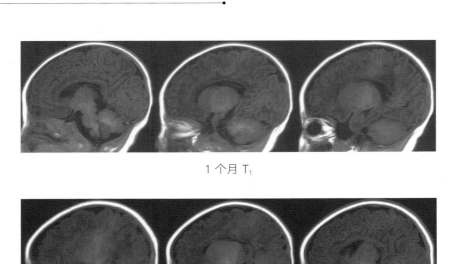

1个月 T_1

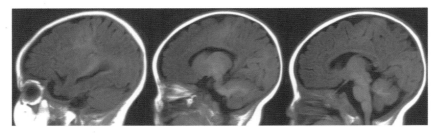

2个月 T_1

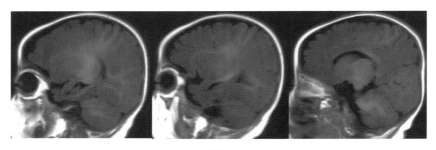

3个月 T_1

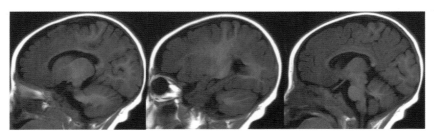

4个月 T_1

5个月 T_1

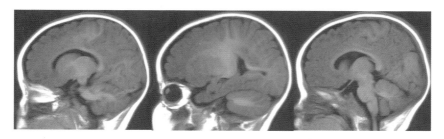

6 个月 T$_1$

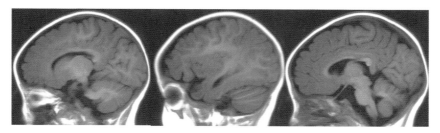

7 个月 T$_1$

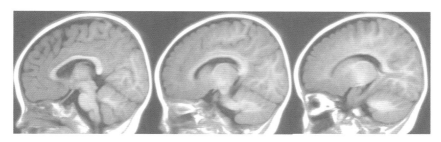

8 个月

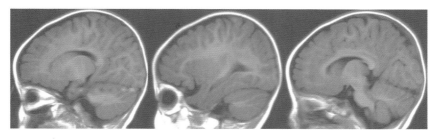

9 个月

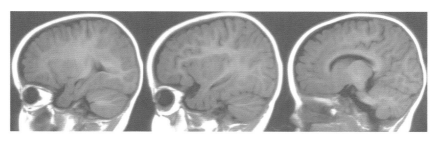

10 个月

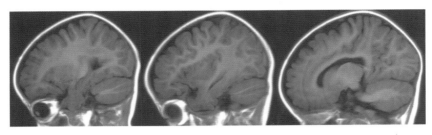

11 个月

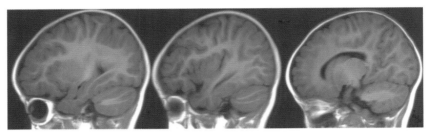

12 个月

十二、脑沟、回发育变化

脑沟回的发育在 20 周，神经元移行结束，脑表面光滑，脑组织含水量极多，脑表面积不断增加，颅骨发育相对较慢，脑表面开始形成褶皱，即脑沟回。在 28 周大脑内主要脑沟回已经存在，例如外侧裂、中央沟、顶枕沟、距状沟、海马沟。早产儿发育至足月时最明显的改变为皮层折叠的增多。

脑壁的演化与脊髓相似，其侧壁上的神经上皮细胞增生并向侧迁移，分化为成神经细胞和成胶质细胞，形成套层。由于套层的增厚，使侧壁分成了翼板和基板。端脑和间脑的侧壁大部分形成翼板，基板甚小。端脑套层中的大部分都迁至外表面，形成大脑皮质；少部分细胞聚集成团，形成神经核。中脑、后脑和末脑中的套层细胞多聚集成细胞团或细胞柱，形成各种神经核。翼板中的神经核多为感觉中继核，基板中的神经核多为运动核。

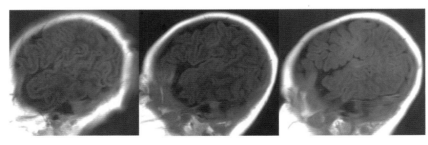

1 个月   2 个月   3 个月

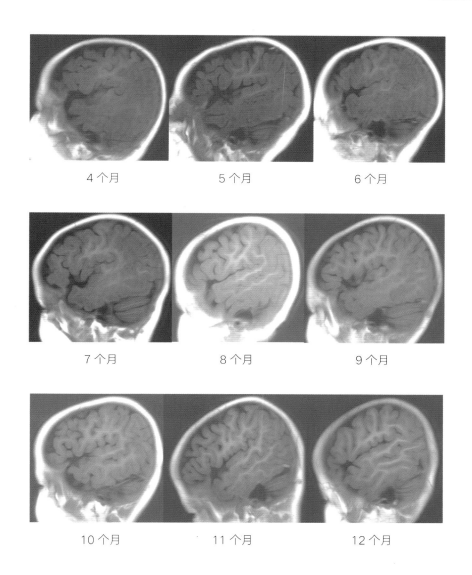

4 个月　　　　　5 个月　　　　　6 个月

7 个月　　　　　8 个月　　　　　9 个月

10 个月　　　　11 个月　　　　12 个月

十三、垂体的发育及信号演变

腺垂体在出生 2 个月后表现为 T_1 高信号，之后信号下降；神经垂体 T_1 一直保持高信号。

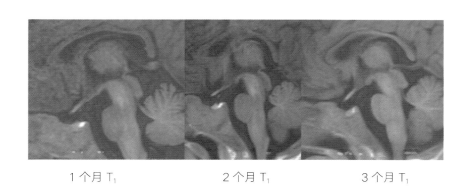

1 个月 T_1　　　　2 个月 T_1　　　　3 个月 T_1

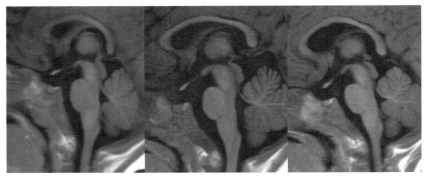

4个月 T$_1$　　　　　　5个月 T$_1$　　　　　　6个月 T$_1$

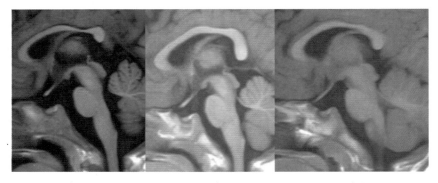

7个月 T$_1$　　　　　　8个月 T$_1$　　　　　　9个月 T$_1$

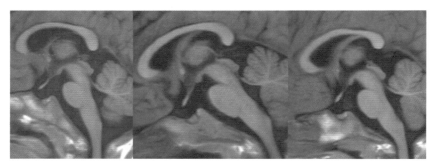

10个月 T$_1$　　　　　　11个月 T$_1$　　　　　　12个月 T$_1$

　　正常足月新生儿 MRI 表现脑室系统较小呈裂隙状，透明隔间腔较常见。T$_1$WI 脑灰质较白质信号高，脑白质呈低信号。由于髓鞘的形成，正常足月儿出生时，小脑上蚓部、小脑上下脚、延髓、桥脑背侧、大脑脚、丘脑腹外侧、内囊后肢的后部及放射冠中央部分均呈短 T$_1$ 信号。T$_2$W 内囊后肢的后部、丘脑腹外侧、大脑脚、桥脑背侧、小脑上蚓部及小脑上下脚均呈低信号。脑外围部分灰白质分界清楚，呈高低信号相间的柱状影。

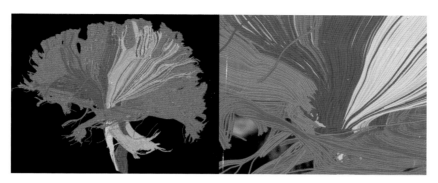

DTI 脑网络

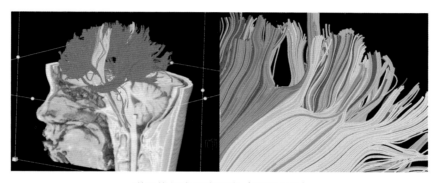

胼胝体与皮质脊髓束（左侧面观）

■ 胼胝体　■ 皮质脊髓束

十四、终末带的发展规律

在侧脑室体部后上方，未髓鞘化或不完全成熟的白质称为终末带，它的特点是与侧脑室间存在髓鞘化白质层，侧脑室无变形，于 10 岁前儿童可看到。可到 20 岁后，需与脑白质脱髓鞘或脑白质软化症鉴别。

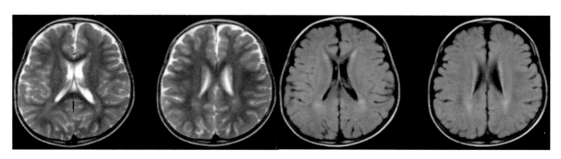

双侧脑室三角区周围片状稍长 T_2 信号—终末带

第三节 早产儿脑白质髓鞘化 MRI

一、33 周 $^{+5}$ 磁共振 T_1、T_2 脑发育

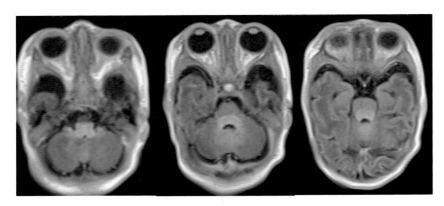

33 周 $^{+5}$ T_1WI

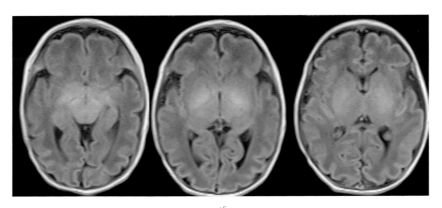

33 周 $^{+5}$ T_1WI

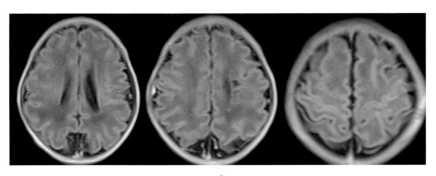

33 周 $^{+5}$ T_1WI

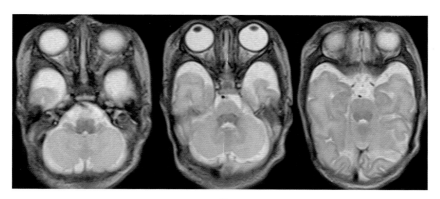

33 周 $^{+5}$ T$_2$WI

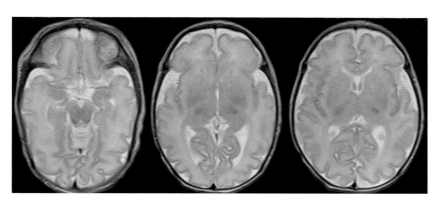

33 周 $^{+5}$ T$_2$WI

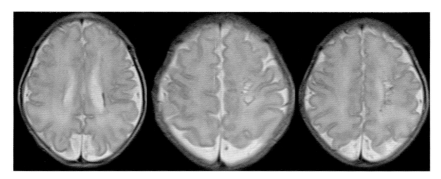

33 周 $^{+5}$ T$_2$WI

二、早产儿 35 周 $^{+6}$ 磁共振 T$_1$、T$_2$ 脑发育

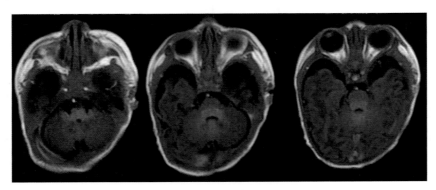

早产儿 35 周 $^{+6}$ T$_1$WI

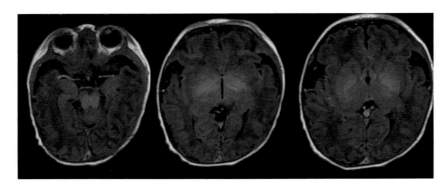

早产儿 35 周 $^{+6}$ T$_1$WI

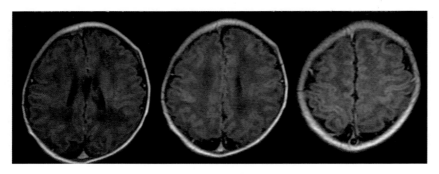

早产儿 35 周 $^{+6}$ T$_1$WI

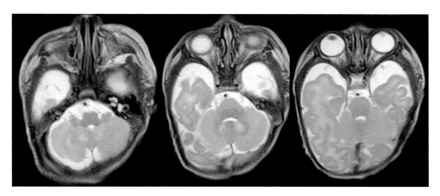

早产儿 35 周 $^{+6}$ T$_2$WI

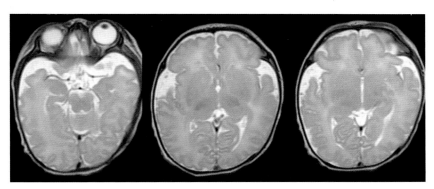

早产儿 35 周 $^{+6}$ T$_2$WI

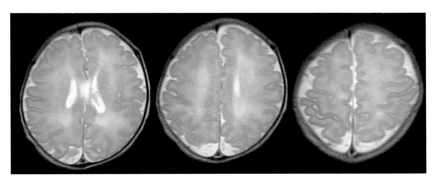

早产儿 35 周 $^{+6}$ T$_2$WI

三、双侧脑室多发神经上皮囊肿（早产儿）

早产儿，脑白质多发点状短 T$_1$ 信号，临床诊断脑损伤；双侧脑室长 T$_2$ 信号，临床诊断多发神经上皮囊肿。

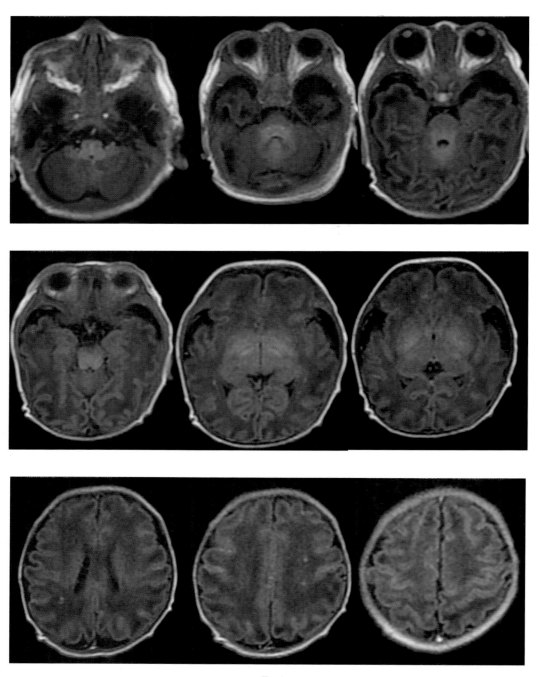

T_1

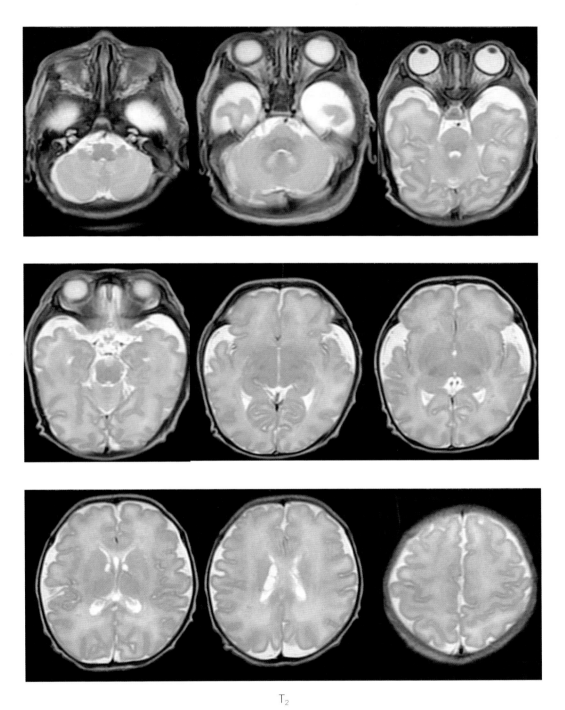

T_2

第四节 小儿脑白质髓鞘化 MRI

一、5 天新生儿磁共振 T_1、T_2 脑发育

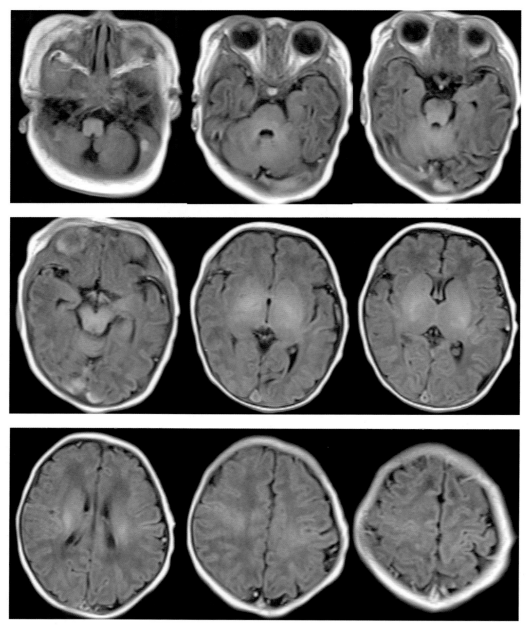

5 天 T_1

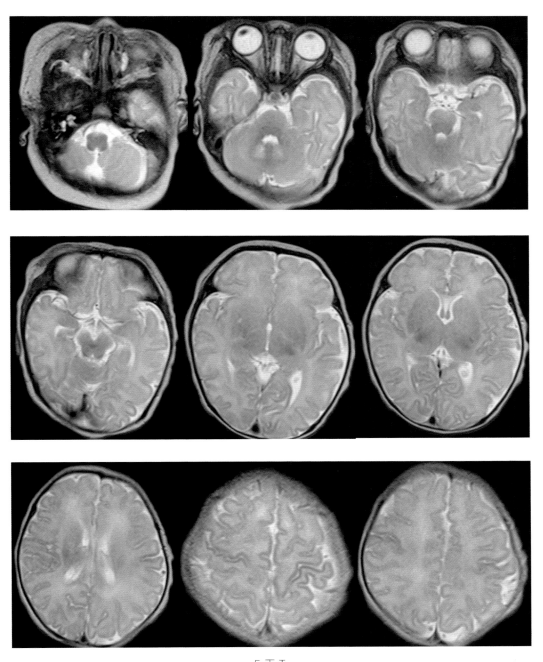

5 天 T_2

二、15天新生儿磁共振 T_1、T_2 脑发育

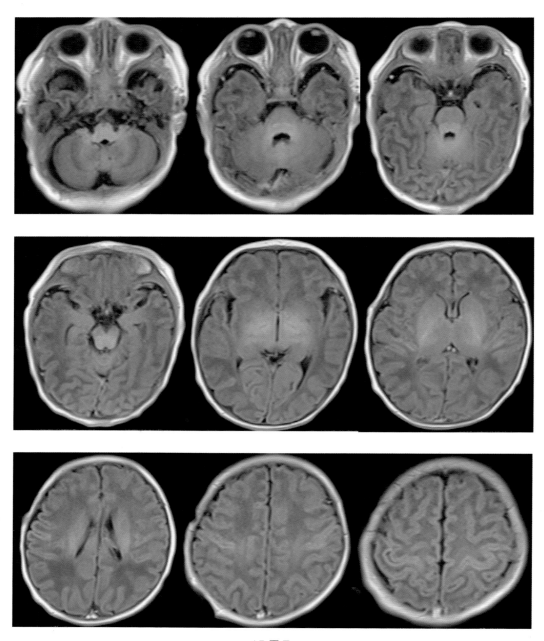

15 天 T_1

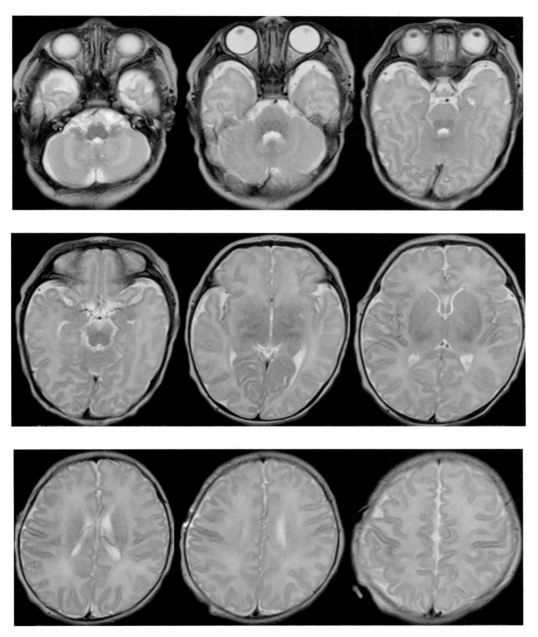

15天T$_2$

三、1~12 个月新生儿磁共振 T$_1$、T$_2$ 脑发育

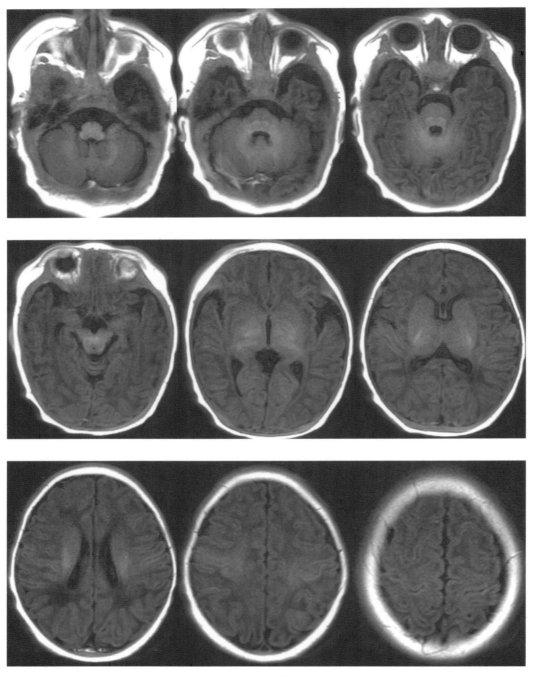

1 个月 T$_1$

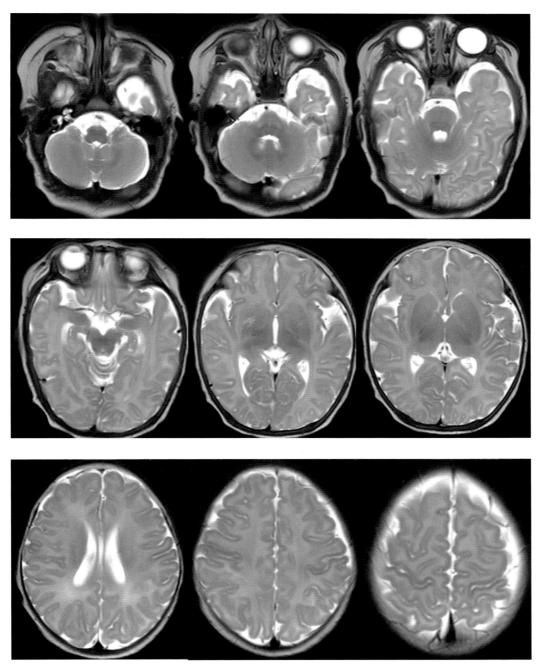

1 个月 T₂

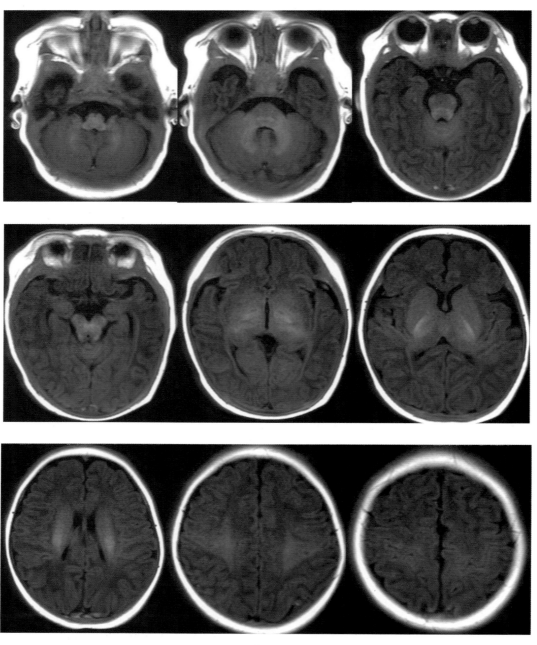

2 个月 T$_1$

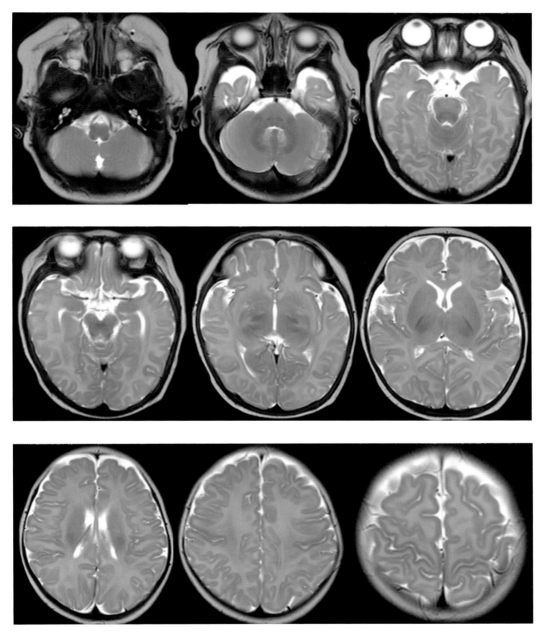

2 个月 T₂

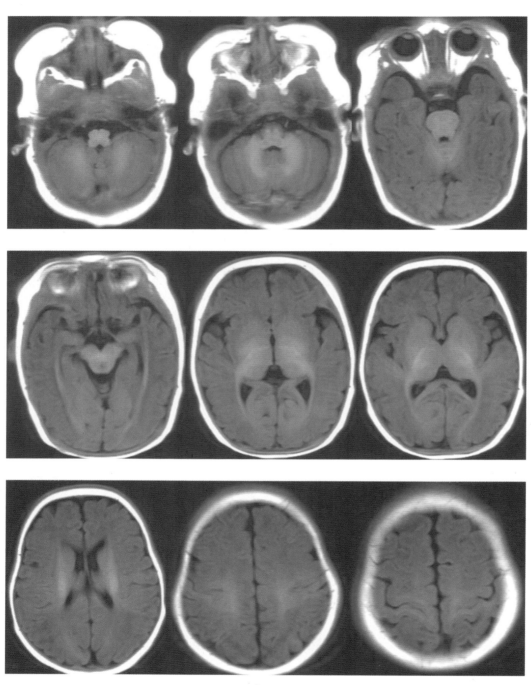

3 个月 T_1

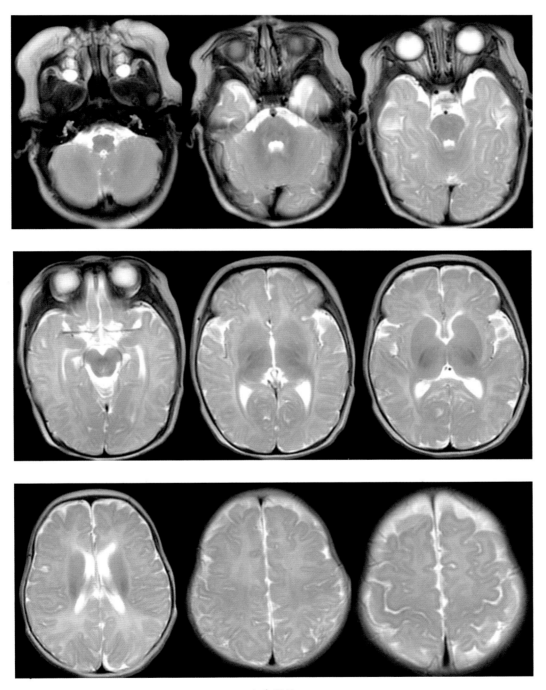

3 个月 T~2~

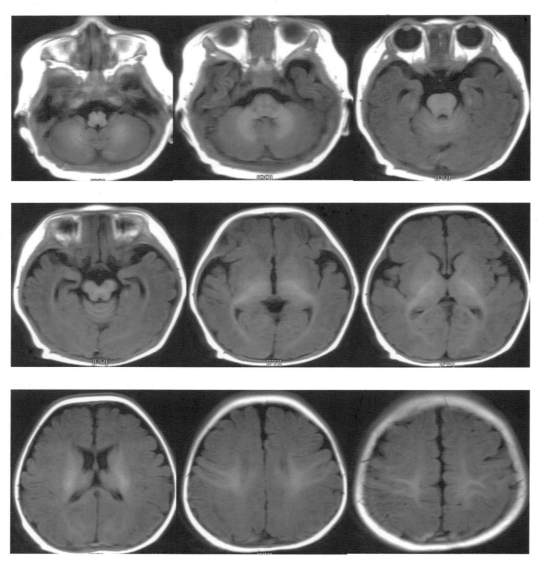

4 个月 T_1

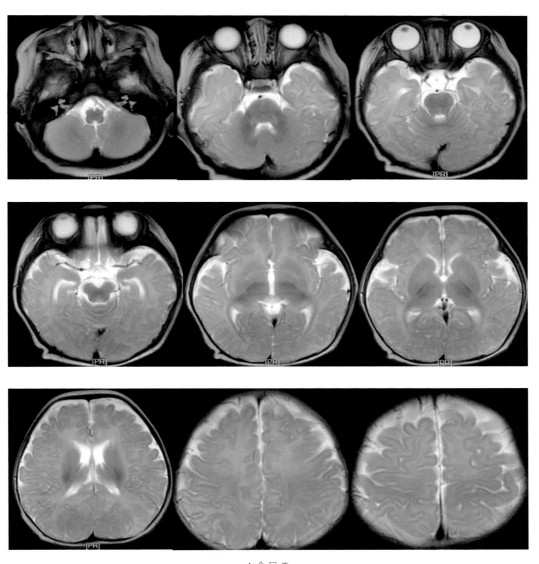

4 个月 T$_2$

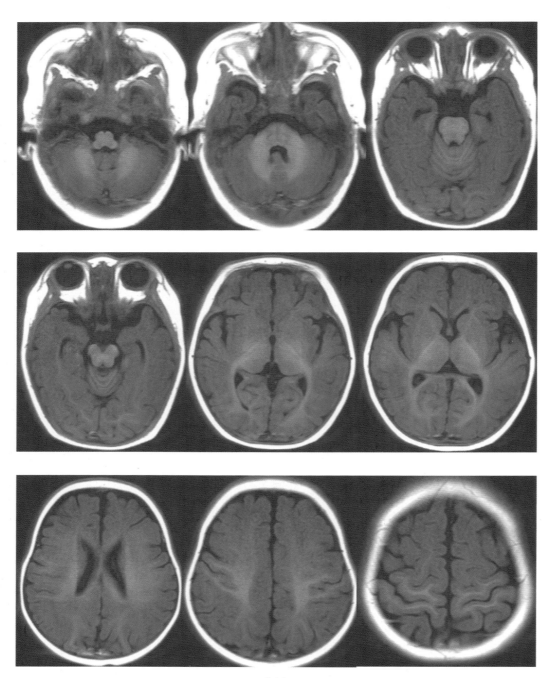

5 个月 T$_1$

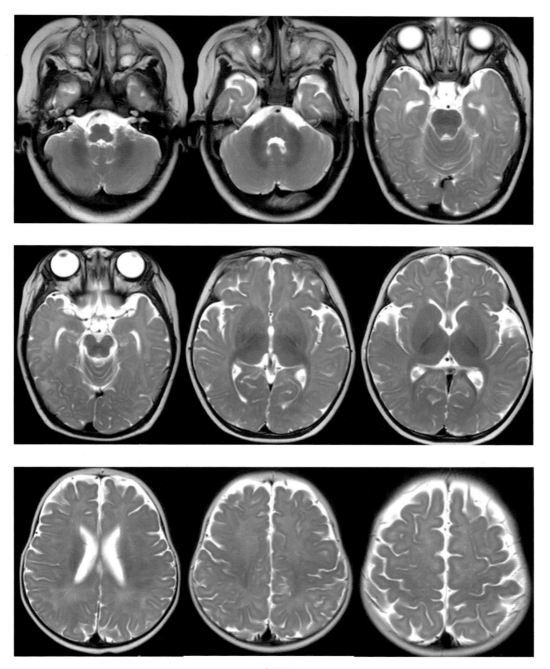

5 个月 T$_2$

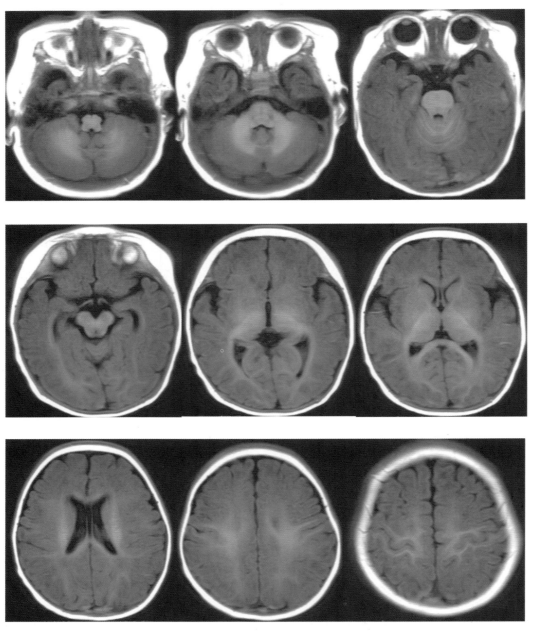

6个月 T$_1$

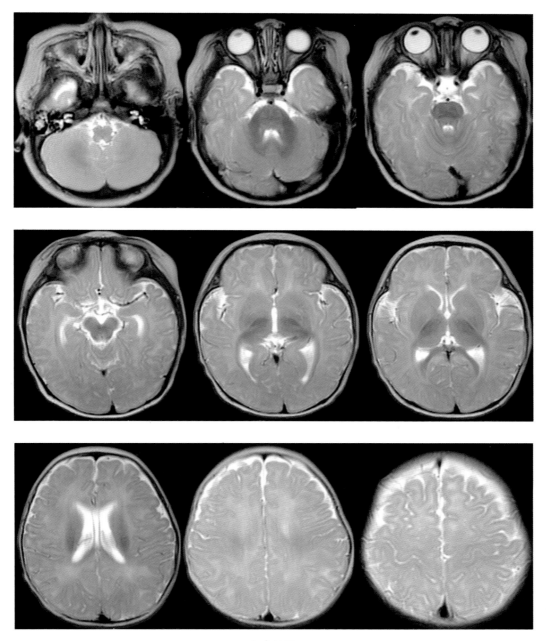

6 个月 T₂

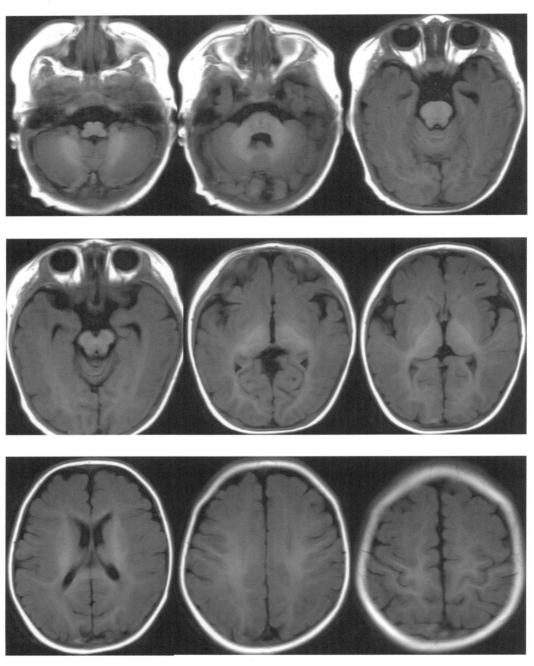

7 个月 T_1

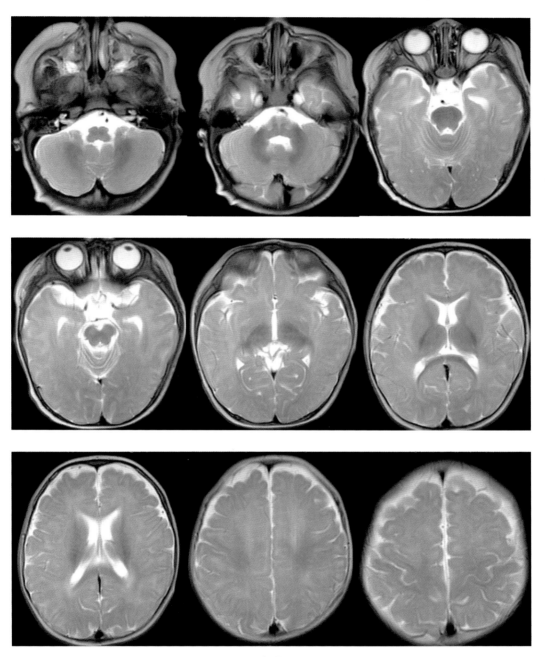

7 个月 T$_2$

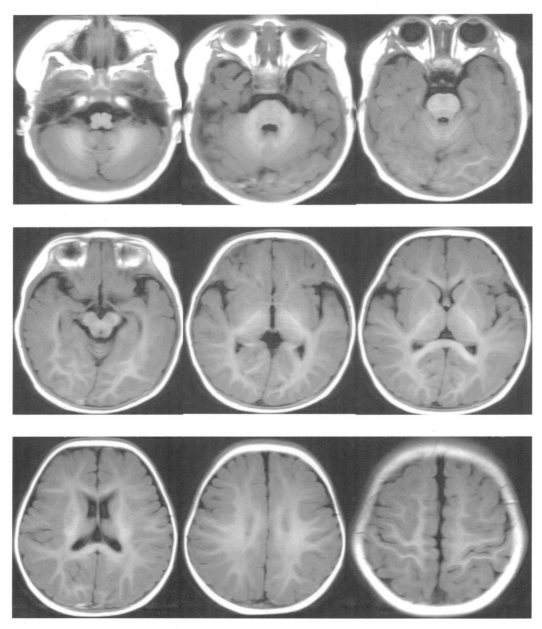

8 个月 T$_1$

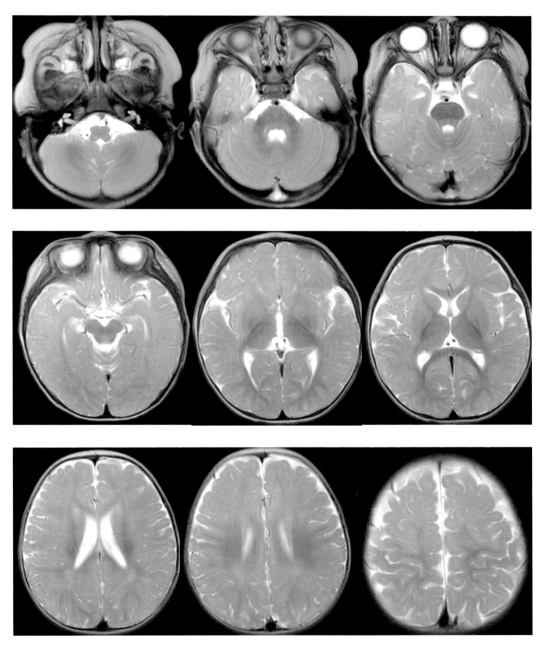

8 个月 T₂

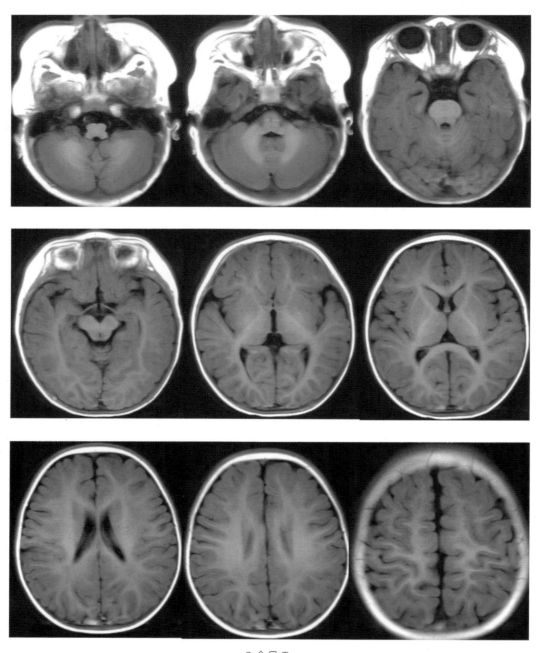

9 个月 T_1

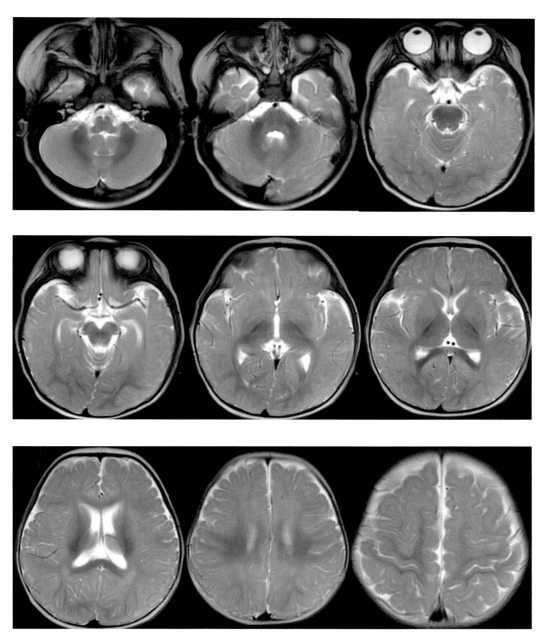

9 个月 T$_2$

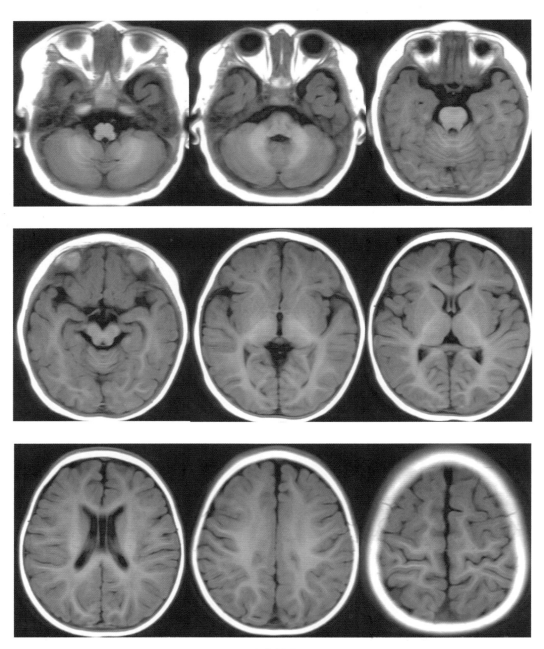

10 个月 T₁

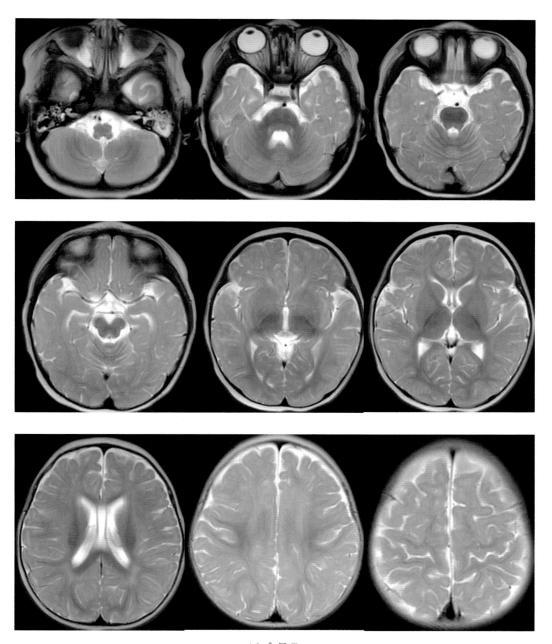

10 个月 T$_2$

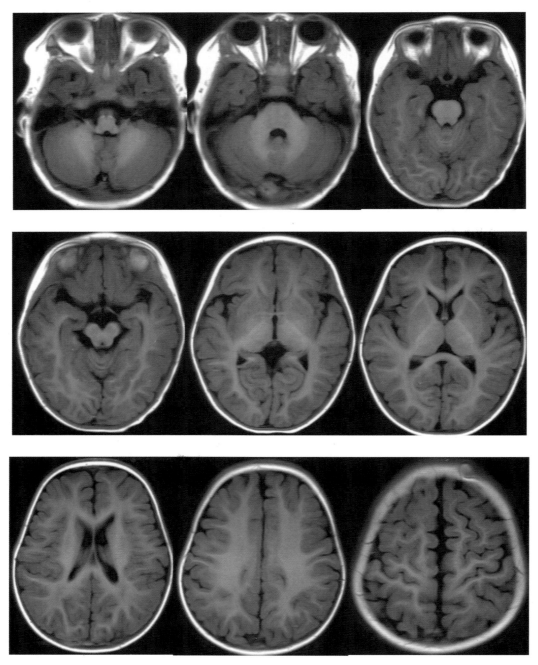

11 个月 T_1

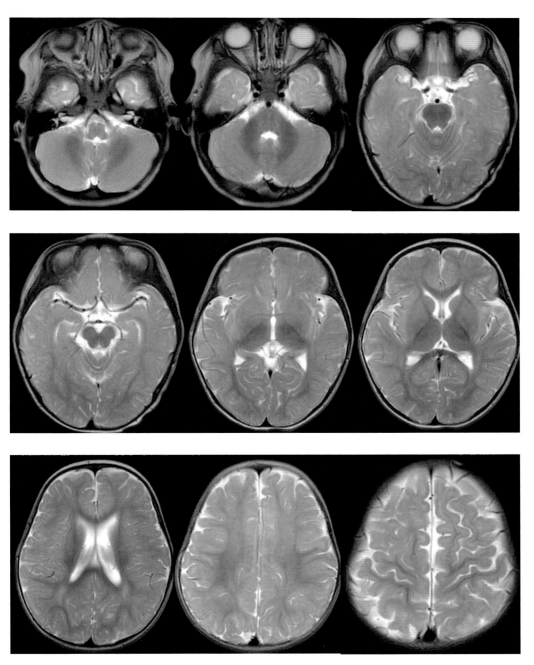

11 个月 T$_2$

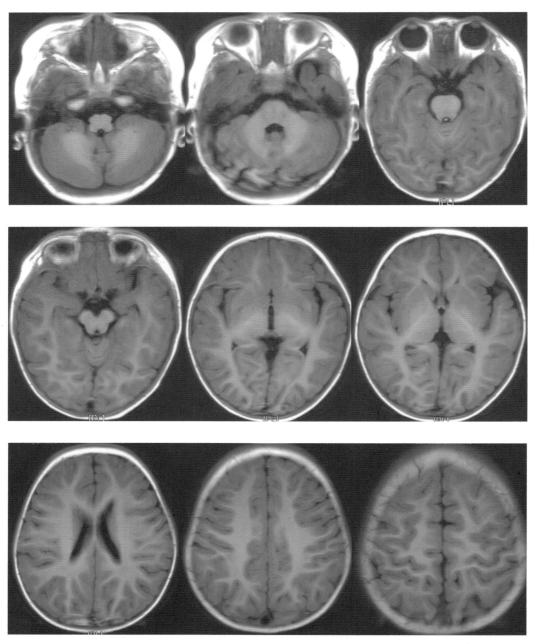

12个月 T₁

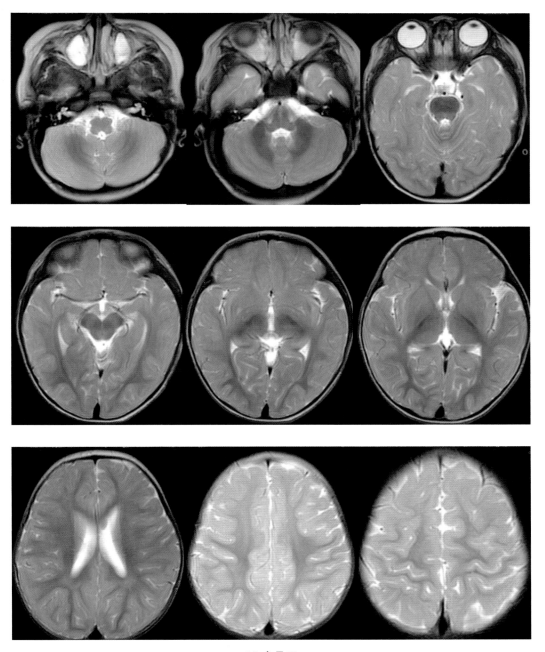

12 个月 T_2

第三章 早产儿髓鞘化分析及 DTI 成像分析

怀孕 10~18 周，是胎儿大脑发育的第一个高峰期。从出生的第三个月到婴幼儿两岁，是婴儿脑细胞快速生长的第二个高峰期。婴儿的大脑发育有两个临界期：①准妈妈怀孕的前四个月和妊娠的第三个月。②怀孕的最后两个月，直到婴儿两岁。所以二三岁的时候，大脑已经基本发育成熟，儿童已经有了多种意识，这个时期是婴幼儿启蒙教育的关键时期，三岁之前，父母应该注意这个大脑发育的黄金时期。

第一节 孕 34 周早产儿 DTI 成像分析

女，4 天，早产儿，孕 34 周 $^{+2}$ 早产，体重 2.55kg，双肺呼吸音弱。

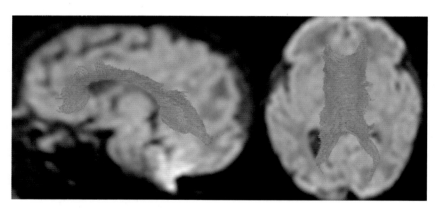

左侧面观　　　　　　　　　　上面观

■ 胼胝体

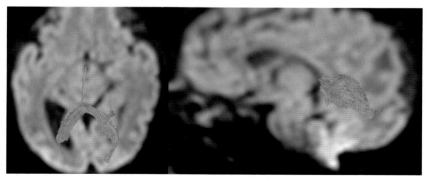

上面观　　　　　　　　　　左侧面观

■ 胼胝体压部纤维束

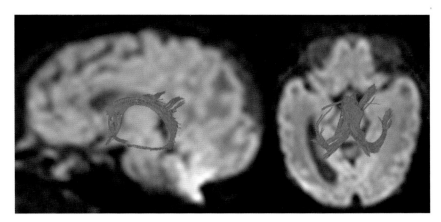

左侧面观　　　　　　　　　上面观

■ 穹窿联合

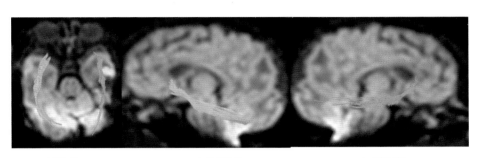

上面观　　　　　左侧面观　　　　　右侧面观

■ 左侧下额枕束　■ 右侧下额枕束

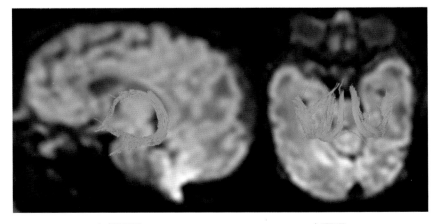

左侧面观　　　　　　　　　上面观

■ 上额枕束

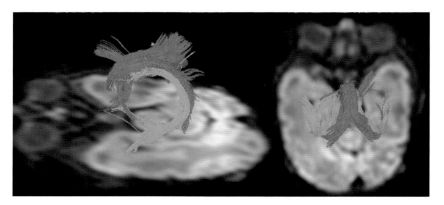

左侧面观 上面观

■ 上额枕束 ■ 穹窿联合

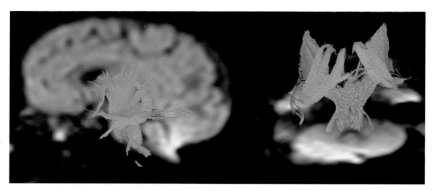

左侧面观 后面观

■ 上额枕束 ■ 投射纤维

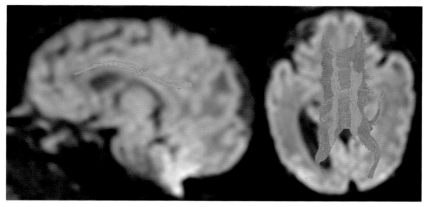

左侧面观 上面观

■ 扣带束 ■ 胼胝体

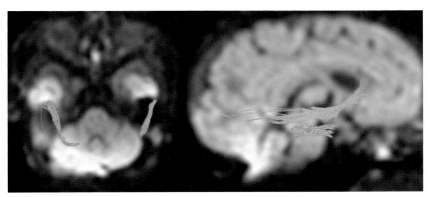

上面观 　　　　　　　　　　 右侧面观

■ 右侧下额枕束　■ 下纵束

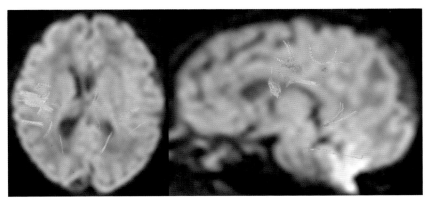

上面观 　　　　　　　　　　 左侧面观

■ 弓状纤维

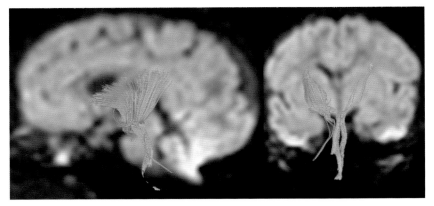

左侧面观 　　　　　　　　　　 后面观

■ 脊髓丘脑束　■ 丘脑中央辐射

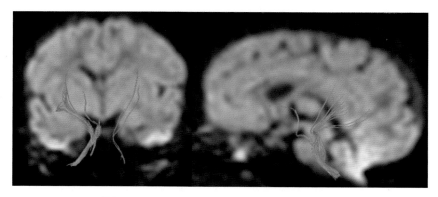

后面观　　　　　　　　　　左侧面观

■ 皮质小脑束

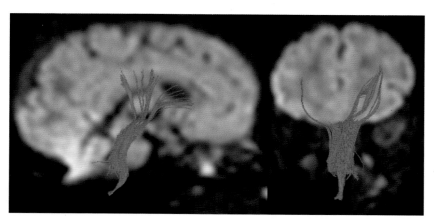

右侧面观　　　　　　　　　　后面观

■ 胼胝体侧束

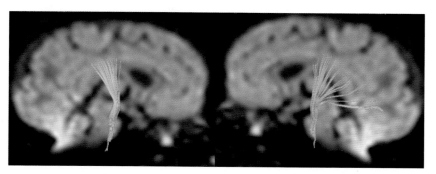

右侧面观　　　　　　　　　　左侧面观

■ 皮质脊髓束

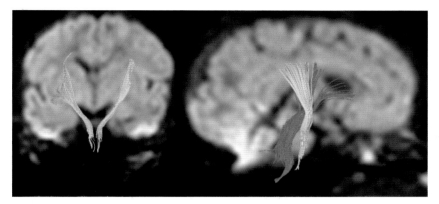

后面观　　　　　　　　　　右侧面观

■ 皮质脊髓束　■ 胼胝体侧束

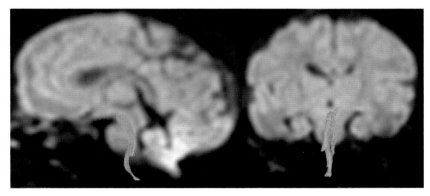

左侧面观　　　　　　　　　　后面观

■ 脊髓丘脑束

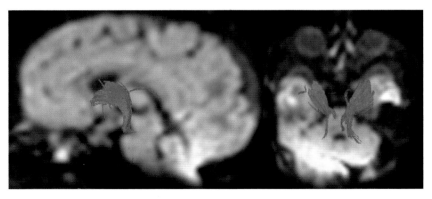

左侧面观　　　　　　　　　　上面观

■ 丘脑前辐射

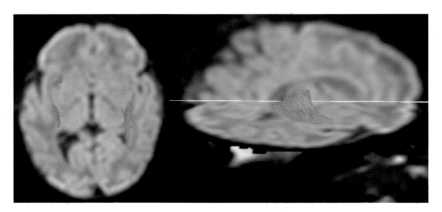

上面观　　　　　　　　　　左侧面观

■ 岛叶纤维束

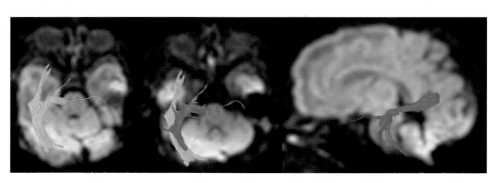

上面观　　　　　　上面观　　　　　　左侧面观

■ 顶叶纤维束　■ 枕叶纤维束

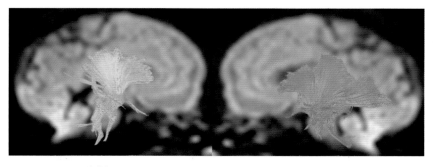

右侧面观　　　　　　　　　左侧面观

■ 右侧内囊走行纤维束　■ 左侧内囊走行纤维束

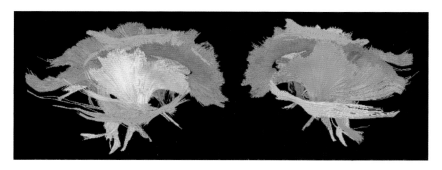

右侧面观　　　　　　　　　　左侧面观

■ 扣带束　■ 胼胝体　■ 右侧内囊走行纤维束　■ 穹窿联合
■ 左侧内囊走行纤维束　■ 左侧下额枕束　■ 右侧下额枕束

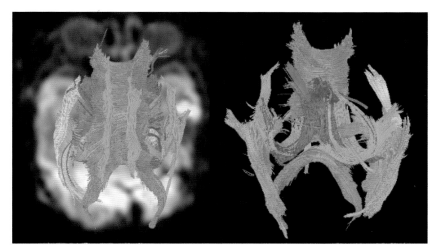

上面观　　　　　　　　　　下面观

■ 胼胝体　■ 穹窿联合　■ 上额枕束　■ 左侧下额枕束　■ 右侧下额枕束
■ 扣带束　■ 左侧内囊走行纤维束　■ 右侧内囊走行纤维束　■ 下纵束

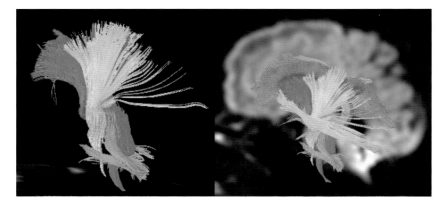

左侧面观　　　　　　　　　　左侧面观

■ 胼胝体　■ 上额枕束　■ 左侧下额枕束　■ 扣带束　■ 丘脑前辐射
■ 小脑中脚　■ 皮质脊髓束　■ 胼胝体侧束　■ 皮质小脑束

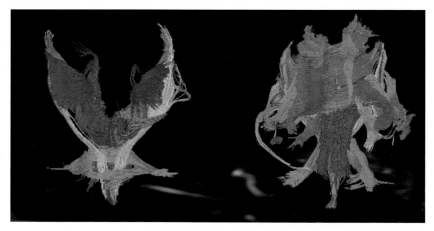

前面观　　　　　　　　后面观

■ 胼胝体　■ 上额枕束　■ 左侧下额枕束　■ 右侧下额枕束　■ 扣带束　■ 下纵束　■ 丘脑前辐射

■ 左侧海马　■ 右侧海马　■ 小脑中脚　■ 皮质脊髓束　■ 胼胝体侧束　■ 皮质小脑束

　　脑白质髓鞘化一般规律是尾侧向头侧，中间向外周，背侧向腹侧，颅后窝的脑干和小脑开始，从基底节区向皮层下发展，脑白质髓鞘发育为枕、顶叶早于额、颞叶，感觉神经纤维先于运动神经纤维，背侧脑干内的内侧丘束和传递前庭、听觉、触觉和本体感觉内侧纵长束在出生时髓鞘化已完成，投射纤维早于联合纤维。

　　孕34周$^{+2}$早产儿磁共振DTI神经纤维束根数、FA值等见表3-1。

表3-1　孕34周$^{+2}$早产儿磁共振DTI神经纤维束根数、FA值

	Lines	Voxels	FA	ADC[10^{-3}mm²/s]	Length[mm]
胼胝体	4409	1787	0.252±0.133	1.718±0.376	27.6±12.08
穹窿联合	1362	859	0.220±0.087	1.671±0.513	29.89±10.20
胼胝体压部	1286	584	0.252±0.133	1.769±0.457	38.47±17.19
两侧额顶叶弓状纤维	243	277	0.185±0.052	1.539±0.142	12.66±2.88
两侧扣带束	593	367	0.210±0.073	1.465±0.166	29.11±7.01
左侧上额枕束	612	460	0.220±0.081	1.559±0.386	29.83±12.67
右侧上额枕纵束	396	281	0.224±0.084	1.452±0.289	40.37±13.76
左侧下额枕束	332	262	0.197±0.065	1.629±0.187	29.93±12.57
右侧下额枕束	193	202	0.208±0.068	1.604±0.246	24.14±9.94

	Lines	Voxels	FA	ADC[10^{-3}mm²/s]	Length[mm]
左侧下纵束	84	129	0.192±0.064	1.652±0.369	18.04±7.29
右侧下纵束	90	63	0.224±0.062	1.640±0.100	15.73±2.18
左侧丘脑前辐射	423	264	0.210±0.092	1.362±0.217	22.28±6.65
右侧丘脑前辐射	761	447	0.222±0.094	1.329±0.244	22.34±8.46
左侧皮质脊髓束	43	245	0.224±0.162	1.340±0.200	49.67±6.84
右侧皮质脊髓束	37	163	0.210±0.192	1.362±0.317	47.89±6.65
脊髓丘脑束	150	235	0.222±0.194	1.129±0.244	30.45±3.26
胼胝体侧束	774	602	0.242±0.134	1.152±0.369	22.75±9.44
左侧丘脑中央辐射	241	402	0.232±0.164	1.222±0.119	26.32±5.66
右侧丘脑中央辐射	131	187	0.222±0.014	1.251±0.259	26.47±6.78
左侧海马	168	161	0.291±0.462	1.422±0.369	20.72±8.50
右侧海马	164	217	0.212±0.054	1.452±0.249	26.26±11.32
乳头体	214	360	0.262±0.138	1.582±0.546	21.95±11.26

第二节 孕 36 周 [+5] 早产 DTI 成像分析

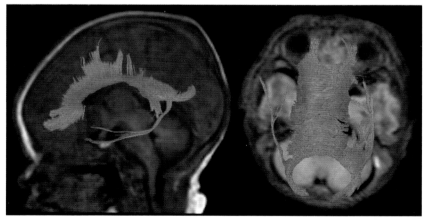

左侧面观　　　　　　　　　上面观

■ 胼胝体

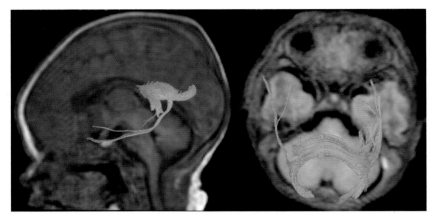

左侧面观　　　　　　　　上面观

■ 胼胝体压部纤维束

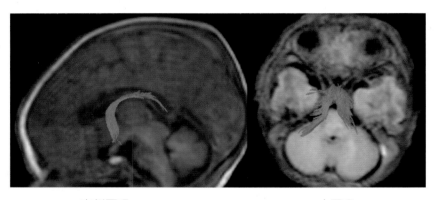

左侧面观　　　　　　　　上面观

■ 穹窿联合

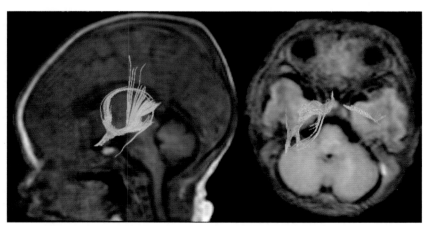

左侧面观　　　　　　　　上面观

■ 前联合

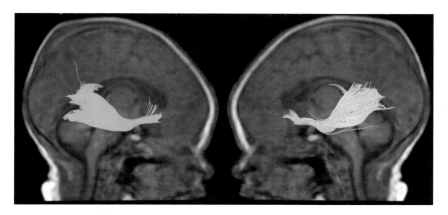

左侧面观 右侧面观

■ 左侧下额枕束 ■ 右侧下额枕束

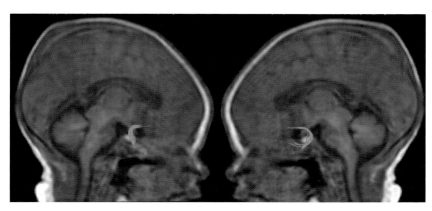

左侧面观 右侧面观

■ 钩束

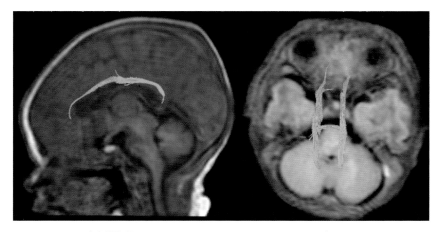

左侧面观 上面观

■■ 扣带束

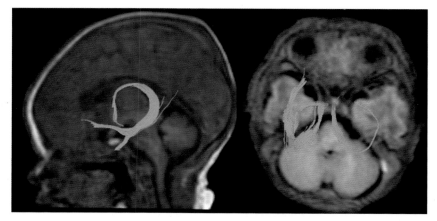

左侧面观 上面观

■ 上额枕束

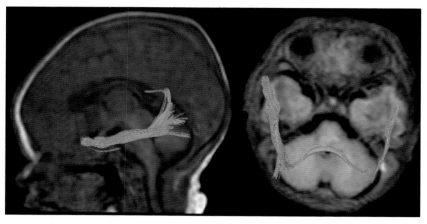

左侧面观 上面观

■ 下纵束

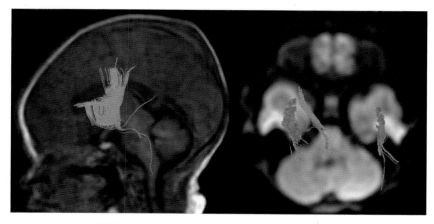

左侧面观 上面观

■ 岛叶纤维束

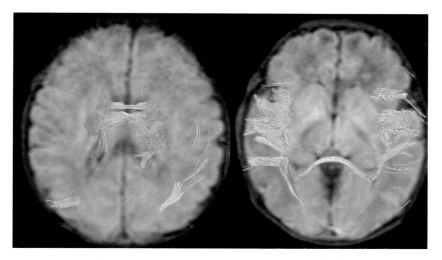

上面观 上面观

■ 弓状纤维

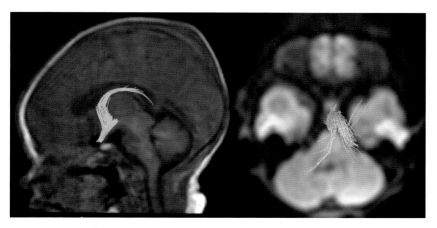

左侧面观 上面观

■ 乳头体

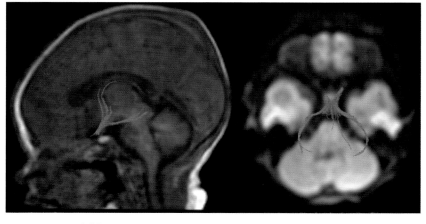

左侧面观 上面观

■ 视神经

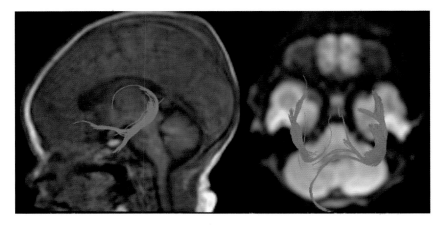

左侧面观　　　　　　　　　上面观

■ 颞叶丘脑束

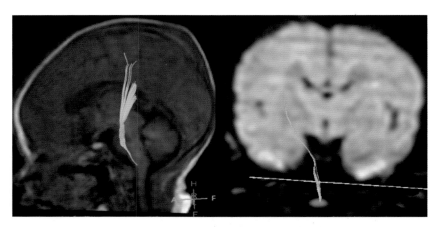

左侧面观　　　　　　　　　后面观

■ 皮质脊髓束

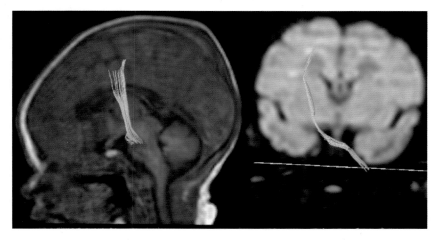

左侧面观　　　　　　　　　后面观

■ 交叉的皮质小脑束

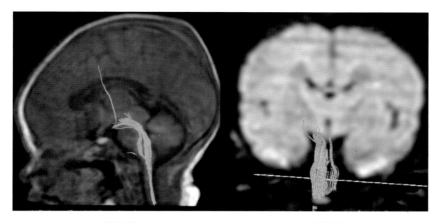

左侧面观 后面观

脊髓丘脑束

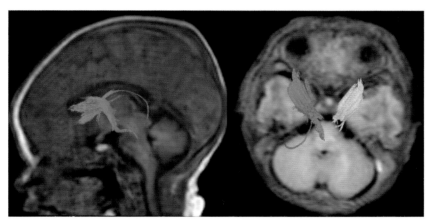

左侧面观 上面观

丘脑前辐射

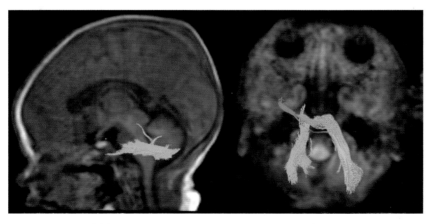

左侧面观 上面观

小脑中脚

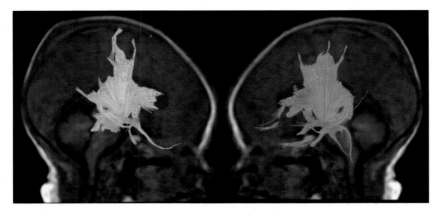

左侧面观　　　　　　　　　　右侧面观

■ 左侧内囊走行纤维　■ 右侧内囊走行纤维

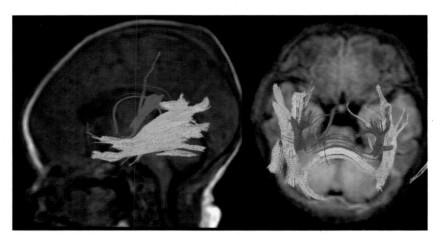

左侧面观　　　　　　　　　　上面观

■ 枕叶联络纤维　■ 顶叶联络纤维

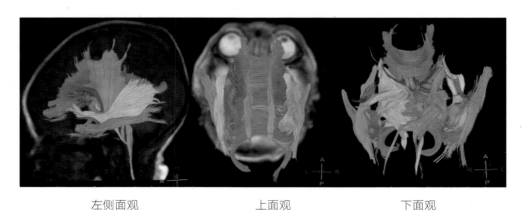

左侧面观　　　　　　上面观　　　　　　下面观

■ 胼胝体　■ 钩束　■■ 左侧下额枕束　■ 右侧下额枕束　■ 下纵束　■■ 扣带束

■■ 丘脑前辐射　■ 穹窿联合　■ 左侧内囊走行纤维　■ 右侧内囊走行纤维

	Name	Lines	Voxels	FA	ADC [10⁻³mm²/s]	Length [mm]
	1 py	1833	1030	0.259±0.129	1.395±0.406	46.20±16.70
	1 pzt	5721	2676	0.238±0.116	1.431±0.349	34.39±15.36
	1 ql	441	365	0.230±0.080	1.586±0.471	29.86±8.92
	1 qlh	35	52	0.209±0.064	1.281±0.276	14.85±4.96
	1 qlh1	293	385	0.263±0.099	1.332±0.464	25.25±12.06
	2 gs1	21	61	0.223±0.079	1.319±0.158	16.50±4.25
	2 gs2	31	50	0.212±0.070	1.263±0.138	14.58±2.50
	2 kd1	231	153	0.221±0.069	1.260±0.153	23.00±6.56
	2 kd2	194	168	0.209±0.067	1.222±0.106	22.10±7.37
	2 sezs1	487	353	0.241±0.093	1.302±0.287	42.15±14.99
	2 sezs2	24	107	0.248±0.089	1.550±0.442	45.87±20.62
	2 xezs1	628	548	0.257±0.111	1.257±0.253	39.98±8.42
	2 xezs2	785	597	0.258±0.125	1.317±0.269	44.49±11.07
	2 xzs1	468	396	0.238±0.125	1.430±0.329	37.71±15.80
	2 xzs2	77	71	0.198±0.061	1.419±0.108	30.58±2.59
	3 eq1	560	357	0.231±0.093	1.187±0.201	20.01±7.26
	3 eq2	493	242	0.238±0.096	1.190±0.193	22.05±4.96
	3 jc~pxn	25	184	0.327±0.138	1.232±0.287	46.05±18.47
	3 jj	583	598	0.298±0.126	1.423±0.604	24.53±12.02
	3 jq	205	324	0.278±0.102	1.237±0.510	24.88±10.50
	3 pj	113	103	0.245±0.072	1.299±0.547	14.72±4.82
	3 pj1	23	195	0.313±0.123	1.250±0.372	33.28±22.34
	3 pj2	12	52	0.295±0.098	1.382±0.499	23.89±10.66
	3 ts	1083	1367	0.289±0.115	1.213±0.416	28.60±14.63

	Name	Lines	Voxels	FA	ADC	Length
	3 jq	205	324	0.278±0.102	1.237±0.510	24.88±10.50
	3 pj	113	103	0.245±0.072	1.299±0.547	14.72±4.82
	3 pj1	23	195	0.313±0.123	1.250±0.372	33.28±22.34
	3 pj2	12	52	0.295±0.098	1.382±0.499	23.89±10.66
	3 ts	1083	1367	0.289±0.115	1.213±0.416	28.60±14.63
	3 ts2	3164	1852	0.250±0.104	1.332±0.417	31.41±14.25
	3 ts3	2231	1390	0.252±0.102	1.277±0.408	29.67±14.16
	4 dao1	429	457	0.241±0.093	1.179±0.186	19.58±8.82
	4 dao2	145	189	0.217±0.070	1.205±0.114	15.62±5.16
	4 nq1	50	206	0.254±0.100	1.235±0.227	37.14±6.80
	4 nq2	350	412	0.248±0.099	1.410±0.361	36.40±13.97
	4 rtt	221	359	0.237±0.077	1.491±0.463	21.13±9.59
	4 ssj	50	224	0.243±0.095	1.570±0.542	25.92±11.24
	4 xn1	1027	708	0.285±0.152	1.423±0.533	15.88±4.56
	4 xn2	1794	783	0.246±0.128	1.470±0.610	23.70±9.08
	4 xnzj1	603	276	0.238±0.114	1.449±0.665	16.79±4.93
	4 xnzj2	829	401	0.264±0.127	1.496±0.668	30.82±8.09
	4 zn1	330	620	0.256±0.103	1.349±0.378	23.89±11.15
	4 zn2	3109	1765	0.234±0.098	1.352±0.290	39.65±13.85
	5 dnj1	322	485	0.297±0.118	1.264±0.420	34.45±18.44
	5 dnj2	78	297	0.308±0.129	1.207±0.348	35.30±10.82
	6 g1	632	1337	0.263±0.107	1.317±0.345	25.38±16.78
	6 g2	2396	1373	0.207±0.088	1.329±0.259	22.89±13.92
	6 g3	902	723	0.195±0.063	1.370±0.206	16.00±6.49

孕 36 周 ⁺⁵ 早产儿磁共振 DTI 神经纤维束根数、FA 值

第三节 足月新生儿 DTI 成像分析

一、3 天足月新生儿 DTI 成像分析

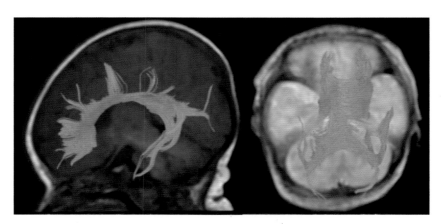

左侧面观   上面观

■ 胼胝体

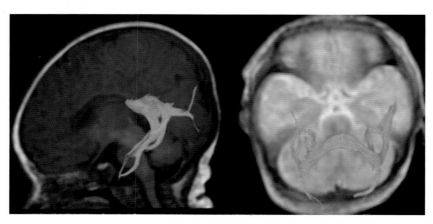

左侧面观   上面观

■ 胼胝体压部纤维束

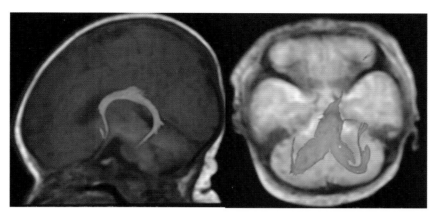

左侧面观　　　　　　　　上面观

■ 穹窿联合

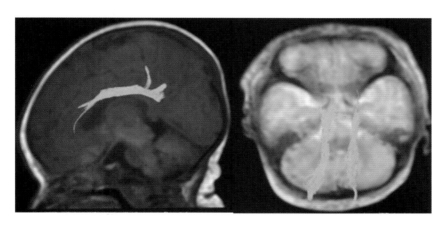

左侧面观　　　　　　　　上面观

■ 扣带束

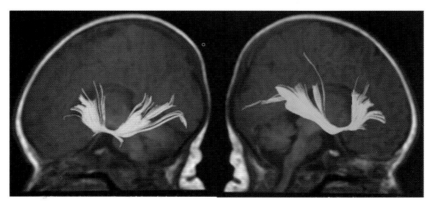

左侧面观　　　　　　　　右侧面观

■ 右侧下额枕束　■ 左侧下额枕束

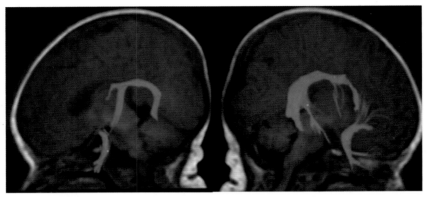

左侧面观　　　　　　　　　　　右侧面观

■ 钩束　■ 弓状束

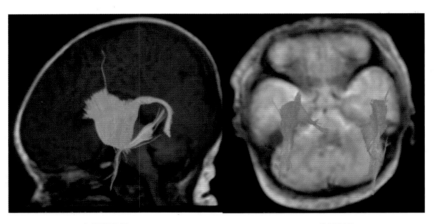

左侧面观　　　　　　　　　　　上面观

■ 岛叶纤维束

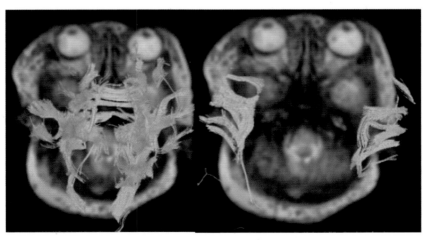

上面观　　　　　　　　　　　上面观

■ 弓状纤维

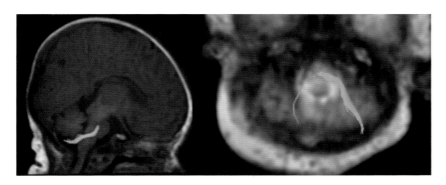

右侧面观　　　　　　　　　　　　上面观

■ 小脑中脚

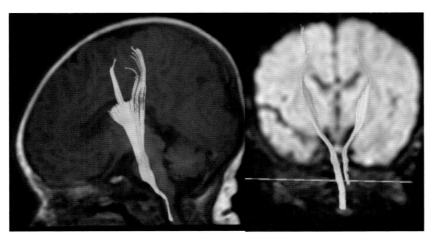

左侧面观　　　　　　　　　　　　后面观

■ 皮质脊髓束

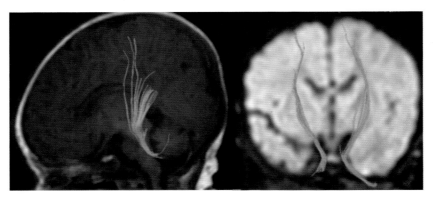

左侧面观　　　　　　　　　　　　后面观

■ 皮质小脑束

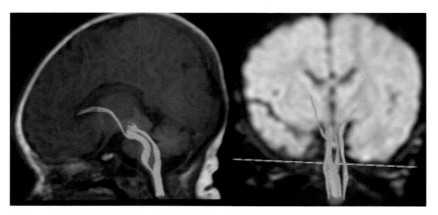

左侧面观　　　　　　　　　后面观

■ 脊髓丘脑束

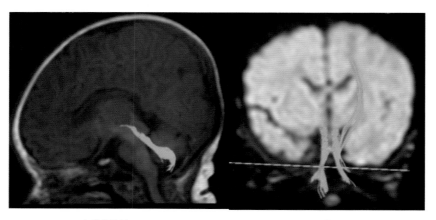

左侧面观　　　　　　　　　后面观

■ 皮质齿状核束

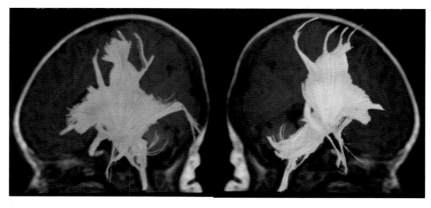

左侧面观　　　　　　　　　右侧面观

■ 左侧内囊走行纤维　■ 右侧内囊走行纤维

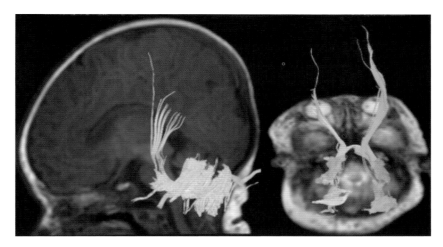

左侧面观   后面观

■ 左侧小脑半球纤维束 ■ 右侧小脑半球纤维束

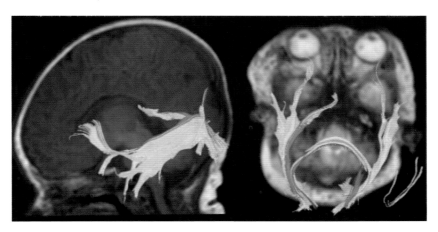

左侧面观   上面观

■ 枕叶联络纤维 ■ 顶叶联络纤维

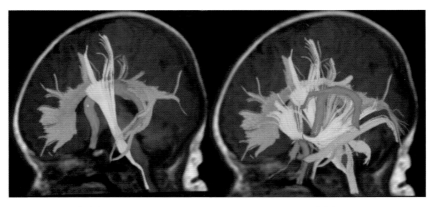

左侧面观   左侧面观

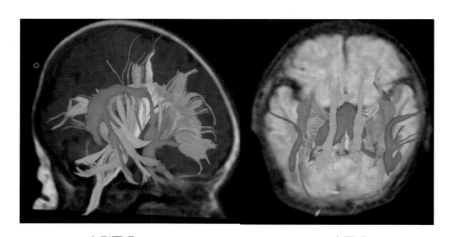

右侧面观　　　　　　　　　　　上面观

■ 胼胝体　■ 皮质脊髓束　■ 穹窿联合　■ 皮质小脑束　■ 皮质齿状核束　■ 胼胝体侧束

■ 弓状束　■ 扣带束　■ 左侧下额枕束　■ 右侧下额枕束　■ 下纵束　■ 钩束

Fiber Statistics	POI Statistics	Current Voxel			
Name	Lines	Voxels	FA	ADC [10⁻³mm²/s]	Length [mm]
1 py	1588	1201	0.261±0.111	1.458±0.405	48.08±19.68
1 pzt	5180	3079	0.249±0.107	1.523±0.368	37.17±15.84
1 ql	1538	934	0.253±0.096	1.580±0.529	52.05±17.47
2 gs1	85	113	0.225±0.078	1.271±0.181	24.66±4.59
2 gs2	103	265	0.229±0.077	1.296±0.152	34.37±9.95
2 gzs1	224	250	0.242±0.092	1.356±0.236	37.55±13.12
2 gzs2	427	433	0.223±0.066	1.431±0.153	44.77±18.96
2 kd	935	508	0.229±0.090	1.372±0.186	32.27±8.73
2 xezs1	143	404	0.254±0.086	1.324±0.210	44.60±15.51
2 xezs2	139	446	0.265±0.093	1.313±0.185	63.12±8.18
2 xzs1	109	272	0.243±0.075	1.468±0.330	44.19±15.49
2 xzs2	42	215	0.264±0.084	1.407±0.155	51.41±12.22
3 jq	199	497	0.306±0.115	1.184±0.491	50.99±7.71
3 pczh1	184	157	0.236±0.084	1.121±0.389	24.71±4.93
3 pczh2	86	246	0.317±0.126	1.123±0.311	33.24±16.31
3 pj1	171	476	0.333±0.141	1.278±0.376	69.64±25.35
3 pj2	69	226	0.339±0.130	1.221±0.293	61.45±9.19
3 pxn1	24	228	0.359±0.147	1.186±0.301	48.50±25.16
3 pxn2	28	325	0.366±0.130	1.177±0.247	79.26±19.17
3 ts	1813	3070	0.295±0.120	1.231±0.393	43.81±22.90
3 ts2	6920	3493	0.265±0.114	1.331±0.431	43.00±21.53
3 ts3	4670	2613	0.261±0.110	1.259±0.387	42.56±20.13
4 dao1	1003	876	0.228±0.087	1.251±0.222	23.60±11.77
4 dao2	570	723	0.241±0.086	1.297±0.182	29.60±14.87
4 ssj	159	520	0.283±0.110	1.412±0.443	46.43±24.07
4 xn1	1818	1027	0.327±0.168	1.034±0.496	20.45±8.00
4 xn2	1836	1220	0.338±0.168	1.006±0.391	23.00±16.83
4 xnzj1	76	103	0.289±0.117	1.012±0.131	26.07±5.05
4 zn1	87	440	0.288±0.114	1.443±0.382	43.01±23.38
4 zn2	2656	1886	0.261±0.106	1.413±0.341	53.92±16.37
6 g1	3532	4687	0.252±0.109	1.317±0.302	29.02±21.71
6 g2	919	765	0.206±0.069	1.329±0.181	18.81±7.08
6 g3	334	496	0.216±0.071	1.417±0.314	19.88±12.75

3 天足月新生儿早产儿磁共振 DTI 神经纤维束根数、FA 值

二、5 天足月新生儿 DTI 成像分析

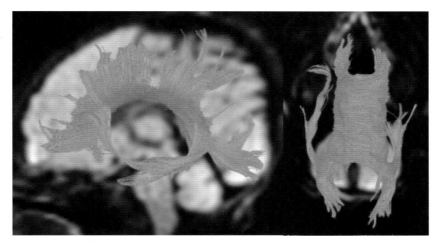

左侧面观　　　　　　　　　　上面观

■ 胼胝体

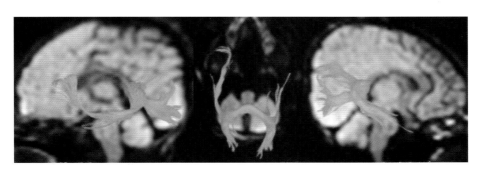

左侧面观　　　　　　上面观　　　　　　右侧面观

■ 胼胝体压部纤维束

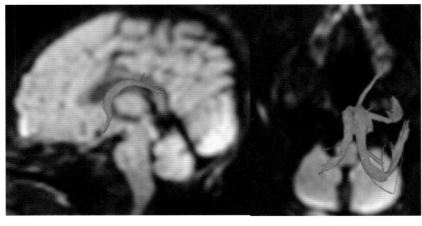

左侧面观　　　　　　　　　　上面观

■ 穹窿联合

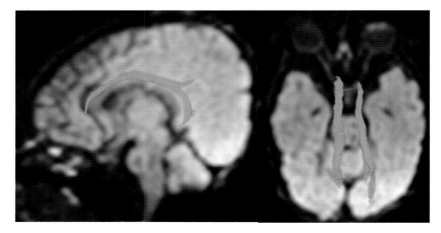

左侧面观 　　　　　　　　　　　　　上面观

■ 扣带束

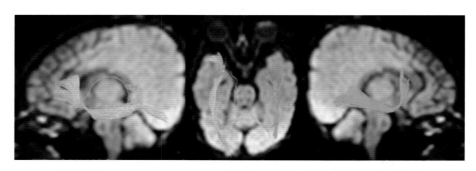

左侧面观 　　　　　　　　上面观 　　　　　　　　右侧面观

■ 左侧下额枕束 　■ 右侧下额枕束

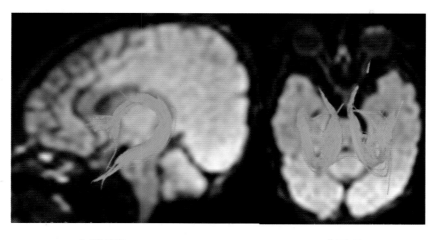

左侧面观 　　　　　　　　　　　　　上面观

■ 上额枕束

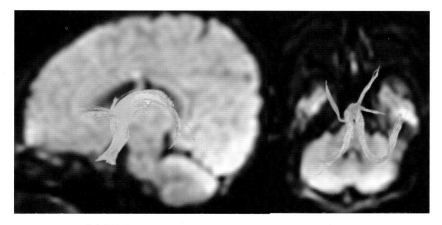

左侧面观 上面观

■ 乳头体

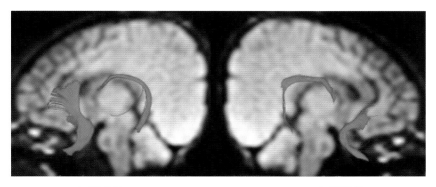

左侧面观 右侧面观

■ 钩束 ■ 弓状束

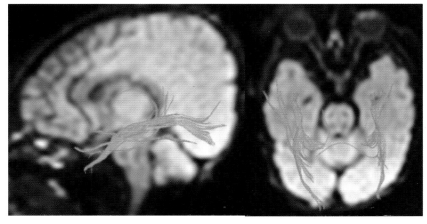

左侧面观 上面观

■ 下纵束

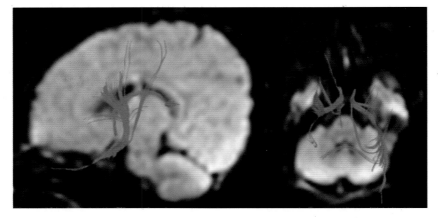

左侧面观 上面观

■ 视神经、视束

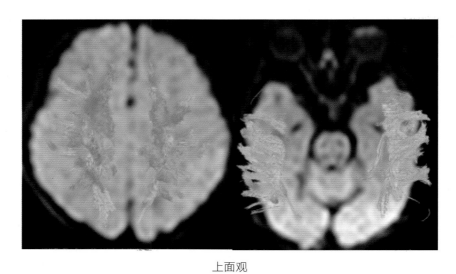

上面观

■ 弓状纤维

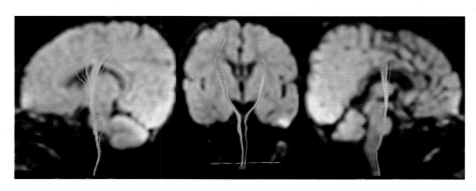

左侧面观 后面观 右侧面观

■ 皮质脊髓束

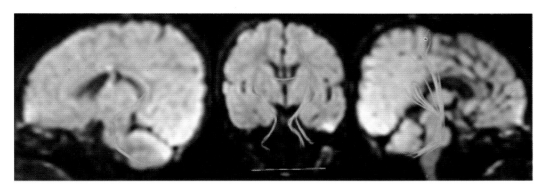

| 左侧面观 | 后面观 | 右侧面观 |

■ 皮质小脑束

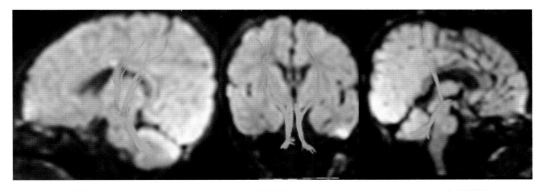

| 左侧面观 | 后面观 | 右侧面观 |

■ 皮质齿状核束

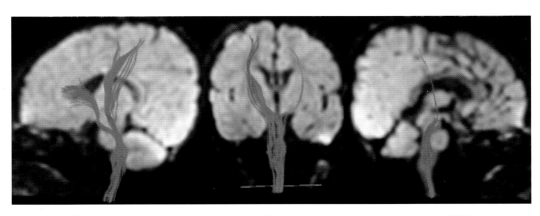

| 左侧面观 | 后面观 | 右侧面观 |

■ 胼胝体侧束

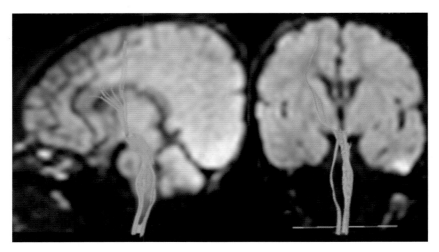

左侧面观   后面观

■ 脊髓丘脑束

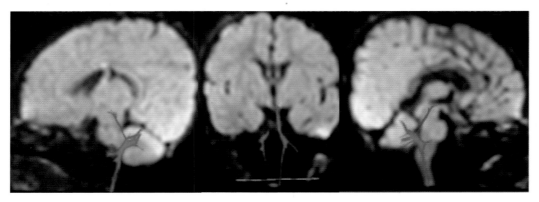

左侧面观   后面观   右侧面观

■ 脊髓小脑束

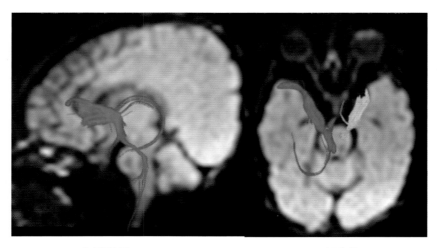

左侧面观   上面观

■■ 丘脑前辐射

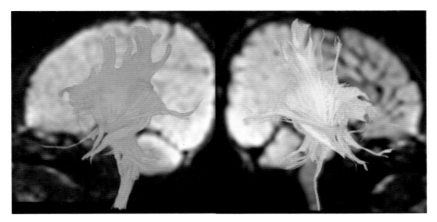

左侧面观   右侧面观

■ 左侧内囊走行纤维   ■ 右侧内囊走行纤维

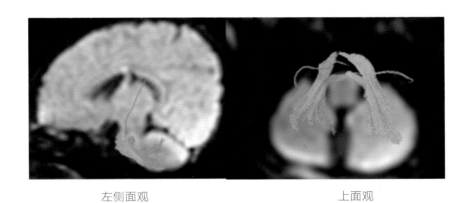

左侧面观   上面观

■■■ 小脑中脚

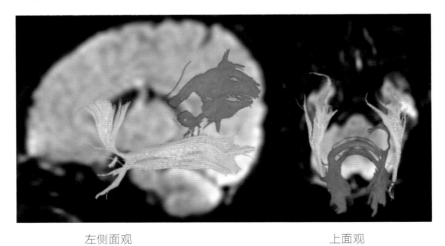

左侧面观   上面观

■ 枕叶联络纤维   ■ 顶叶联络纤维

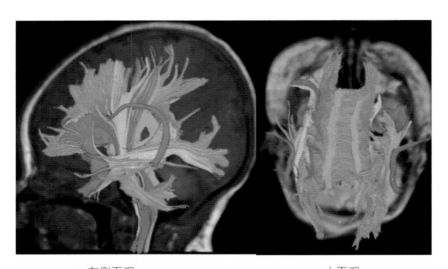

	左侧面观		上面观

■ 皮质脊髓束　■ 皮质小脑束　■ 皮质齿状核束　■ 胼胝体侧束　■ 胼胝体

■ 桥连纤维　■ 弓状束　■ 扣带束　■ 左侧下额枕束　■ 下纵束　■ 钩束

Fiber Statistics	ROI Statistics	Current Voxel			
Name	Lines	Voxels	FA	ADC [10⁻³mm²/s]	Length [mm]
3 eq1	574	516	0.243±0.091	1.274±0.400	27.14±14.42
3 eq2	369	246	0.232±0.097	1.245±0.340	23.60±8.13
3 jj	1278	1579	0.298±0.127	1.306±0.483	45.79±22.02
3 jq	249	476	0.307±0.115	1.274±0.448	57.73±11.39
3 jxn	160	256	0.243±0.098	1.310±0.536	19.95±6.17
3 pc1	122	706	0.306±0.125	1.225±0.400	85.14±14.14
3 pc2	262	433	0.317±0.126	1.187±0.403	48.45±15.20
3 pczh1	239	407	0.271±0.115	1.203±0.344	30.76±17.06
3 pczh2	174	238	0.258±0.102	1.217±0.339	32.32±13.24
3 pj1	43	316	0.333±0.136	1.339±0.411	86.15±13.00
3 pj2	12	111	0.376±0.144	1.302±0.416	73.37±11.00
3 pxn1	6	103	0.349±0.132	1.231±0.340	71.40±11.77
3 pxn2	21	348	0.349±0.151	1.219±0.276	77.77±13.97
3 ts	1757	3458	0.289±0.126	1.284±0.404	48.24±21.42
3 ts2	8048	3709	0.263±0.115	1.307±0.412	46.53±20.41
3 ts3	6464	3450	0.263±0.117	1.344±0.384	44.60±23.47
4 dn1	997	1395	0.257±0.085	1.393±0.245	57.92±13.16
4 dn2	2310	1363	0.227±0.117	1.422±0.225	22.50±12.69
4 rtt	505	810	0.256±0.103	1.608±0.512	41.48±27.73
4 sc1	70	73	0.225±0.108	1.496±0.604	16.38±4.06
4 ssj	290	888	0.286±0.118	1.445±0.472	33.94±18.06
4 xnzj1	490	277	0.268±0.137	1.283±0.508	22.99±5.98
4 xnzj2	531	378	0.273±0.134	1.211±0.412	26.69±4.94
4 xnzj3	111	175	0.281±0.115	1.062±0.282	24.87±5.43

Fiber Statistics	ROI Statistics	Current Voxel			
	Name	Lines	Voxels	FA	ADC [10⁻³mm²/s]	Length [mm]
	1 py	2475	1691	0.272±0.134	1.425±0.283	64.92±23.96
	1 pzt	8731	4448	0.255±0.118	1.512±0.342	45.14±22.12
	1 ql	619	812	0.249±0.100	1.636±0.503	49.70±28.79
	2 q1	5198	5718	0.245±0.106	1.346±0.309	29.53±21.42
	2 g2	1715	1197	0.197±0.063	1.353±0.190	18.80±8.98
	2 g3	1724	1215	0.207±0.070	1.365±0.153	18.78±8.43
	2 gs1	646	433	0.234±0.074	1.326±0.169	34.42±9.30
	2 gs2	216	223	0.228±0.074	1.355±0.159	35.58±3.02
	2 gzs1	113	168	0.218±0.050	1.490±0.156	52.32±7.28
	2 gzs2	139	140	0.218±0.066	1.450±0.134	34.12±7.80
	2 kd	929	501	0.222±0.087	1.353±0.162	42.00±11.88
	2 sezs1	1141	740	0.247±0.090	1.383±0.399	54.42±12.66
	2 sezs2	791	820	0.257±0.105	1.545±0.475	75.19±24.72
	2 xezs1	318	746	0.285±0.117	1.452±0.265	84.87±23.51
	2 xezs2	122	298	0.266±0.086	1.365±0.154	66.49±10.59
	2 xzs1	163	548	0.267±0.094	1.362±0.234	51.02±14.55
	2 xzs2	209	399	0.265±0.095	1.372±0.246	54.32±9.07
	3 eq1	574	516	0.243±0.091	1.274±0.400	27.14±14.42
	3 eq2	369	246	0.232±0.097	1.245±0.340	23.60±8.13
	3 jj	1278	1579	0.298±0.127	1.306±0.483	45.79±22.02
	3 jq	249	476	0.307±0.115	1.274±0.448	57.73±11.39
	3 jxn	160	256	0.243±0.098	1.310±0.536	19.95±6.17
	3 pc1	122	706	0.306±0.125	1.225±0.400	85.14±14.14
	3 pc2	262	433	0.317±0.126	1.187±0.403	48.45±15.20

5 天足月新生儿早产儿磁共振 DTI 神经纤维束根数、FA 值

三、19 天足月新生儿 DTI 成像分析

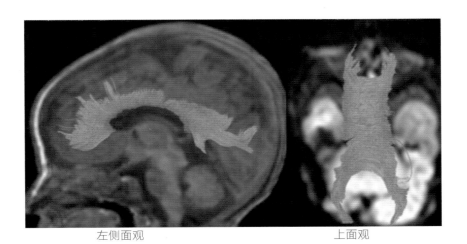

左侧面观　　　　　　　　　　上面观

■ 胼胝体

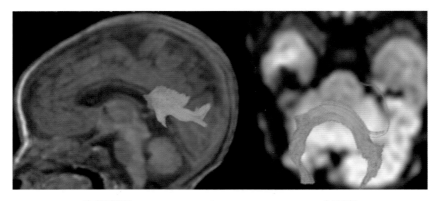

左侧面观　　　　　　　　　　　上面观

■ 胼胝体压部纤维束

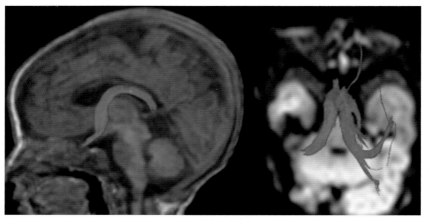

左侧面观　　　　　　　　　　　上面观

■ 穹窿联合

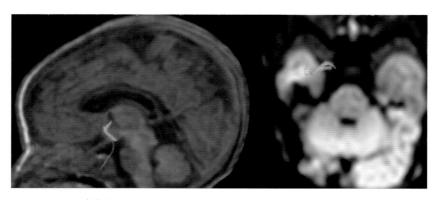

左侧面观　　　　　　　　　　　上面观

■ 前联合

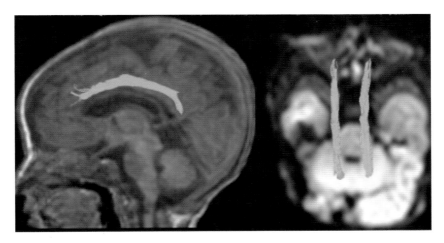

左侧面观 　　　　　　　　　　　上面观

■ 扣带束

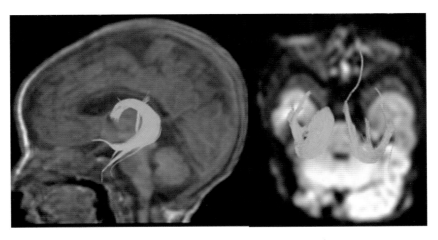

左侧面观 　　　　　　　　　　　上面观

■ 上额枕束

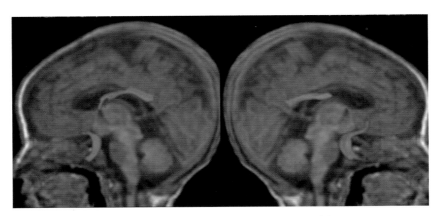

左侧面观 　　　　　　　　　　　右侧面观

■ 钩束 ■ 弓状束

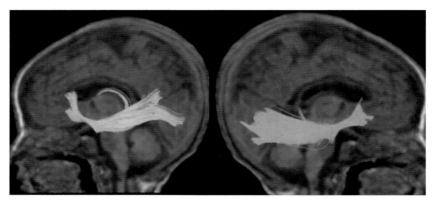

左侧面观   右侧面观

■ 左侧下额枕束　■ 右侧下额枕束

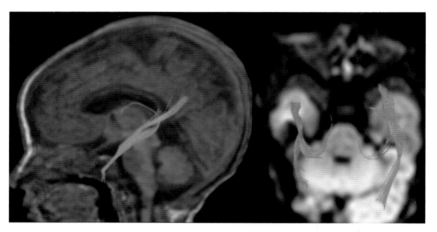

左侧面观   上面观

■ 下纵束

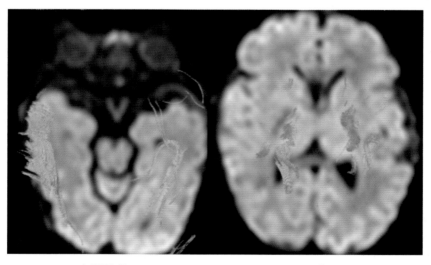

左侧面观   上面观

■ 弓状纤维

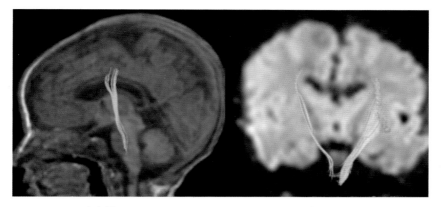

左侧面观   后面观

■ 皮质脊髓束

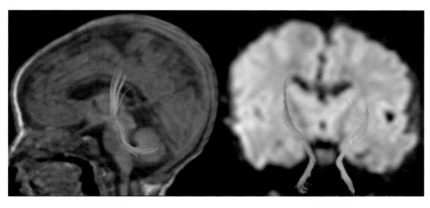

左侧面观   后面观

■ 皮质小脑束

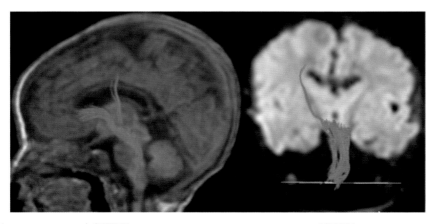

左侧面观   后面观

■ 胼胝体侧束

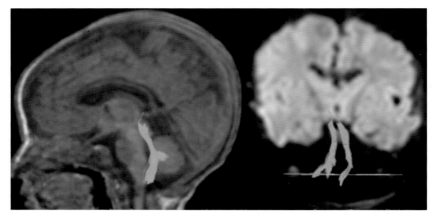

左侧面观   后面观

■ 皮质齿状核束

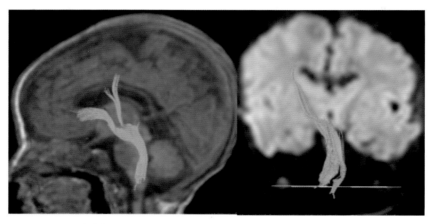

左侧面观   后面观

■ 脊髓丘脑束

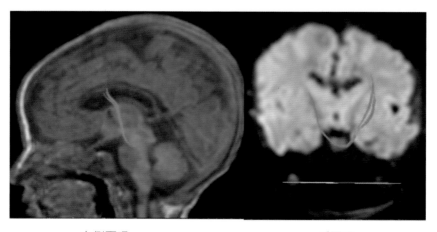

左侧面观   后面观

■ 桥连纤维

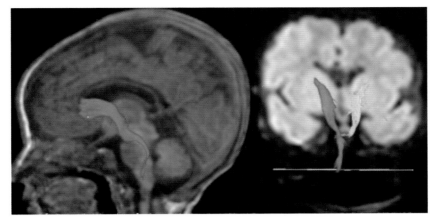

左侧面观 后面观

■■ 丘脑前辐射

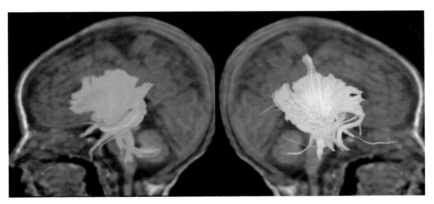

左侧面观 右侧面观

■ 左侧内囊走行纤维 ■ 右侧内囊走行纤维

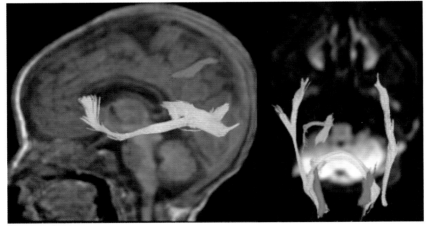

左侧面观 上面观

■ 枕叶联络纤维 ■ 顶叶联络纤维

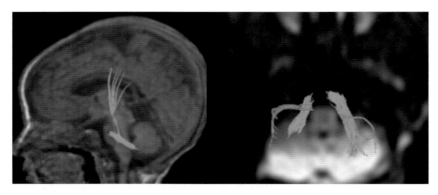

左侧面观　　　　　　　　　　　　上面观

■ 小脑中脚

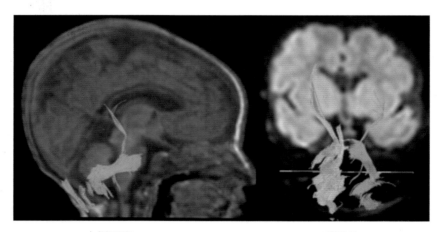

右侧面观　　　　　　　　　　　　后面观

■ 左侧小脑半球纤维束　■ 右侧小脑半球纤维束

Fiber Statistics	ROI Statistics	Current Voxel			
Name	Lines	Voxels	FA	ADC [10⁻³mm²/s]	Length [mm]
1 py	2512	907	0.252±0.146	1.735±0.494	47.36±16.36
1 pzt	6895	2417	0.233±0.126	1.711±0.437	33.82±15.27
1 ql	1193	904	0.242±0.093	1.860±0.643	39.65±18.32
1 qlh	24	43	0.224±0.067	1.207±0.178	13.32±3.83
2 gs1	115	106	0.236±0.096	1.353±0.160	22.78±3.17
2 gs2	166	183	0.236±0.090	1.336±0.195	19.53±7.57
2 gzs1	216	118	0.194±0.050	1.529±0.136	20.65±7.18
2 gzs2	208	101	0.194±0.058	1.571±0.105	20.35±3.17
2 kd	878	422	0.204±0.069	1.472±0.128	36.18±10.29
2 sezs1	681	483	0.239±0.088	1.413±0.335	46.65±13.48
2 sezs2	462	423	0.256±0.091	1.599±0.501	49.85±25.36
2 xezs1	502	559	0.240±0.084	1.511±0.294	49.45±12.41
2 xezs2	828	557	0.230±0.077	1.498±0.208	52.66±15.28
2 xzs1	69	197	0.243±0.102	1.376±0.219	38.48±13.58
2 xzs2	80	248	0.248±0.075	1.442±0.213	33.02±16.59
3 jj	683	733	0.283±0.122	1.289±0.472	23.87±10.07
3 jq	508	524	0.273±0.100	1.234±0.366	36.05±8.98
3 jxn	40	50	0.265±0.128	1.360±0.475	19.77±3.15
3 pc1	51	223	0.282±0.108	1.219±0.272	52.84±8.39
3 pc2	306	276	0.256±0.087	1.237±0.413	27.88±6.20
3 pczh1	181	165	0.257±0.106	1.352±0.438	26.42±6.76
3 pczh2	87	115	0.262±0.117	1.330±0.489	20.49±7.23
3 pi1	12	85	0.355±0.147	1.287±0.243	53.42±1.87

Name	Lines	Voxels	FA	ADC [10⁻³mm²/s]	Length [mm]
3 pc2	306	276	0.256±0.087	1.237±0.413	27.88±6.20
3 pczh1	181	165	0.257±0.106	1.352±0.438	26.42±6.76
3 pczh2	87	115	0.262±0.117	1.330±0.489	20.49±7.23
3 pj1	12	95	0.355±0.147	1.287±0.242	53.42±1.87
3 pj2	114	316	0.303±0.135	1.376±0.383	48.45±6.76
3 pxn1	27	176	0.311±0.136	1.299±0.349	38.44±19.98
3 pxn2	40	151	0.273±0.112	1.307±0.387	49.53±6.45
3 ql	6	123	0.370±0.136	1.221±0.203	75.60±18.94
3 ts	1356	2101	0.273±0.118	1.339±0.396	32.62±14.71
3 ts2	5044	2230	0.249±0.109	1.397±0.434	36.90±13.09
3 ts3	3661	2141	0.245±0.108	1.448±0.445	32.19±14.45
4 eq1	621	318	0.239±0.101	1.248±0.255	28.75±12.48
4 eq2	594	300	0.231±0.108	1.301±0.282	23.90±7.45
4 xn1	2338	1122	0.295±0.160	1.365±0.494	17.22±8.81
4 xn2	982	596	0.246±0.131	1.590±0.611	17.05±5.62
4 xnzj1	135	184	0.327±0.161	1.402±0.515	16.33±10.88
4 xnzj2	505	272	0.219±0.103	1.603±0.645	18.75±4.93
4 zn1	338	233	0.171±0.040	1.659±0.148	13.56±2.48
4 zn2	1453	1068	0.245±0.113	1.613±0.405	55.45±20.03
6 g1	713	744	0.204±0.089	1.524±0.236	15.44±6.99
6 g2	669	664	0.195±0.063	1.556±0.320	20.69±9.78
6 g3	287	392	0.229±0.097	1.612±0.390	25.92±7.54

19 天足月新生儿早产儿磁共振 DTI 神经纤维束根数、FA 值

第四节 婴儿期 DTI 成像分析

一、1 个月 DTI 成像分析

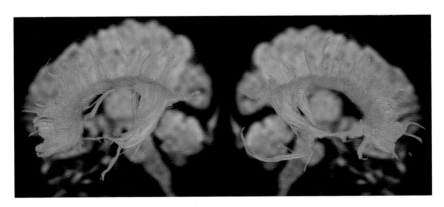

左侧面观　　　　　　　　　　右侧面观

■ 胼胝体

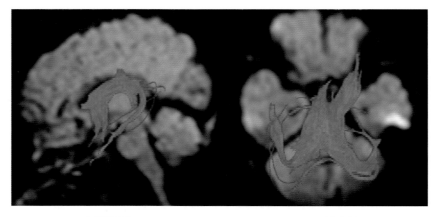

左侧面观   上面观

■ 穹窿联合

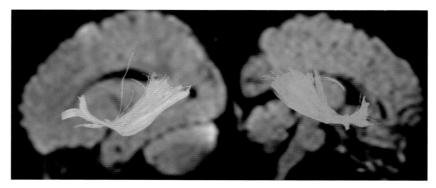

左侧面观   右侧面观

■ 左侧下额枕束 ■ 右侧下额枕束

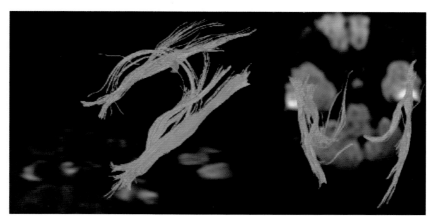

左侧面观   上面观

■ 下纵束

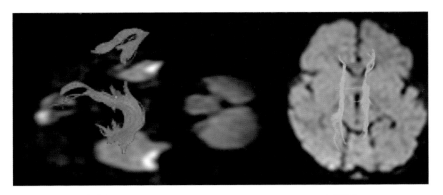

左侧面观　　　　　　　　　上面观

■ 钩束　■ 扣带束

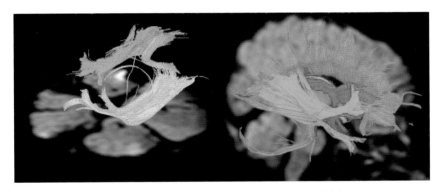

左侧面观　　　　　　　　　右侧面观

■ 左侧下额枕束　■ 右侧下额枕束　■ 胼胝体　■ 穹窿联合　■ 下纵束

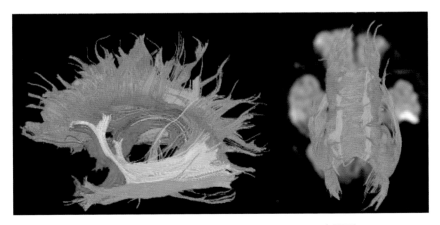

左侧面观　　　　　　　　　上面观

■ 胼胝体　■ 穹窿联合　■ 扣带束　■ 左侧下额枕束　■ 下纵束　■ 钩束

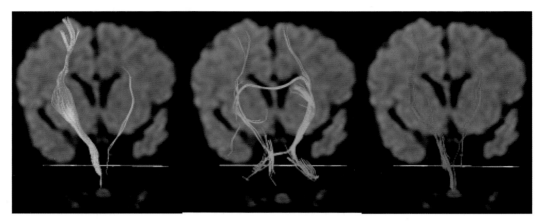

后面观　　　　　　　　后面观　　　　　　　　后面观

■ 皮质脊髓束　■ 皮质小脑束　■ 胼胝体侧束

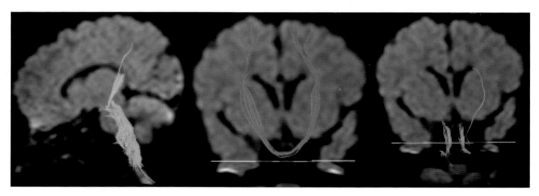

后面观　　　　　　　　后面观　　　　　　　　左侧面观

■ 脊髓丘脑束　■ 桥连纤维　■ 皮质齿状核束

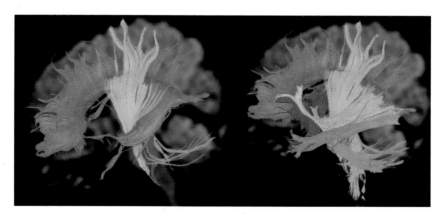

左侧面观　　　　　　　　　　　　左侧面观

■ 胼胝体　■ 脊髓丘脑束　■ 皮质脊髓　■ 皮质小脑束　■ 皮质齿状核束

■ 胼胝体侧束　■ 左侧下额枕束　■ 小脑中脚　■ 下纵束　■ 穹窿联合

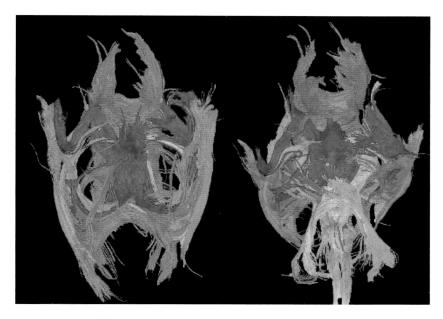

下面观   前面观

■ 脊髓丘脑束 ■ 皮质脊髓束 ■ 皮质小脑束 ■ 皮质齿状核束

■ 小脑中脚 ■ 胼胝体 ■ 后联合 ■ 胼胝体压部纤维束 ■ 穹窿联合

■ 桥连纤维 ■ 左侧下额枕束 ■ 右侧下额枕束 ■ 下纵束 ■ 钩束

二、2 个月 DTI 成像分析

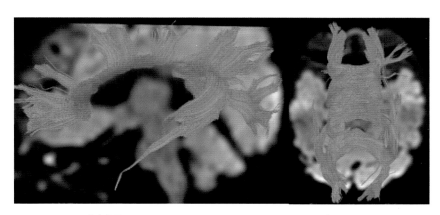

左侧面观   上面观

■ 胼胝体

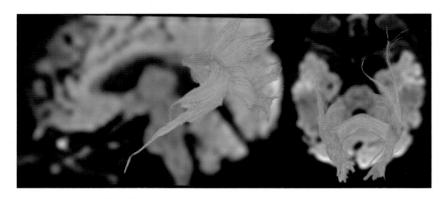

左侧面观 上面观

■ 胼胝体压部纤维束

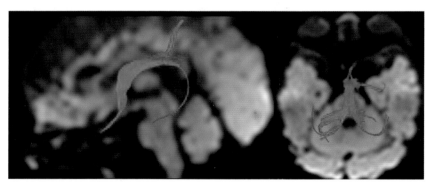

左侧面观 上面观

■ 穹窿联合

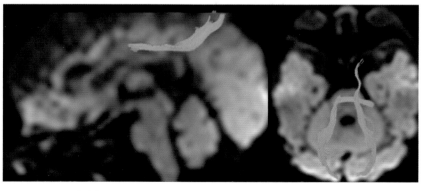

左侧面观 上面观

■ 扣带束

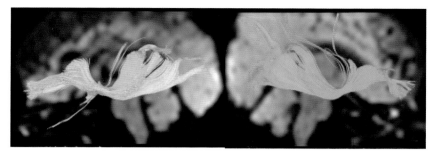

左侧面观 右侧面观
■ 左侧下额枕束 ■ 右侧下额枕束

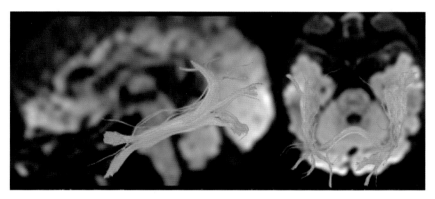

左侧面观 上面观
■ 下纵束

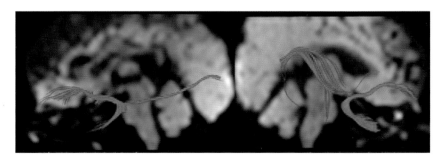

左侧面观 右侧面观
■ 钩束 ■ 弓状束

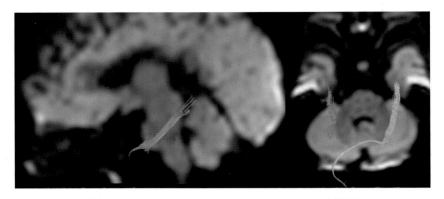

左侧面观　　　　　　　　　上面观

■ 左侧海马纤维束　■ 右侧海马纤维束

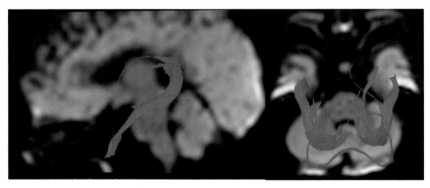

左侧面观　　　　　　　　　上面观

■ 颞叶丘脑束

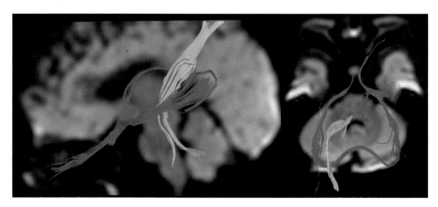

左侧面观　　　　　　　　　上面观

■ 视辐射　■ 视神经

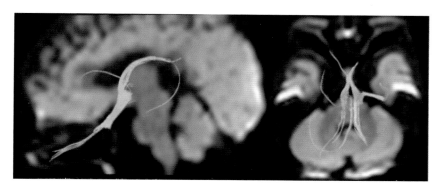

左侧面观　　　　　　　　上面观

▇ 乳头体

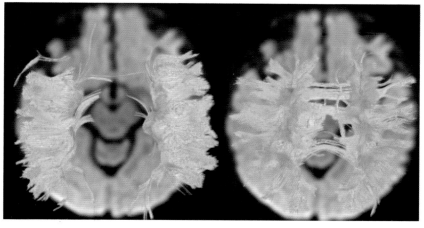

上面观　　　　　　　　　上面观

▇ 弓状纤维

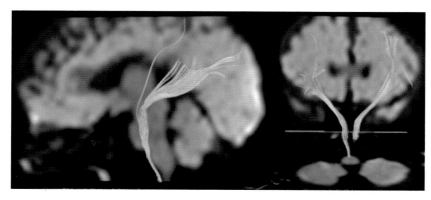

左侧面观　　　　　　　　后面观

▇ 皮质脊髓束

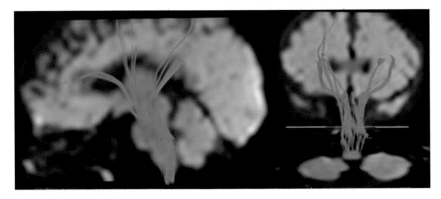

左侧面观　　　　　　　　后面观
■ 胼胝体侧束

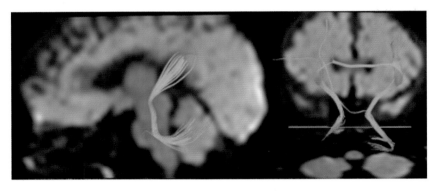

左侧面观　　　　　　　　后面观
■ 皮质小脑束

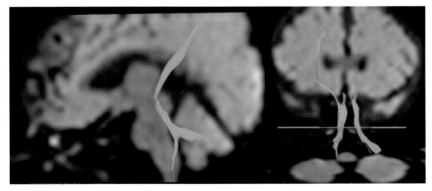

左侧面观　　　　　　　　后面观
■ 皮质齿状核束

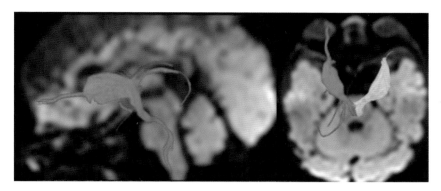

左侧面观　　　　　　　　　　上面观

■■ 丘脑前辐射

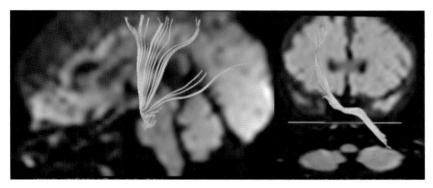

左侧面观　　　　　　　　　　后面观

≡ 交叉的皮质小脑束

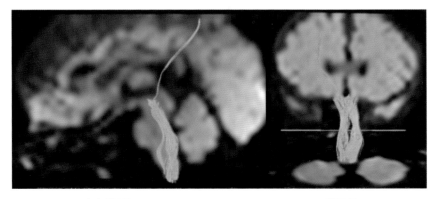

左侧面观　　　　　　　　　　后面观

≡ 脊髓丘脑束

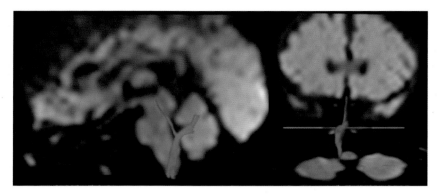

左侧面观 后面观

■ 脊髓小脑束

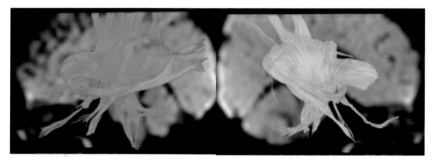

左侧面观 右侧面观

■ 左侧内囊走行纤维 ■ 右侧内囊走行纤维

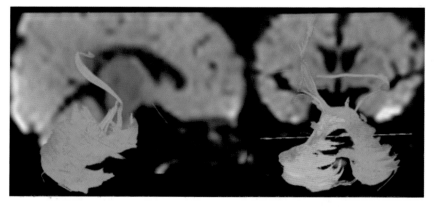

右侧面观 后面观

■ 左侧小脑半球纤维束 ■ 右侧小脑半球纤维束

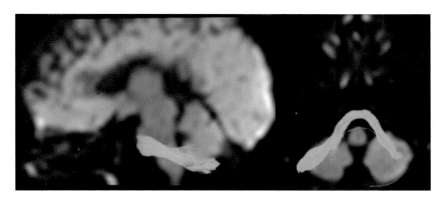

左侧面观 上面观

■ 小脑中脚

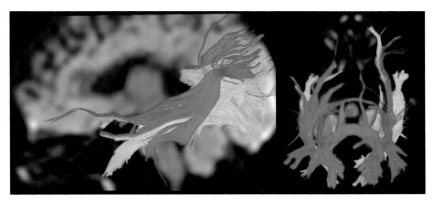

左侧面观 上面观

■ 枕叶联络纤维 ■ 顶叶联络纤维

	Name	Lines	Voxels	FA	ADC [10⁻³mm²/s]	Length [mm]
	1 p1	392	453	0.278±0.111	1.530±0.593	27.96±15.94
	1 p2	277	373	0.296±0.127	1.427±0.556	34.30±19.13
	1 py	4427	2713	0.288±0.136	1.384±0.574	78.06±33.09
	1 pzt	9325	5171	0.287±0.134	1.351±0.530	60.34±31.01
	1 ql	650	606	0.248±0.108	1.897±0.724	33.54±15.93
	2 gs1	148	351	0.287±0.094	1.120±0.139	34.15±20.52
	2 gs2	291	351	0.255±0.094	1.105±0.083	63.56±13.44
	2 gzs2	28	296	0.313±0.106	1.150±0.301	63.11±11.44
	2 kd	332	441	0.266±0.112	1.146±0.108	45.44±14.92
	2 xezs1	1329	1317	0.265±0.100	1.147±0.278	71.52±19.78
	2 xezs2	745	1162	0.288±0.111	1.130±0.115	80.37±22.20
	2 xzs1	348	792	0.297±0.112	1.249±0.340	74.71±14.33
	2 xzs2	1545	1370	0.282±0.127	1.370±0.510	75.22±18.02
	3 eq1	985	574	0.243±0.094	1.139±0.391	30.87±13.79
	3 eq2	993	463	0.253±0.097	1.087±0.283	39.25±12.37
	3 jc-pxn	77	424	0.335±0.123	1.133±0.407	73.78±25.68
	3 jj	732	952	0.285±0.116	1.332±0.774	33.34±18.70
	3 jq	229	451	0.274±0.107	1.174±0.618	46.69±9.33
	3 jxn1	88	139	0.255±0.096	1.346±0.635	33.49±7.46
	3 pc1	96	578	0.304±0.120	1.069±0.432	57.93±20.37
	3 pc2	88	326	0.287±0.109	1.049±0.258	51.03±16.73
	3 pczh1	195	225	0.257±0.109	1.253±0.511	35.72±24.51
	3 pczh2	127	156	0.238±0.093	1.200±0.526	30.46±8.55

Name	Lines	Voxels	FA	ADC [10⁻³mm²/s]	Length [mm]
3 pj1	50	294	0.353±0.127	1.187±0.442	80.58±13.94
3 pj2	61	308	0.369±0.125	1.100±0.287	79.11±7.71
3 pxn1	28	250	0.321±0.140	1.027±0.215	67.50±23.87
3 pxn2	47	427	0.337±0.139	1.083±0.264	95.37±33.87
3 ts	1035	2923	0.322±0.133	1.148±0.433	49.35±26.43
3 ts2	9352	4746	0.285±0.124	1.177±0.442	47.87±22.79
3 ts3	4284	3429	0.301±0.134	1.218±0.483	47.06±28.90
4 hm1	52	115	0.204±0.076	1.179±0.328	21.72±7.82
4 hm2	112	223	0.274±0.123	1.206±0.297	41.86±21.06
4 nq1	816	460	0.237±0.101	1.418±0.548	48.48±15.03
4 nq2	703	668	0.280±0.140	1.326±0.420	53.62±19.32
4 rtt	315	478	0.248±0.103	1.730±0.797	26.91±14.67
4 sfs1	254	290	0.283±0.104	1.058±0.285	54.07±10.77
4 ssj	278	755	0.300±0.139	1.635±0.819	32.83±23.66
4 ssj2	26	222	0.323±0.110	1.279±0.605	70.33±9.63
4 ssj3	178	528	0.339±0.153	1.403±0.581	38.64±32.84
4 xn1	4324	2024	0.229±0.098	1.160±0.614	38.19±26.16
4 xn2	8611	3243	0.248±0.110	1.083±0.454	35.16±20.27
4 xnzj	1384	676	0.261±0.115	1.189±0.638	72.87±18.33
4 zn1	4847	3311	0.263±0.112	1.242±0.343	68.00±25.57
4 zn2	1507	2219	0.285±0.124	1.211±0.344	69.78±28.50
4 zn3	2572	2126	0.287±0.132	1.158±0.187	40.58±20.07
6 g1	5678	7133	0.271±0.115	1.133±0.254	25.45±16.96
6 g2	6335	3735	0.236±0.103	1.156±0.247	25.04±16.22
6 g3	8321	4295	0.232±0.091	1.148±0.137	24.88±13.02

2 个月磁共振 DTI 神经纤维束根数、FA 值

三、3 个月 DTI 成像分析

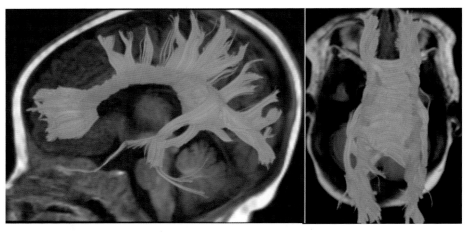

左侧面观　　　　　　　　上面观

■ 胼胝体

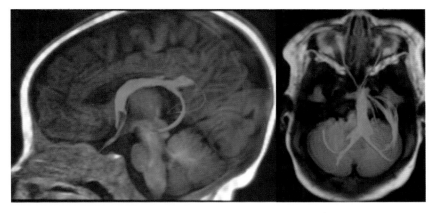

左侧面观　　　　　　　　　　　　上面观

■ 穹窿联合

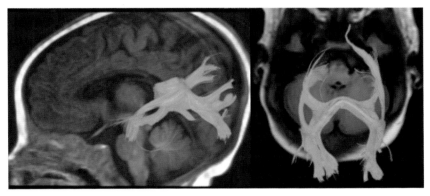

左侧面观　　　　　　　　　　　　上面观

■ 胼胝体压部纤维束

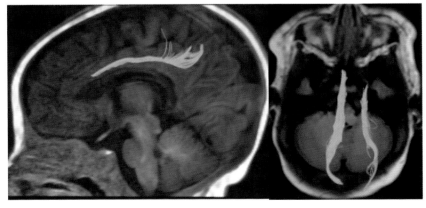

左侧面观　　　　　　　　　　　　上面观

■ 扣带束

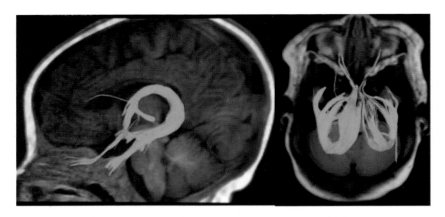

左侧面观 上面观

■ 上额枕束

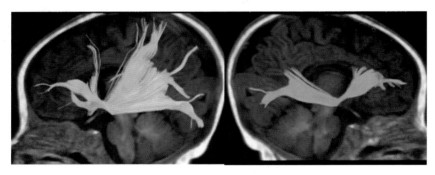

左侧面观 右侧面观

■ 左侧下额枕束 ■ 右侧下额枕束

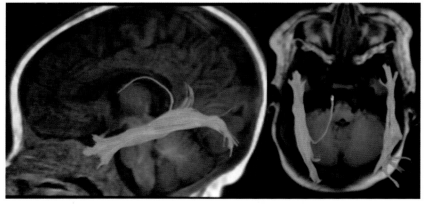

左侧面观 上面观

■ 下纵束

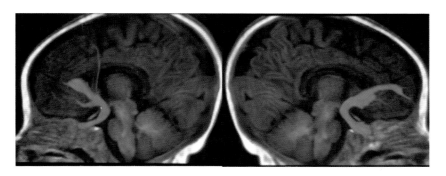

左侧面观 右侧面观

■ 钩束

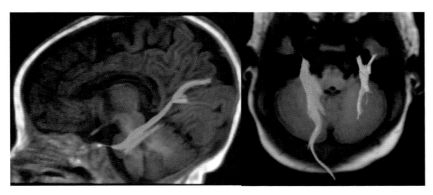

左侧面观 上面观

■ 左侧海马纤维束 ■ 右侧海马纤维束

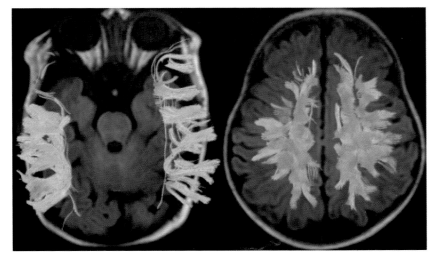

上面观 上面观

■ 弓状纤维

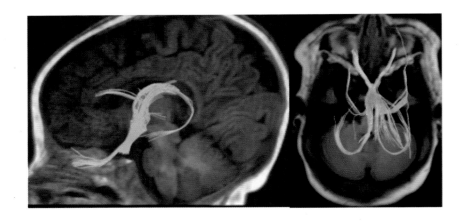

左侧面观　　　　　　　　　　　　上面观

■ 乳头体

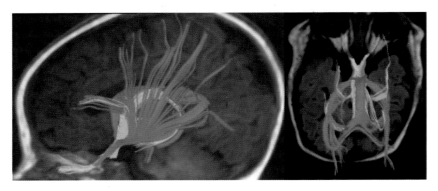

左侧面观　　　　　　　　　　　　上面观

■ 视神经　■ 乳头体　■ 穹窿联合

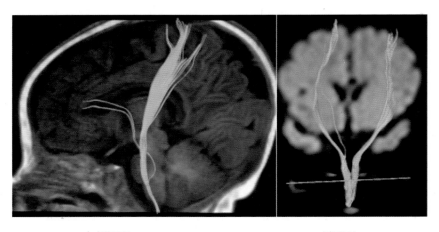

左侧面观　　　　　　　　　　　　后面观

■ 皮质脊髓束

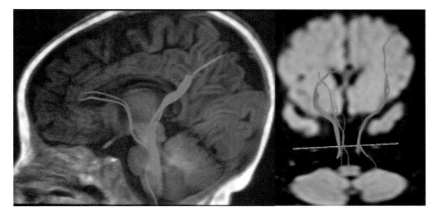

左侧面观　　　　　　　　　后面观

■ 胼胝体侧束

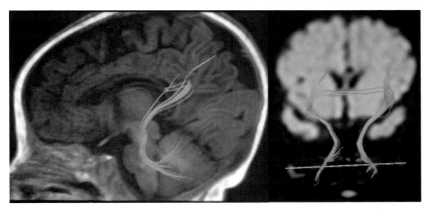

左侧面观　　　　　　　　　后面观

■ 皮质小脑束

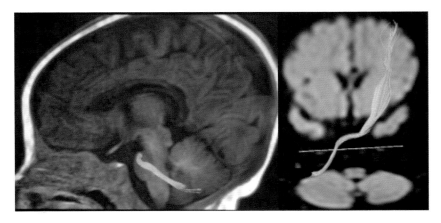

左侧面观　　　　　　　　　后面观

交叉的皮质小脑束

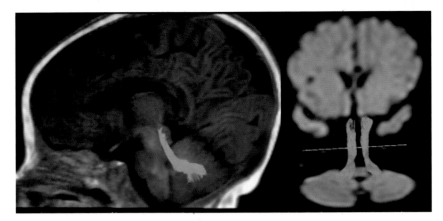

左侧面观　　　　　　　　　　后面观

■ 皮质齿状核束

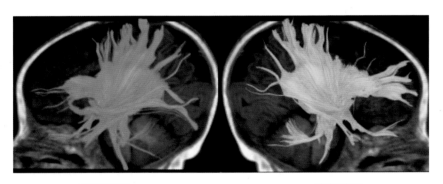

左侧面观　　　　　　　　　　右侧面观

■ 左侧内囊走行纤维　■ 右侧内囊走行纤维

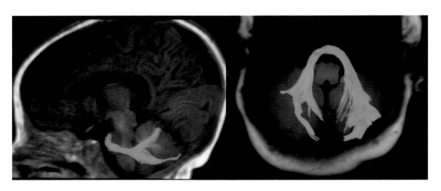

左侧面观　　　　　　　　　　上面观

■ 小脑中脚

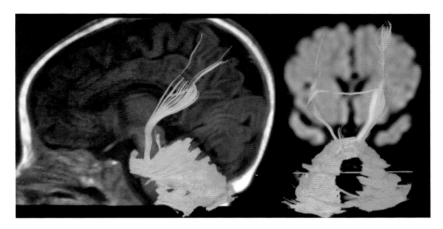

左侧面观 后面观

■ 左侧小脑半球纤维束 ■ 右侧小脑半球纤维束

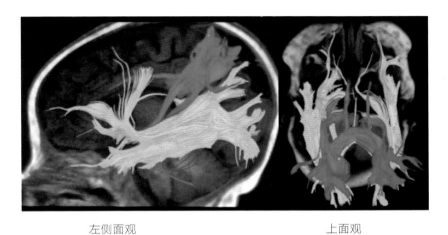

左侧面观 上面观

■ 枕叶联络纤维 ■ 顶叶联络纤维

	Name	Lines	Voxels	FA	ADC [10⁻³mm²/s]	Length [mm]
	1 py	3875	2584	0.289±0.155	1.347±0.410	71.82±23.80
	1 pzt	11056	6675	0.283±0.142	1.338±0.400	58.91±24.19
	1 ql	850	1139	0.268±0.113	1.733±0.647	44.92±28.53
	2 gs1	248	353	0.251±0.080	1.188±0.099	43.20±12.01
	2 gs2	894	521	0.234±0.077	1.200±0.106	47.93±15.02
	2 kd	247	393	0.246±0.091	1.176±0.080	43.21±12.36
	2 sezs1	866	929	0.265±0.112	1.429±0.541	69.18±17.99
	2 sezs2	206	688	0.265±0.099	1.451±0.543	68.04±26.64
	2 xezs1	1190	1358	0.281±0.103	1.194±0.233	72.39±14.98
	2 xezs2	418	620	0.284±0.090	1.203±0.132	80.55±13.26
	2 xzs1	972	643	0.256±0.085	1.367±0.308	57.67±11.43
	2 xzs2	519	510	0.262±0.079	1.301±0.153	62.07±12.19
	3 jc-pxn	52	404	0.329±0.126	1.157±0.318	86.42±21.37
	3 pc1	31	243	0.298±0.100	1.117±0.254	55.80±17.34
	3 pc2	14	153	0.328±0.104	1.070±0.167	65.92±12.43
	3 pczh1	274	190	0.219±0.078	1.170±0.401	22.70±5.27
	3 pczh2	330	194	0.219±0.077	1.113±0.344	29.28±6.35
	3 pj1	54	381	0.355±0.134	1.169±0.405	92.41±10.42
	3 pj2	48	317	0.358±0.138	1.240±0.538	81.84±13.02
	3 pxn1	13	312	0.374±0.150	1.182±0.322	88.79±29.55
	3 pxn2	73	301	0.317±0.122	1.104±0.261	73.71±18.05
	3 ts	1003	3706	0.303±0.129	1.200±0.405	47.26±27.31
	3 ts2	7027	4483	0.284±0.124	1.256±0.432	49.82±25.07
	3 ts3	9106	5081	0.283±0.131	1.284±0.457	48.70±25.28
	4 hm1	243	345	0.215±0.083	1.263±0.319	33.19±20.37

	Name	Lines	Voxels	FA	ADC [10⁻³mm²/s]	Length [mm]
	3 pc2	14	153	0.328±0.104	1.070±0.167	65.92±12.43
	3 pczh1	274	190	0.219±0.078	1.170±0.401	22.70±5.27
	3 pczh2	330	194	0.219±0.077	1.113±0.344	29.28±6.35
	3 pj1	54	381	0.355±0.134	1.169±0.405	92.41±10.42
	3 pj2	48	317	0.358±0.138	1.240±0.538	81.84±13.02
	3 pxn1	13	312	0.374±0.150	1.182±0.322	88.79±29.55
	3 pxn2	73	301	0.317±0.122	1.104±0.261	73.71±18.05
	3 ts	1003	3706	0.303±0.129	1.200±0.405	47.26±27.31
	3 ts2	7027	4483	0.284±0.124	1.256±0.432	49.82±25.07
	3 ts3	9106	5081	0.283±0.131	1.284±0.457	48.70±25.28
	4 hm1	243	345	0.215±0.083	1.263±0.319	33.19±20.37
	4 hm2	114	127	0.198±0.067	1.145±0.155	16.75±5.93
	4 nq1	77	245	0.268±0.116	1.377±0.454	44.63±11.31
	4 rtt	521	1109	0.269±0.127	1.519±0.625	36.66±23.31
	4 ssj1	100	739	0.335±0.120	1.234±0.383	61.44±20.35
	4 ssj2	317	894	0.344±0.145	1.297±0.463	67.66±34.17
	4 xn1	7548	3403	0.255±0.124	1.081±0.361	26.15±19.72
	4 xn2	6655	2577	0.235±0.107	1.170±0.464	31.67±20.09
	4 xnzj	779	834	0.258±0.113	1.104±0.416	67.85±20.35
	4 zn1	3862	2727	0.272±0.129	1.192±0.220	42.69±26.64
	4 zn2	7511	4897	0.275±0.126	1.306±0.345	70.40±20.65
	6 q1	4381	7941	0.259±0.120	1.191±0.282	28.00±23.32
	6 g2	3187	1883	0.215±0.088	1.219±0.119	18.96±9.60
	6 g3	2045	1469	0.222±0.078	1.208±0.100	17.04±7.27

3 个月磁共振 DTI 神经纤维束根数、FA 值

四、4 个月 DTI 成像分析

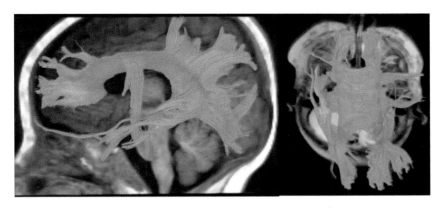

左侧面观　　　　　　　　　上面观

■ 胼胝体

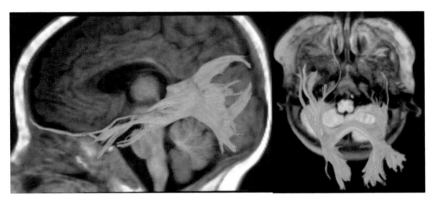

左侧面观　　　　　　　　　上面观

■ 胼胝体压部纤维束

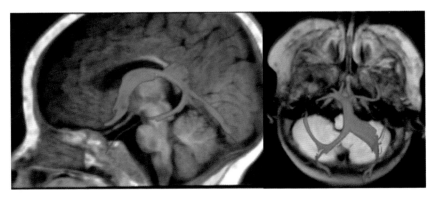

左侧面观　　　　　　　　　上面观

■ 钩窿联合

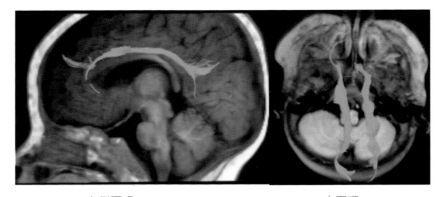

左侧面观 上面观

■ 扣带束

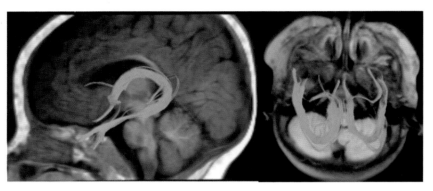

左侧面观 上面观

■ 上额枕束

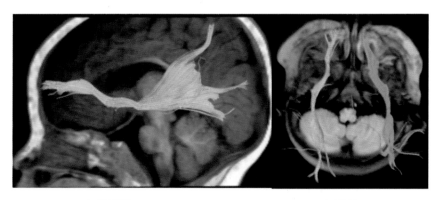

左侧面观 上面观

■ 左侧下额枕束 ■ 右侧下额枕束

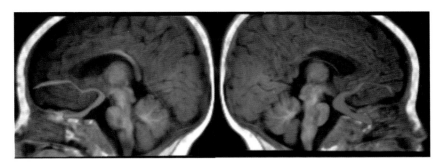

左侧面观   右侧面观

■ 钩束

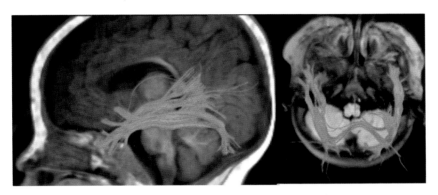

左侧面观   上面观

■ 下纵束

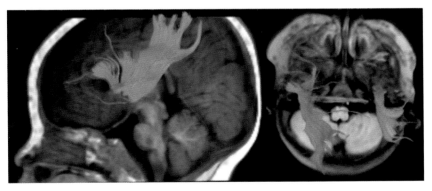

左侧面观   上面观

■ 岛叶纤维束

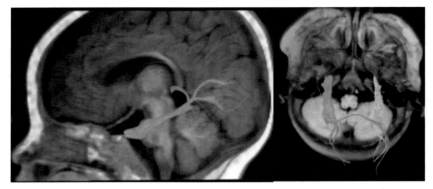

左侧面观　　　　　　　　　　　上面观

■ 左侧海马纤维束　■ 右侧海马纤维束

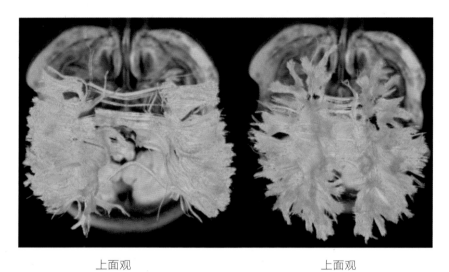

上面观　　　　　　　　　　　上面观

■ 弓状纤维

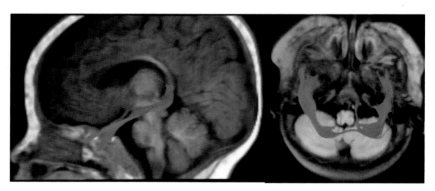

左侧面观　　　　　　　　　　　上面观

■ 颞叶丘脑束

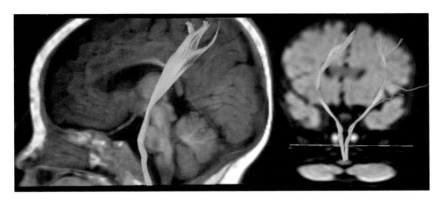

左侧面观   后面观

■ 皮质脊髓束

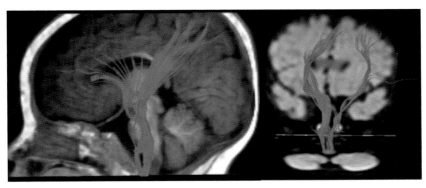

左侧面观   后面观

■ 胼胝体侧束

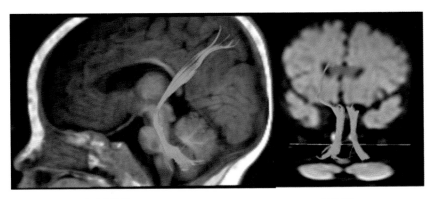

左侧面观   后面观

■ 皮质齿状核束

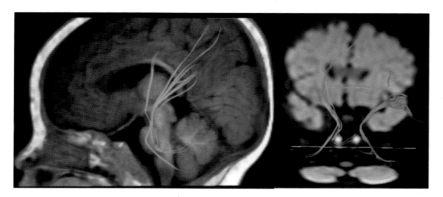

左侧面观　　　　　　　　　　　后面观

■ 皮质小脑束

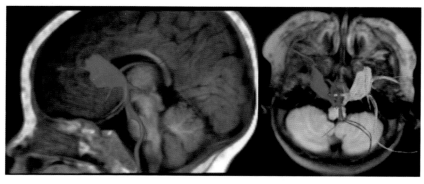

左侧面观　　　　　　　　　　　上面观

■■ 丘脑前辐射

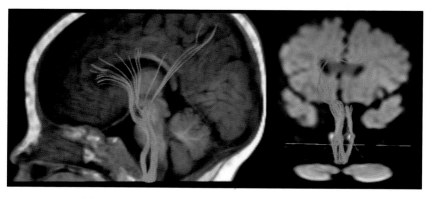

左侧面观　　　　　　　　　　　后面观

■ 脊髓丘脑束

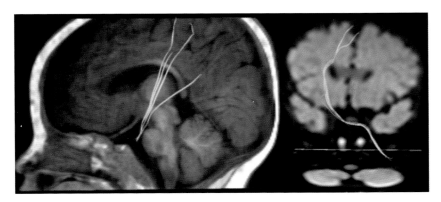

左侧面观　　　　　　　　　　　　后面观

交叉的皮质小脑束

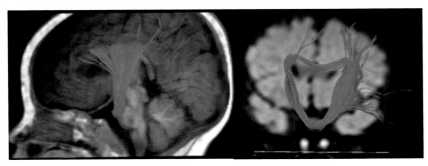

左侧面观　　　　　　　　　　　　后面观

■ 桥连纤维

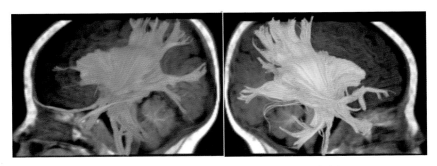

左侧面观　　　　　　　　　　　　右侧面观

■ 左侧内囊走行纤维　■ 右侧内囊走行纤维

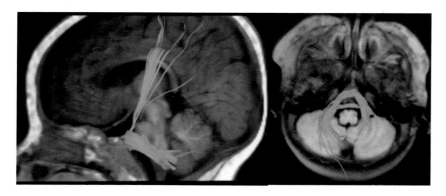

左侧面观　　　　　　　　　　上面观

■ 小脑中脚

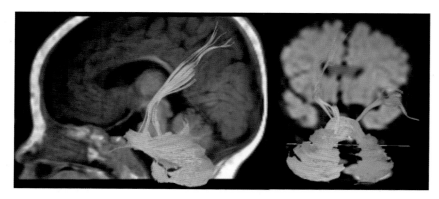

左侧面观　　　　　　　　　　后面观

■ 左侧小脑半球纤维束　■ 右侧小脑半球纤维束

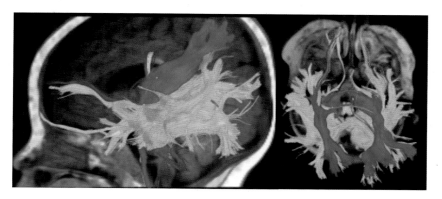

左侧面观　　　　　　　　　　上面观

■ 枕叶联络纤维　■ 顶叶联络纤维

	Name	Lines	Voxels	FA	ADC [10⁻⁹mm²/s]	Length [mm]
■	1 py	4951	3983	0.301±0.146	1.211±0.368	87.08±27.41
■	1 pzt	17557	9542	0.297±0.146	1.199±0.387	69.45±28.15
■	1 ql	1111	1235	0.286±0.124	1.624±0.752	57.29±24.55
■	2 gs1	133	274	0.261±0.094	1.091±0.128	60.96±17.58
■	2 gs2	323	493	0.264±0.098	1.134±0.320	49.15±20.05
■	2 kd	874	796	0.253±0.094	1.097±0.092	50.10±15.53
■	2 sezs1	761	796	0.275±0.106	1.359±0.566	79.41±20.71
■	2 sezs2	490	613	0.285±0.105	1.324±0.484	67.34±22.41
■	2 xezs1	430	772	0.300±0.111	1.085±0.115	82.31±18.90
■	2 xezs2	545	824	0.284±0.098	1.117±0.212	64.96±19.26
■	2 xzs1	846	1753	0.318±0.133	1.216±0.343	77.60±28.36
■	2 xzs2	1124	875	0.281±0.111	1.215±0.301	67.64±18.80
■	3 eq1	820	681	0.271±0.113	1.154±0.453	31.22±17.79
■	3 eq2	1186	684	0.263±0.110	1.069±0.341	29.56±13.80
■	3 jc-pxn	4	175	0.371±0.140	1.101±0.403	115.76±12.62
■	3 jj	526	1290	0.339±0.146	1.107±0.472	35.83±30.56
■	3 jq	185	755	0.318±0.127	1.043±0.357	48.99±17.22
■	3 pc1	273	998	0.330±0.132	1.044±0.376	52.26±25.81
■	3 pc2	21	354	0.372±0.148	1.035±0.294	103.72±11.15
■	3 pczh1	311	406	0.268±0.106	1.066±0.374	36.93±20.91
■	3 pczh2	308	234	0.242±0.088	1.155±0.536	34.72±8.40
■	3 pj1	85	384	0.380±0.154	1.114±0.467	102.97±27.06
■	3 pj2	40	336	0.368±0.151	1.108±0.458	90.72±34.52
■	3 pxn1	8	307	0.406±0.160	1.017±0.192	97.45±15.62
■	3 pxn2	30	293	0.331±0.130	1.030±0.264	89.51±7.15
■	3 ql	255	1613	0.362±0.148	1.130±0.393	123.97±30.10
■	3 ts	923	3436	0.332±0.142	1.102±0.416	48.25±25.46
■	3 ts2	9764	5969	0.302±0.141	1.187±0.505	55.17±29.68
■	3 ts3	9535	5587	0.286±0.125	1.169±0.483	50.50±27.91
■	4 dao1	625	1290	0.285±0.112	1.055±0.138	44.03±20.77
■	4 dao2	378	583	0.260±0.090	1.034±0.091	30.88±12.56
■	4 hm1	403	533	0.289±0.144	1.172±0.290	32.50±23.41
■	4 hm2	217	321	0.254±0.110	1.136±0.269	28.44±15.58
■	4 nq1	440	443	0.277±0.110	1.143±0.300	60.40±5.89
■	4 nq2	751	580	0.272±0.116	1.227±0.427	41.97±15.00
■	4 xn1	7401	2681	0.256±0.131	1.039±0.494	30.95±13.67
■	4 xn2	5004	2152	0.255±0.130	1.036±0.420	26.64±14.18
■	4 xnzj	1048	1025	0.311±0.148	1.136±0.604	54.30±21.29
■	4 zn1	2465	3312	0.303±0.135	1.104±0.434	78.89±23.12
■	4 zn2	14011	8370	0.283±0.123	1.173±0.344	62.10±25.63
■	6 g1	11452	12875	0.266±0.126	1.089±0.278	32.45±24.43
■	6 g2	13365	6402	0.239±0.098	1.104±0.170	30.91±17.86
■	6 g3	9567	5739	0.252±0.119	1.116±0.256	25.70±17.44

4 个月磁共振 DTI 神经纤维束根数、FA 值

五、5 个月 DTI 成像分析

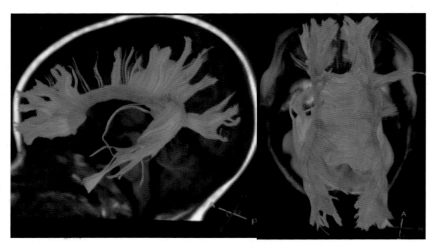

左侧面观   上面观

■ 胼胝体

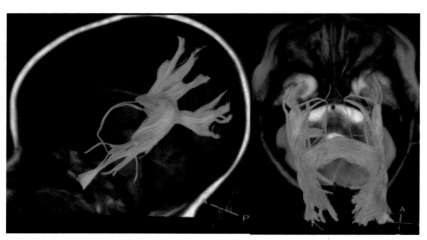

左侧面观   上面观

■ 胼胝体压部纤维束

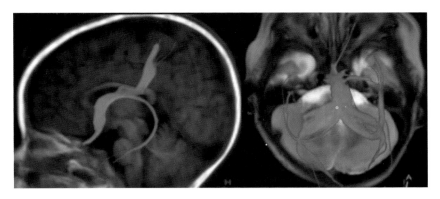

左侧面观   上面观

■ 穹窿联合

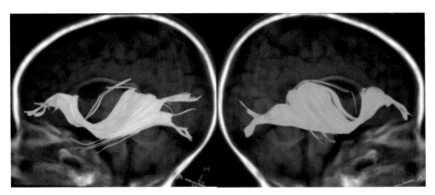

左侧面观   右侧观

■ 左侧下额枕束 ■ 右侧下额枕束

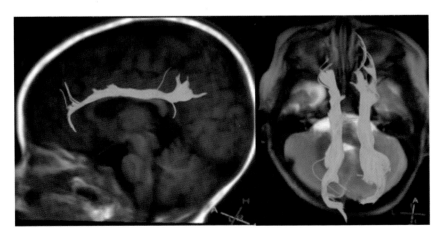

左侧面观   上面观

■ 扣带束

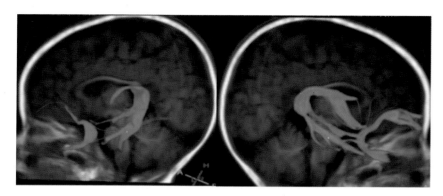

左侧面观　　　　　　　　　右侧面观

■ 钩束　■ 弓状束

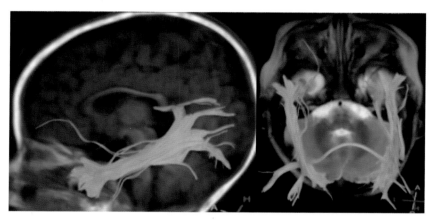

左侧面观　　　　　　　　　上面观

■ 下纵束

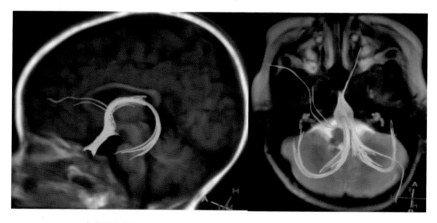

左侧面观　　　　　　　　　上面观

■ 乳头体

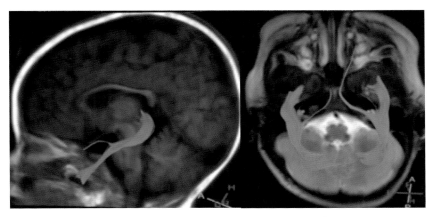

左侧面观 上面观

■ 颞叶丘脑束

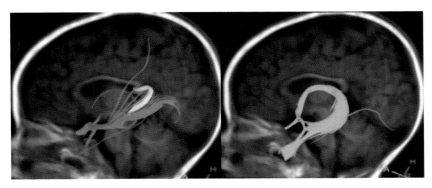

左侧面观 左侧面观

■ 视神经 ■ 视辐射 ■ 上额枕束

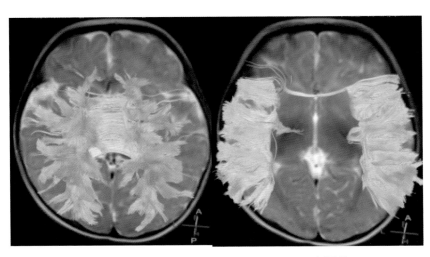

上面观 上面观

■ 弓状纤维

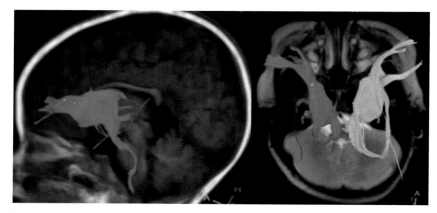

左侧面观 上面观

■■ 丘脑前辐射

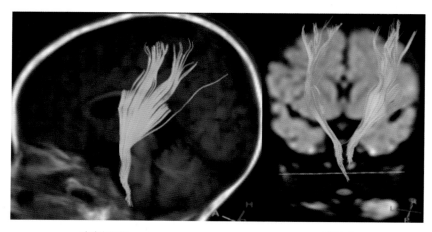

左侧面观 后面观

■ 皮质脊髓束

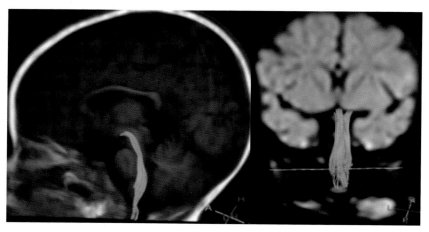

左侧面观 后面观

■ 脊髓丘脑束

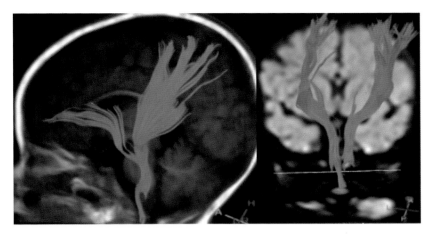

| 左侧面观 | 后面观 |

■ 胼胝体侧束

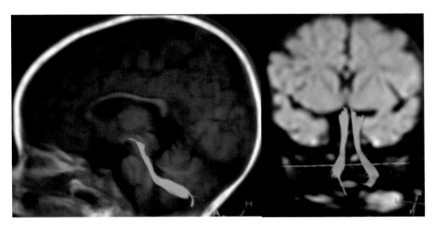

| 左侧面观 | 后面观 |

■ 皮质齿状核束

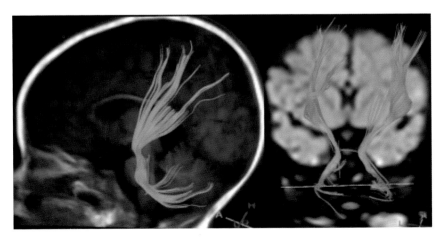

| 左侧面观 | 后面观 |

■ 皮质小脑束

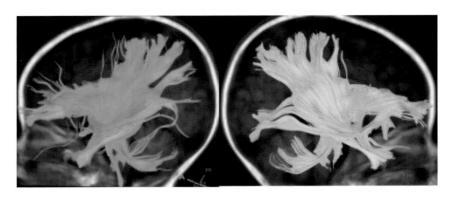

左侧面观　　　　　　　　　　　右侧面观

■ 左侧内囊走行纤维　■ 右侧内囊走行纤维

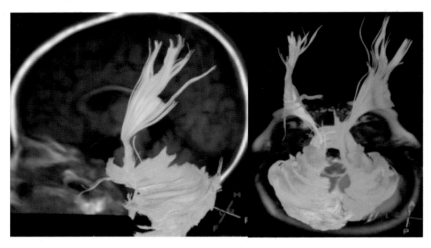

左侧面观　　　　　　　　　　　后面观

■ 左侧小脑半球纤维束　■ 右侧小脑半球纤维束

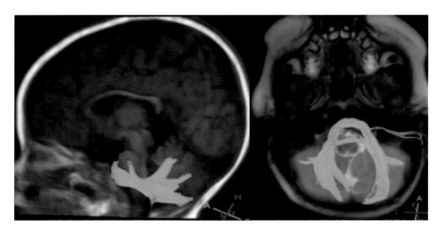

左侧面观　　　　　　　　　　　上面观

■ 小脑中脚

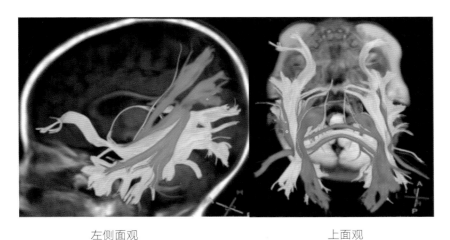

左侧面观　　　　　　　　　　　　上面观

■ 枕叶联络纤维　■ 顶叶联络纤维

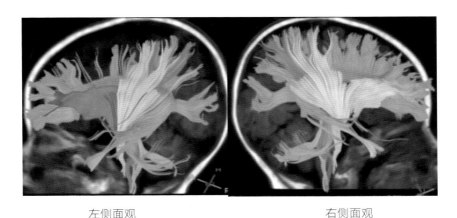

左侧面观　　　　　　　　　　　　右侧面观

■ 胼胝体　■ 皮质脊髓束　■ 皮质小脑束　■ 皮质齿状核束　■ 胼胝体侧束　■ 丘脑前辐射

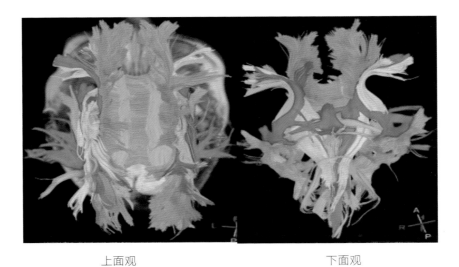

上面观　　　　　　　　　　　　下面观

■ 胼胝体　■ 皮质脊髓束　■ 皮质小脑束　■ 皮质齿状核束　■ 胼胝体侧束　■ 丘脑前辐射
■ 穹窿联合　■ 弓状束　■ 下纵束　■ 钩束　■ 扣带束　■ 左侧下额枕束　■ 右侧下额枕束

Name	Lines	Voxels	FA	ADC [10⁻³mm²/s]	Length [mm]
1 py	6041	4080	0.309±0.150	1.129±0.391	79.59±31.53
1 pzt	13977	8438	0.303±0.144	1.117±0.355	69.84±27.12
1 ql	890	1172	0.282±0.122	1.504±0.678	53.61±32.70
2 gs1	237	346	0.271±0.096	1.039±0.107	32.17±16.17
2 gs2	510	507	0.257±0.103	1.019±0.116	49.21±16.72
2 gzs1	436	559	0.277±0.105	0.998±0.090	49.41±18.74
2 gzs2	530	749	0.274±0.092	1.005±0.071	49.14±26.39
2 kd	1786	1181	0.265±0.110	1.026±0.131	49.99±15.21
2 sezs1	634	819	0.286±0.103	1.212±0.441	90.15±27.47
2 sezs2	516	718	0.288±0.107	1.157±0.364	92.28±24.10
2 xezs1	1175	1111	0.301±0.109	1.033±0.103	85.92±25.71
2 xezs2	989	1140	0.302±0.100	1.016±0.084	87.95±27.73
2 xzs1	1521	1319	0.300±0.124	1.092±0.224	75.99±11.83
2 xzs2	1299	1278	0.285±0.107	1.051±0.133	73.82±10.30
3 eq1	1998	978	0.255±0.106	1.019±0.347	39.40±20.79
3 eq2	1800	1034	0.266±0.110	1.000±0.190	36.55±19.40
3 jq	250	323	0.289±0.124	1.234±0.840	43.23±11.01
3 pc1	330	1191	0.338±0.132	1.003±0.349	95.36±21.01
3 pc2	270	904	0.323±0.130	0.989±0.228	90.12±15.63
3 pczh1	189	175	0.246±0.099	1.270±0.768	40.57±6.82
3 pczh2	292	228	0.259±0.094	1.158±0.639	39.19±7.83
3 pj1	123	610	0.380±0.152	1.052±0.475	82.76±17.62
3 pj2	157	631	0.390±0.148	1.015±0.368	72.74±16.24
3 pxn1	70	652	0.350±0.157	1.006±0.340	91.75±35.05
3 pxn2	86	845	0.365±0.150	1.018±0.372	102.69±17.48

Name	Lines	Voxels	FA	ADC [10⁻³mm²/s]	Length [mm]
3 pc1	330	1191	0.338±0.132	1.003±0.349	95.36±21.01
3 pc2	270	904	0.323±0.130	0.989±0.228	90.12±15.63
3 pczh1	189	175	0.246±0.099	1.270±0.768	40.57±6.82
3 pczh2	292	228	0.259±0.094	1.158±0.639	39.19±7.83
3 pj1	123	610	0.380±0.152	1.052±0.475	82.76±17.62
3 pj2	157	631	0.390±0.148	1.015±0.368	72.74±16.24
3 pxn1	70	652	0.350±0.157	1.006±0.340	91.75±35.05
3 pxn2	86	845	0.365±0.150	1.018±0.372	102.69±17.48
3 ts	1430	4602	0.323±0.138	1.076±0.509	56.39±29.68
3 ts2	11553	7292	0.308±0.145	1.106±0.472	56.56±31.59
3 ts3	9581	5689	0.294±0.134	1.064±0.398	53.33±29.97
4 nq1	650	427	0.264±0.115	1.152±0.466	51.32±12.97
4 nq2	589	409	0.266±0.119	1.261±0.557	48.74±12.68
4 rtt	523	650	0.273±0.113	1.522±0.681	29.41±24.06
4 sfs1	16	123	0.443±0.210	1.002±0.164	87.22±6.44
4 sfs2	6	99	0.309±0.107	0.953±0.117	59.85±4.81
4 ssj	425	744	0.313±0.148	1.396±0.776	37.71±21.21
4 xn1	13856	5207	0.282±0.144	1.146±0.663	36.65±22.17
4 xn2	11289	4337	0.276±0.134	1.039±0.463	36.53±26.34
4 xnzj	1701	1157	0.298±0.145	1.235±0.891	75.55±27.88
4 zn1	1205	2625	0.316±0.142	1.086±0.393	77.29±22.55
4 zn2	7876	4978	0.281±0.115	1.089±0.298	69.72±21.51
6 g1	5872	8875	0.285±0.137	1.027±0.300	37.00±29.66
6 g2	12299	5089	0.241±0.107	1.019±0.136	30.70±18.01
6 g3	11812	5110	0.242±0.112	1.018±0.153	25.62±12.44

5 个月磁共振 DTI 神经纤维束根数、FA 值

六、6 个月双胞胎 DTI 成像分析（孕 33 周 +4 早产）

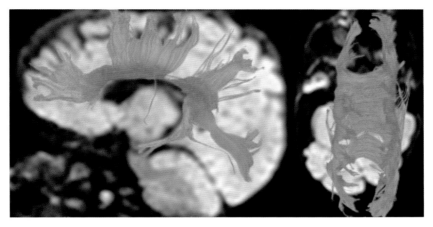

左侧面观　　　　　　　　　　　　　　　　上面观

■ 胼胝体

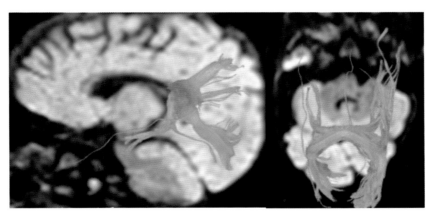

左侧面观　　　　　　　　　　　　　　　　上面观

■ 胼胝体压部纤维束

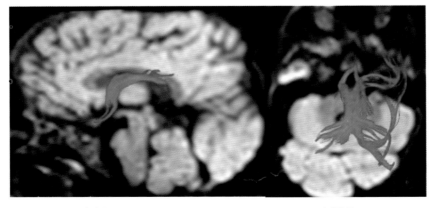

左侧面观　　　　　　　　　　　　　　　　上面观

■ 穹窿联合

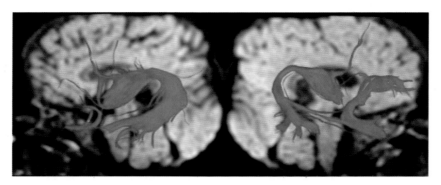

左侧面观　　　　　　　　　　右侧面观

■ 钩束　■ 弓状束

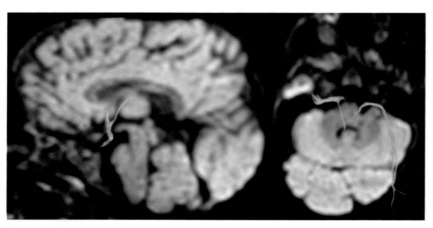

左侧面观　　　　　　　　　　上面观

■ 前联合

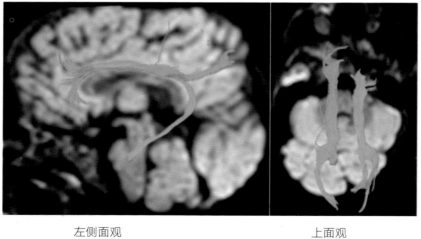

左侧面观　　　　　　　　　　上面观

■ 扣带束

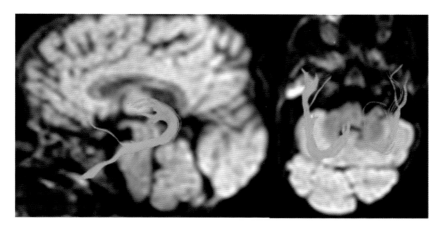

左侧面观 上面观

■ 上额枕束

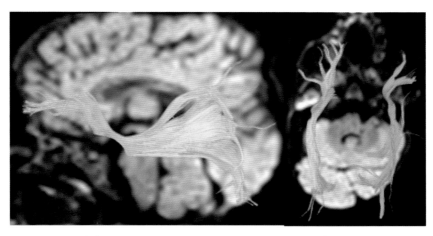

左侧面观 上面观

■ 左侧下额枕束 ■ 右侧下额枕束

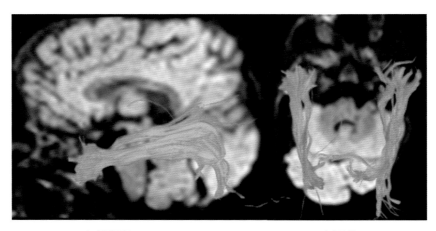

左侧面观 上面观

■ 下纵束

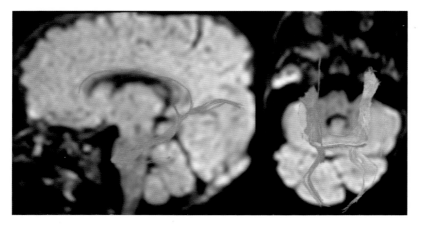

左侧面观 　　　　　　　　　　　　上面观

■ 左侧海马纤维束　■ 右侧海马纤维束

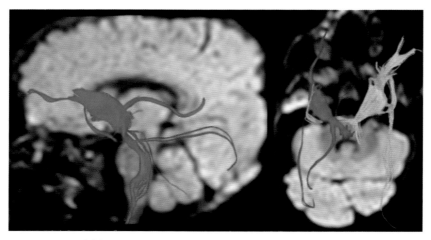

左侧面观 　　　　　　　　　　　　上面观

■■ 丘脑前辐射

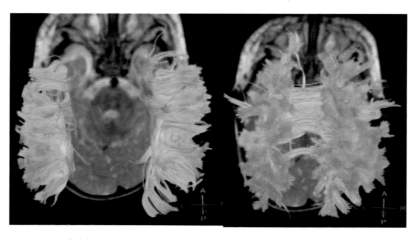

左侧面观 　　　　　　　　　　　　左侧面观

■ 弓状纤维

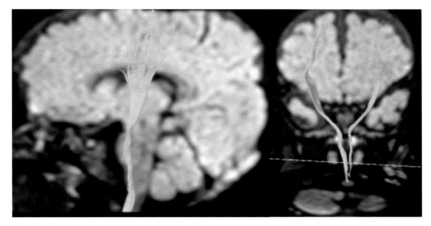

左侧面观　　　　　　　　　　后面观

■ 皮质脊髓束

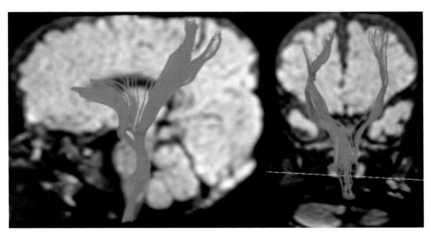

左侧面观　　　　　　　　　　后面观

■ 胼胝体侧束

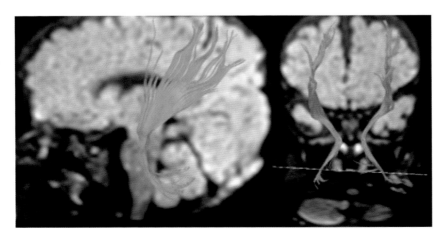

左侧面观　　　　　　　　　　后面观

■ 皮质小脑束

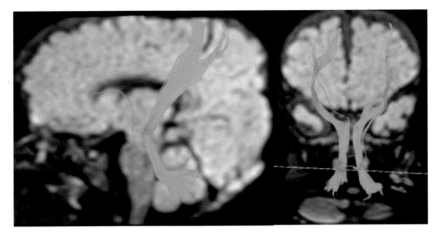

左侧面观   后面观

■ 皮质齿状核束

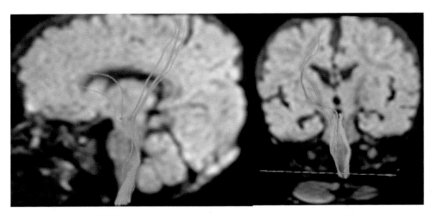

左侧面观   后面观

■ 脊髓丘脑束

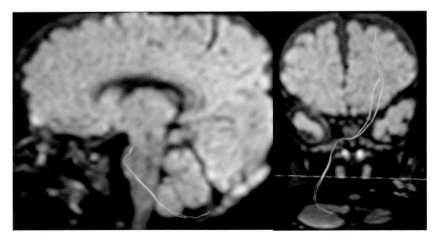

左侧面观   后面观

■ 交叉的皮质小脑束

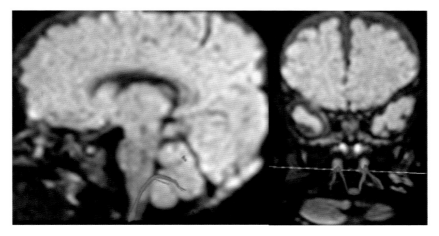

左侧面观　　　　　　　　　后面观

■ 脊髓小脑束

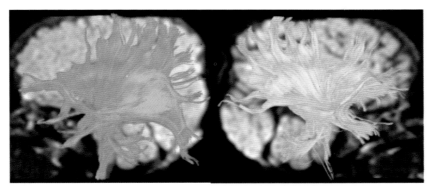

左侧面观　　　　　　　　　右侧面观

■ 左侧内囊走行纤维　■ 右侧内囊走行纤维

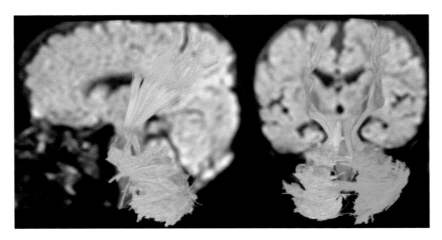

左侧面观　　　　　　　　　后面观

■ 左侧小脑半球纤维束　■ 右侧小脑半球纤维束

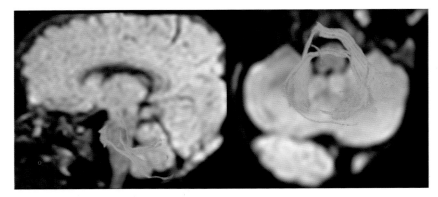

左侧面观　　　　　　　　　　上面观

■ 小脑中脚

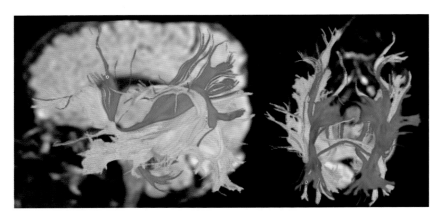

左侧面观　　　　　　　　　　上面观

■ 枕叶联络纤维　■ 顶叶联络纤维

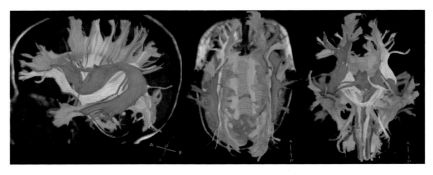

左侧面观　　　　上面观　　　前面观

■ 皮质脊髓束　■ 皮质小脑束　■ 皮质齿状核束　■ 胼胝体侧束　■ 丘脑前辐射

■■ 小脑中脚　■ 脊髓小脑束　■ 胼胝体　■ 后联合　■ 穹窿联合　■ 桥连纤维　■ 弓状束

■ 弓状纤维　■ 扣带束　■ 上额枕束　■ 左侧下额枕束　■ 右侧下额枕束　■ 下纵束　■ 钩束

■ 左侧小脑半球纤维束　■ 右侧小脑半球纤维束　■ 枕叶联络纤维　■ 顶叶联络纤维

Name	Lines	Voxels	FA	ADC [10⁻³mm²/s]	Length [mm]
1 p1	178	268	0.361±0.133	1.392±0.627	29.09±13.77
1 py	4895	3744	0.350±0.162	1.305±0.575	62.48±22.92
1 pzt	13858	8693	0.356±0.157	1.286±0.542	59.98±21.41
1 ql	1796	1395	0.295±0.128	1.777±0.768	46.98±21.59
1 qlh1	65	83	0.262±0.114	1.191±0.436	17.91±5.59
1 qlh2	25	162	0.419±0.128	0.982±0.126	43.60±31.84
2 g1	11959	6121	0.264±0.112	1.084±0.272	25.66±17.17
2 g2	15229	7989	0.276±0.116	1.070±0.209	33.97±24.34
2 g3	11342	14142	0.327±0.148	1.098±0.394	33.38±26.59
2 gs1	50	205	0.334±0.121	1.044±0.182	32.76±14.19
2 gs2	954	1075	0.327±0.117	1.085±0.179	60.06±20.73
2 gzs1	1171	1532	0.345±0.111	1.073±0.130	78.19±18.98
2 gzs2	640	940	0.336±0.115	1.066±0.112	89.04±9.96
2 kd	1659	1267	0.335±0.125	1.073±0.151	70.84±25.09
2 sezs1	703	538	0.293±0.109	1.274±0.524	58.78±15.50
2 sezs2	145	315	0.312±0.119	1.051±0.263	37.32±15.88
2 xezs1	1199	1540	0.373±0.135	1.072±0.239	97.37±14.53
2 xezs2	866	1289	0.364±0.123	1.138±0.308	100.31±20.56
2 xzs1	2479	1797	0.338±0.133	1.165±0.373	76.96±17.12
2 xzs2	2091	2331	0.334±0.125	1.171±0.363	75.48±17.59
3 eq1	1265	1063	0.339±0.136	1.043±0.342	32.25±20.26
3 eq2	1656	1260	0.329±0.131	1.060±0.277	35.91±19.06
3 jc-pxn	2	129	0.404±0.163	1.024±0.291	130.72±23.62
3 jj	1511	2173	0.390±0.156	1.155±0.555	37.15±26.41
3 jq	91	641	0.420±0.143	1.098±0.488	64.85±21.10

Name	Lines	Voxels	FA	ADC [10⁻³mm²/s]	Length [mm]
3 jc-pxn	2	129	0.404±0.163	1.024±0.291	130.72±23.62
3 jj	1511	2173	0.390±0.156	1.155±0.555	37.15±26.41
3 jq	91	641	0.420±0.143	1.098±0.488	64.85±21.10
3 jxn	49	208	0.343±0.152	1.351±0.731	49.92±8.17
3 pc1	421	1395	0.399±0.149	1.043±0.392	95.43±13.73
3 pc2\	57	513	0.445±0.156	0.997±0.287	86.54±20.23
3 pczh1	516	817	0.366±0.134	1.031±0.379	58.31±33.92
3 pczh2	574	639	0.362±0.156	1.032±0.412	56.24±21.40
3 pj1.1	89	408	0.446±0.159	1.066±0.306	100.53±17.61
3 pj2	27	230	0.425±0.153	1.129±0.462	71.05±39.55
3 pxn1	100	778	0.447±0.166	1.000±0.226	106.64±11.46
3 pxn2	48	692	0.412±0.164	1.007±0.254	119.90±11.26
3 qfs	471	837	0.337±0.129	0.986±0.233	29.23±21.37
3 qfs2	496	609	0.347±0.140	1.021±0.449	35.86±24.76
3 ts	3007	6696	0.379±0.154	1.098±0.444	61.56±31.31
3 ts2	18290	8955	0.342±0.146	1.166±0.503	57.82±29.91
3 ts3	14131	7805	0.334±0.144	1.159±0.491	53.84±28.69
4 hm1	345	506	0.354±0.153	1.113±0.370	23.11±17.51
4 hm2	781	706	0.308±0.127	1.180±0.403	43.32±23.27
4 xn1	9931	4809	0.355±0.163	0.927±0.413	29.44±16.61
4 xn2	14000	5699	0.308±0.148	0.985±0.412	30.08±15.94
4 xnzj	1465	1131	0.336±0.154	1.027±0.495	48.48±10.68
4 zn1	4446	5326	0.352±0.138	1.093±0.312	75.19±20.94
4 zn2	11099	7694	0.333±0.128	1.133±0.326	76.89±24.13

6 个月磁共振 DTI 神经纤维束根数、FA 值

七、7 个月 DTI 成像分析

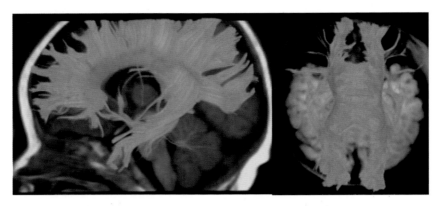

左侧面观　　　　　　　上面观

■ 胼胝体

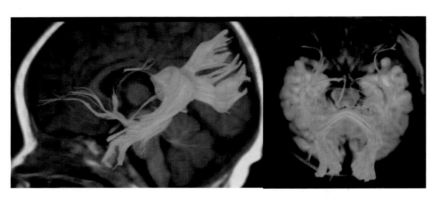

左侧面观　　　　　　　上面观

■ 胼胝体压部纤维束

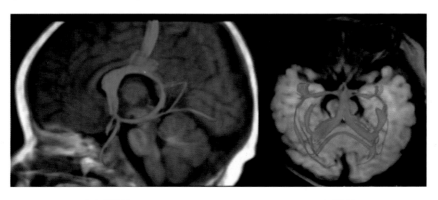

左侧面观　　　　　　　上面观

■ 穹窿联合

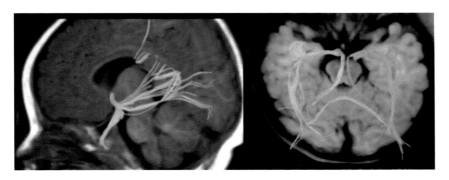

左侧面观 上面观

■ 前联合

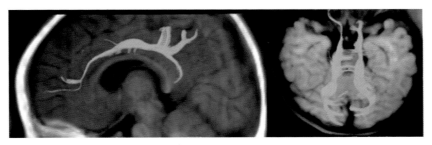

左侧面观 上面观

■ 扣带束

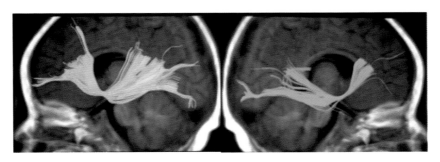

左侧面观 右侧面观

■ 左侧下额枕束 ■ 右侧下额枕束

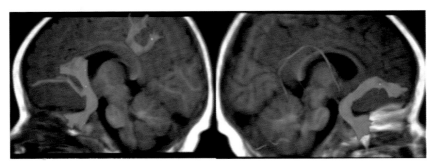

左侧面观 右侧面观

■ 钩束 ■ 弓状束

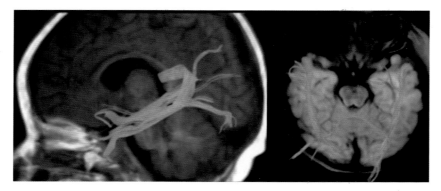

左侧面观 上面观

■ 下纵束

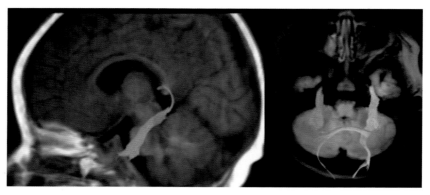

左侧面观 上面观

■ 左侧海马纤维束 ■ 右侧海马纤维束

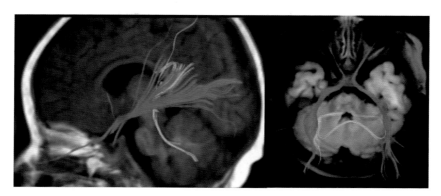

左侧面观 上面观

■ 视辐射 ■ 视神经

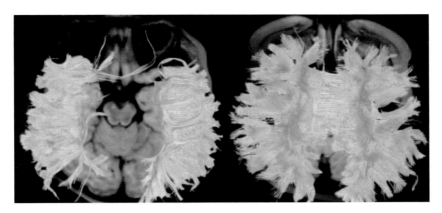

上面观 上面观

弓状纤维

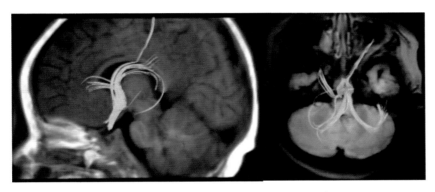

左侧面观 上面观

乳头体

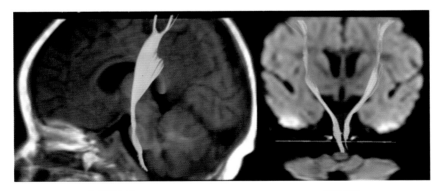

左侧面观 后面观

皮质脊髓束

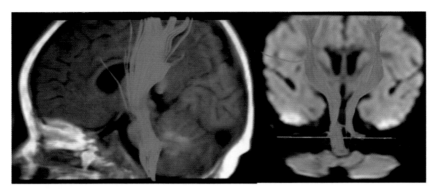

左侧面观　　　　　　　　　　后面观

■ 胼胝体侧束

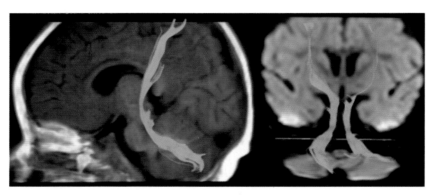

左侧面观　　　　　　　　　　后面观

■ 皮质齿状核束

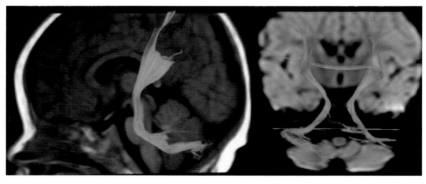

左侧面观　　　　　　　　　　后面观

■ 皮质小脑束

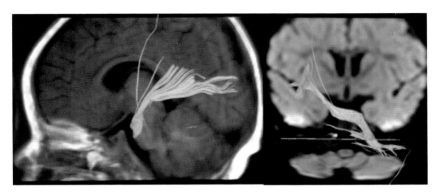

左侧面观   后面观

交叉的皮质小脑束

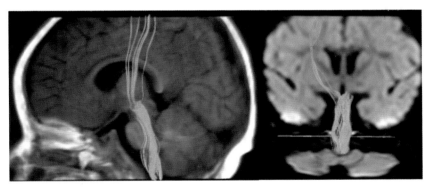

左侧面观   后面观

脊髓丘脑束

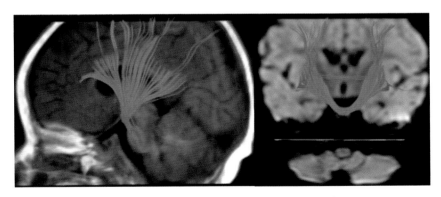

左侧面观   后面观

胼胝体侧束

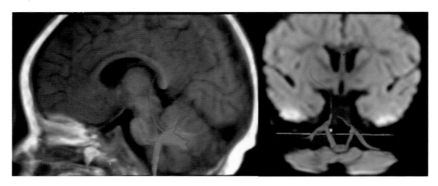

左侧面观 后面观

■ 脊髓小脑束

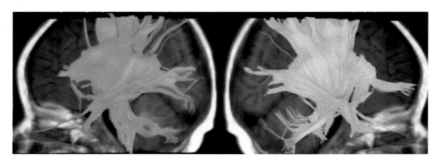

左侧面观 右侧面观

■ 左侧内囊走行纤维 ■ 右侧内囊走行纤维

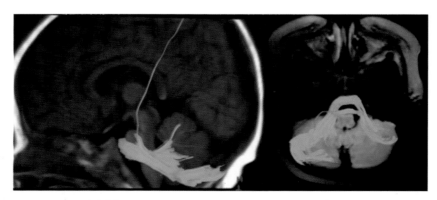

左侧面观 上面观

■ 小脑中脚

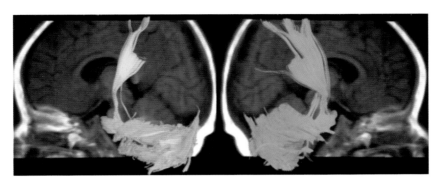

左侧面观 右侧面观

■ 左侧小脑半球纤维束 ■ 右侧小脑半球纤维束

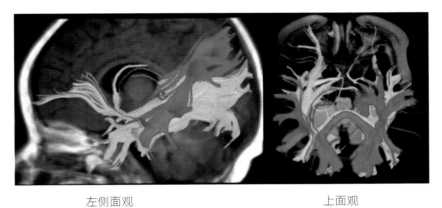

左侧面观 上面观

■ 枕叶联络纤维 ■ 顶叶联络纤维

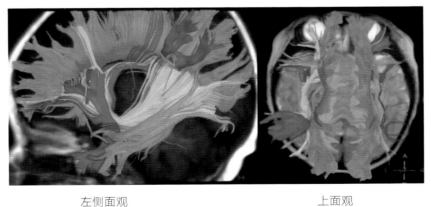

左侧面观 上面观

	Name	Lines	Voxels	FA	ADC [10⁻³mm²/s]	Length [mm]
Fiber Statistics	ROI Statistics	Current Voxel				
	1 py	7396	5848	0.308±0.148	1.212±0.469	93.39±36.69
	1 pzt	24933	13551	0.306±0.145	1.170±0.410	76.39±29.73
	1 ql	1213	1933	0.306±0.145	1.493±0.694	58.85±24.72
	1 qlh	207	891	0.336±0.141	1.221±0.506	78.15±31.00
	1 qlh2	320	787	0.310±0.116	1.213±0.387	43.20±21.05
	2 gs1	1028	964	0.258±0.088	1.033±0.138	46.92±19.53
	2 gs2	1251	881	0.249±0.092	1.025±0.138	52.72±19.21
	2 gzs1	923	729	0.261±0.106	1.024±0.096	42.21±15.61
	2 gzs2	14	205	0.295±0.084	1.067±0.081	58.86±24.76
	2 kd	1210	1191	0.266±0.105	1.050±0.122	47.91±19.30
	2 xezs1	425	1323	0.319±0.122	1.053±0.145	78.41±25.39
	2 xezs2	224	902	0.323±0.112	1.141±0.245	85.52±33.24
	2 xzs1	228	1322	0.330±0.140	1.179±0.319	110.83±44.85
	2 xzs2	87	745	0.306±0.114	1.231±0.381	108.05±41.95
	3 jc-pxn	415	1013	0.330±0.141	1.016±0.428	79.81±25.16
	3 jj	469	1232	0.341±0.132	1.054±0.500	38.21±25.10
	3 jq	242	679	0.336±0.131	1.056±0.529	48.93±11.40
	3 jxn	338	441	0.310±0.106	0.986±0.438	38.41±9.52
	3 pc1	374	1209	0.363±0.133	0.984±0.297	87.80±20.09

	Name	Lines	Voxels	FA	ADC [10⁻³mm²/s]	Length [mm]
Fiber Statistics	ROI Statistics	Current Voxel				
	3 pc2	152	860	0.371±0.127	1.044±0.400	88.10±11.88
	3 pczh1	801	668	0.281±0.102	1.032±0.486	56.46±30.45
	3 pczh2	571	505	0.305±0.102	0.961±0.393	40.94±15.07
	3 pj1	132	365	0.410±0.165	1.110±0.551	84.24±12.62
	3 pj2	127	403	0.419±0.141	1.021±0.308	90.91±4.04
	3 pxn1	267	867	0.332±0.151	0.934±0.336	80.73±21.68
	3 pxn2	227	1091	0.371±0.161	0.955±0.239	104.02±17.28
	3 ql	150	1560	0.376±0.134	1.060±0.338	107.30±32.33
	3 ts	1430	6211	0.347±0.138	1.044±0.420	65.93±30.39
	3 ts2	15019	8985	0.314±0.137	1.104±0.459	56.31±28.65
	3 ts3	12460	8601	0.318±0.141	1.131±0.454	53.32±29.08
	4 hm1	334	341	0.265±0.137	1.070±0.258	25.62±11.71
	4 hm2	502	541	0.270±0.139	1.116±0.319	29.44±18.89
	4 rtt	353	875	0.296±0.128	1.485±0.687	37.74±28.39
	4 sfs1	60	308	0.350±0.153	1.019±0.222	39.00±25.21
	4 ssj1	137	658	0.321±0.121	1.209±0.547	57.00±23.13
	4 ssj2	121	705	0.336±0.125	1.214±0.572	60.53±23.42
	4 xn1	17683	5957	0.329±0.173	1.019±0.607	39.66±25.48
	4 xn2	21113	7272	0.314±0.140	0.931±0.402	37.72±17.49
	4 xnzj	2395	1725	0.310±0.143	1.091±0.766	69.53±23.18

7 个月磁共振 DTI 神经纤维束根数、FA 值

八、8 个月 DTI 成像分析

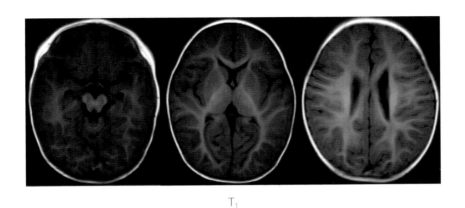

T₁

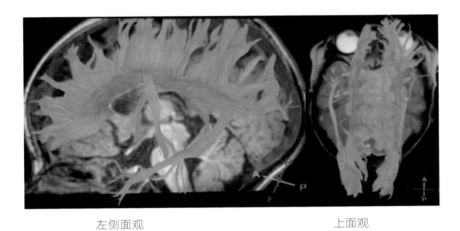

左侧面观　　　　　　　　　　　上面观

■ 胼胝体

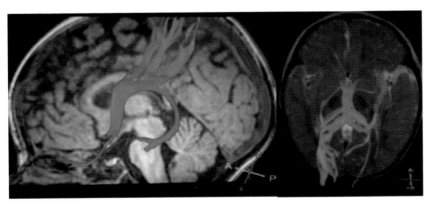

左侧面观　　　　　　　　　　　上面观

■ 穹窿联合

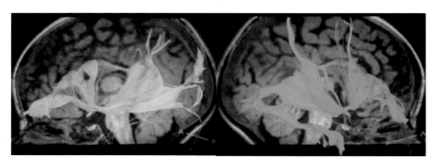

左侧面观 右侧面观

■ 左侧下额枕束 ■ 右侧下额枕束

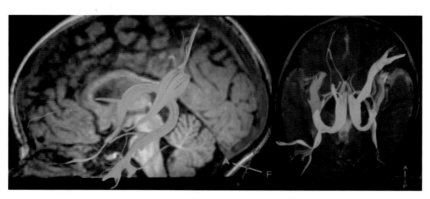

左侧面观 上面观

■ 上额枕束

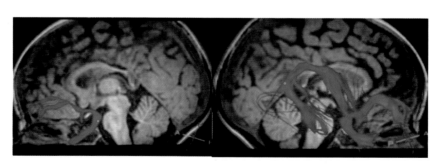

左侧面观 右侧面观

■ 钩束 ■ 弓状束

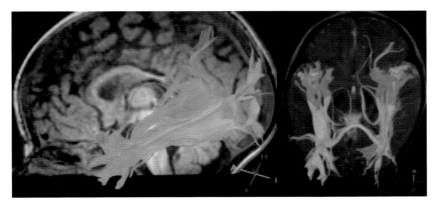

左侧面观　　　　　　　　　　上面观

■ 下纵束

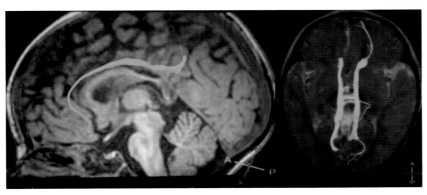

左侧面观　　　　　　　　　　上面观

■ 扣带束

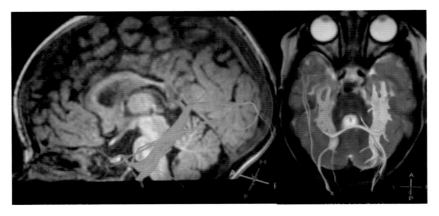

左侧面观　　　　　　　　　　上面观

■ 左侧海马纤维束　■ 右侧海马纤维束

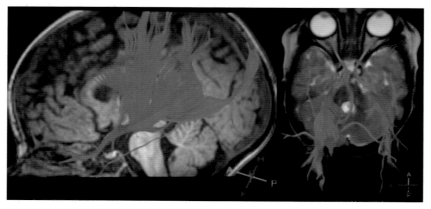

左侧面观　　　　　　　　　　上面观

■ 视神经

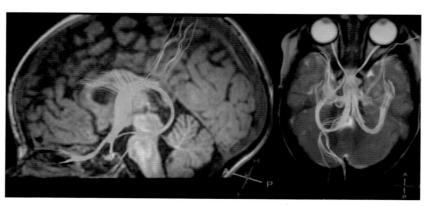

左侧面观　　　　　　　　　　上面观

■ 乳头体

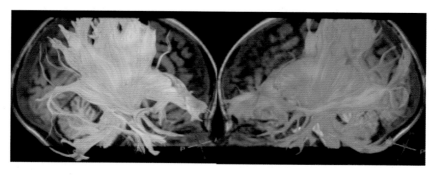

左侧面观　　　　　　　　　　右侧面观

■ 左侧内囊走行纤维　■ 右侧内囊走行纤维

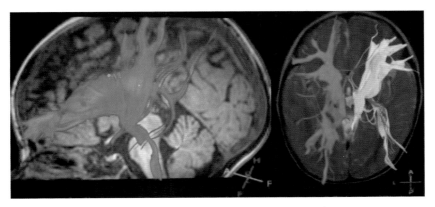

| 左侧面观 | 上面观 |

■■ 丘脑前辐射

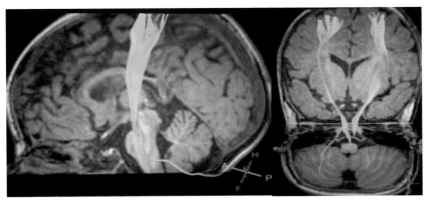

| 左侧面观 | 后面观 |

■ 皮质脊髓束

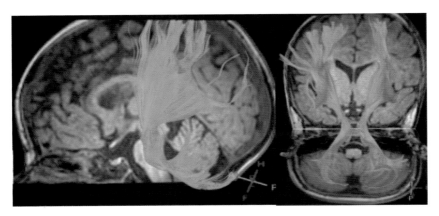

| 左侧面观 | 后面观 |

■ 皮质小脑束

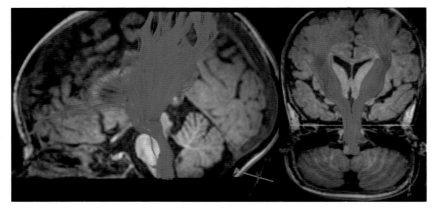

左侧面观　　　　　后面观

■ 胼胝体侧束

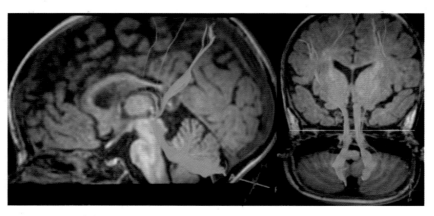

左侧面观　　　　　后面观

■ 皮质齿状核束

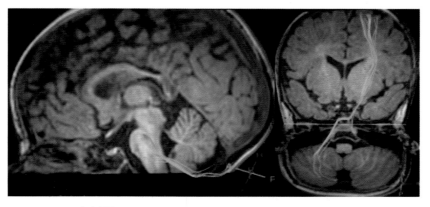

左侧面观　　　　　后面观

■ 交叉的皮质小脑束

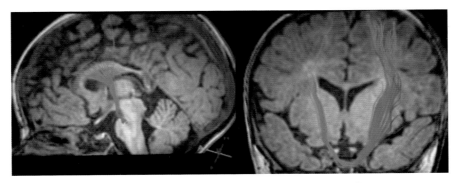

左侧面观　　　　　　　　　后面观
■ 桥连纤维

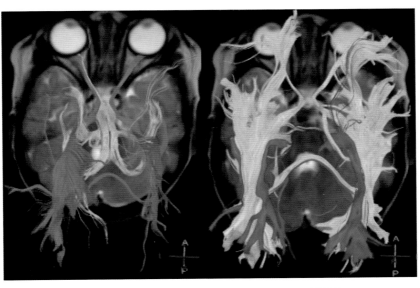

上面观　　　　　　　　　　上面观
■ 视神经　■ 乳头体　■ 枕叶联络纤维　■ 顶叶联络纤维

	Name	Lines	Voxels	FA	ADC [10⁻³mm²/s]	Length [mm]
	1 pzt	19868	22177	0.333±0.155	1.099±0.360	73.50±28.44
	1 pzt2	1171	2105	0.305±0.126	1.141±0.487	66.90±21.02
	1 pzt3	471	891	0.308±0.113	1.162±0.453	41.34±17.40
	1 ql	3321	4704	0.308±0.130	1.377±0.653	55.77±26.14
	2 gs1	331	770	0.290±0.100	1.002±0.090	51.85±19.96
	2 gs2	1676	1981	0.301±0.110	1.028±0.229	52.25±21.98
	2 gzs2	674	1895	0.310±0.105	0.973±0.095	86.27±19.07
	2 kd	1343	1373	0.303±0.125	1.017±0.159	52.81±19.15
	2 sezs1	1484	2646	0.310±0.132	1.190±0.494	106.67±20.79
	2 sezs2	411	1780	0.319±0.115	1.050±0.332	122.34±25.21
	2 xezs1	1775	3945	0.337±0.117	0.992±0.130	120.48±24.72
	2 xezs2	1904	4869	0.340±0.124	1.034±0.256	126.78±43.46
	2 xzs1	5106	7522	0.336±0.130	1.072±0.271	102.61±34.07
	2 xzs2	4204	6247	0.327±0.132	1.086±0.315	90.17±27.16
	3 eq1	7393	6173	0.322±0.131	1.011±0.265	65.42±31.08
	3 eq2	5461	4582	0.338±0.133	0.990±0.303	82.32±22.11
	3 jc-pxn	22	871	0.428±0.163	0.917±0.134	139.04±14.25
	3 pc1	727	4872	0.367±0.139	0.966±0.259	100.66±19.38
	3 pc2	576	4768	0.372±0.137	0.949±0.187	100.91±16.96
	3 pczh1	996	1200	0.278±0.112	1.083±0.555	47.20±19.91
	3 pczh2	1002	1846	0.337±0.147	1.035±0.463	46.21±16.69
	3 pj1	207	995	0.412±0.149	0.969±0.218	97.41±10.02
	3 pj2	209	1163	0.467±0.159	0.940±0.155	91.77±4.08
	3 pxn1	1075	4388	0.377±0.165	0.947±0.273	110.88±30.10
	3 pxn2	1114	3697	0.393±0.167	0.954±0.254	119.67±16.12

	Name	Lines	Voxels	FA	ADC [10⁻³mm²/s]	Length [mm]
	2 sezs1	1484	2646	0.310±0.132	1.190±0.494	106.67±20.79
	2 sezs2	411	1780	0.319±0.115	1.050±0.332	122.34±25.21
	2 xezs1	1775	3945	0.337±0.117	0.992±0.130	120.48±24.72
	2 xezs2	1904	4869	0.340±0.124	1.034±0.256	126.78±43.46
	2 xzs1	5106	7522	0.336±0.130	1.072±0.271	102.61±34.07
	2 xzs2	4204	6247	0.327±0.132	1.086±0.315	90.17±27.16
	3 eq1	7393	6173	0.322±0.131	1.011±0.265	65.42±31.08
	3 eq2	5461	4582	0.338±0.133	0.990±0.303	82.32±22.11
	3 jc-pxn	22	871	0.428±0.163	0.917±0.134	139.04±14.25
	3 pc1	727	4872	0.367±0.139	0.966±0.259	100.66±19.38
	3 pc2	576	4768	0.372±0.137	0.949±0.187	100.91±16.96
	3 pczh1	996	1200	0.278±0.112	1.083±0.555	47.20±19.91
	3 pczh2	1002	1846	0.337±0.147	1.035±0.463	46.21±16.69
	3 pj1	207	995	0.412±0.149	0.969±0.218	97.41±10.02
	3 pj2	209	1163	0.467±0.159	0.940±0.155	91.77±4.08
	3 pxn1	1075	4388	0.377±0.165	0.947±0.273	110.88±30.10
	3 pxn2	1114	3697	0.393±0.167	0.954±0.254	119.67±16.12
	3 ql	36	1376	0.422±0.146	1.028±0.297	141.77±24.95
	3 ts	2246	16233	0.363±0.149	1.007±0.377	74.43±35.74
	3 ts2	20429	20844	0.326±0.143	1.047±0.392	71.46±35.04
	3 ts3	20043	18458	0.329±0.143	1.035±0.375	72.85±32.49
	4 hm1	1743	1729	0.283±0.126	1.134±0.364	34.27±17.77
	4 hm2	2548	2238	0.254±0.115	1.119±0.330	32.75±23.71
	4 rtt	971	3303	0.309±0.130	1.337±0.631	40.73±28.37
	4 ssj	1876	6627	0.375±0.149	1.103±0.492	88.98±39.87

8 个月磁共振 DTI 神经纤维束根数、FA 值

九、9 个月 DTI 成像分析

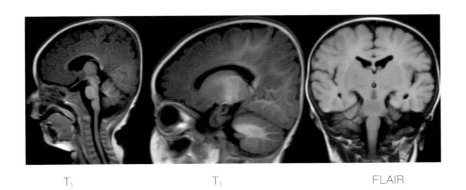

T₁ T₁ FLAIR

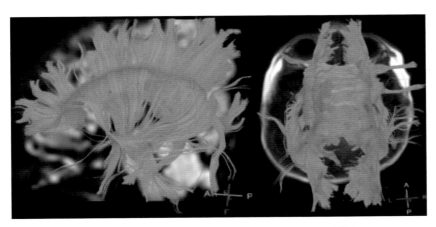

左侧面观 上面观

■ 胼胝体

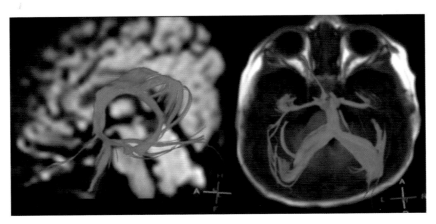

左侧面观 上面观

■ 穹窿联合

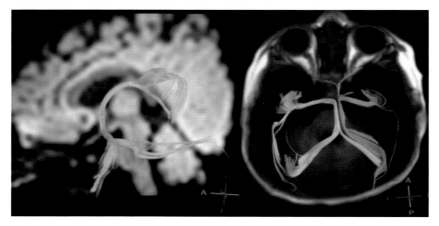

左侧面观　　　　　　　　　　　　上面观

■ 前联合

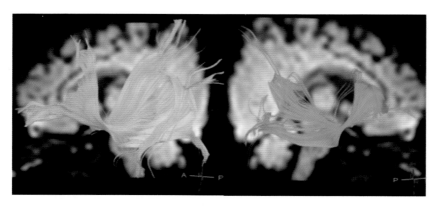

左侧面观　　　　　　　　　　　　右侧面观

■ 右侧下额枕束　■ 左侧下额枕束

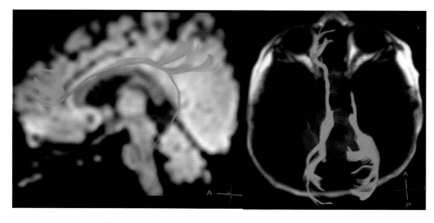

左侧面观　　　　　　　　　　　　上面观

■ 扣带束

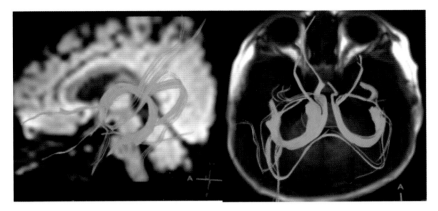

左侧面观 　　　　　　　　　　　上面观

■ 上额枕束

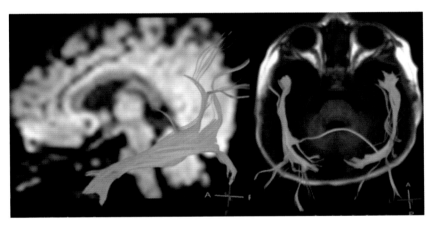

左侧面观 　　　　　　　　　　　上面观

■ 下纵束

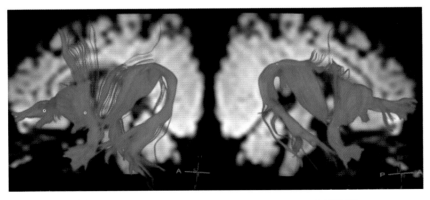

左侧面观 　　　　　　　　　　　右侧面观

■ 钩束 ■ 弓状束

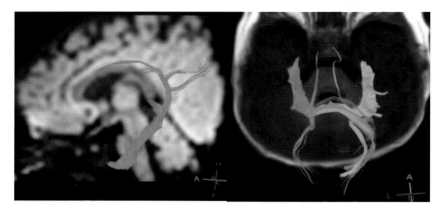

左侧面观　　　　　　　　　　上面观

■ 左侧海马纤维束　■ 右侧海马纤维束

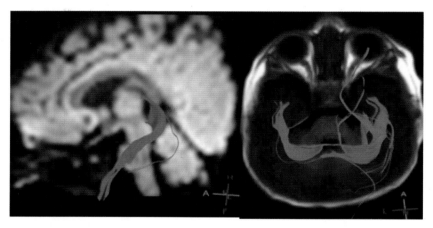

左侧面观　　　　　　　　　　上面观

■ 颞叶丘脑束

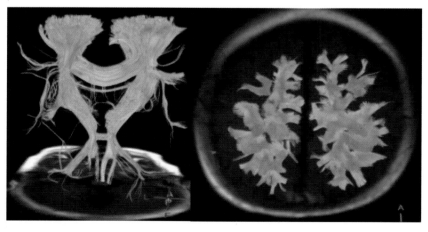

后面观　　　　　　　　　　上面观

■ 弓状纤维

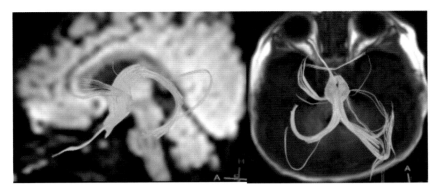

左侧面观　　　　　　　　　　　上面观

▤ 乳头体纤维束

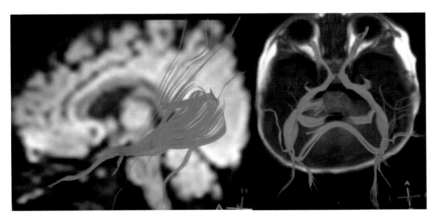

左侧面观　　　　　　　　　　　上面观

■ 视神经、视束

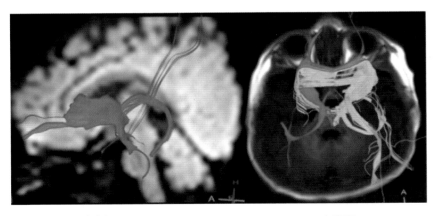

左侧面观　　　　　　　　　　　上面观

▦ 丘脑前辐射

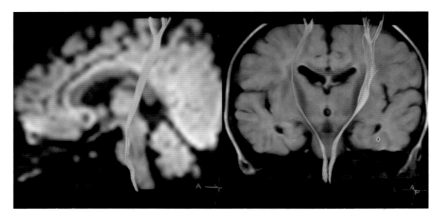

左侧面观　　　　　　　　　　　后面观

■ 皮质脊髓束

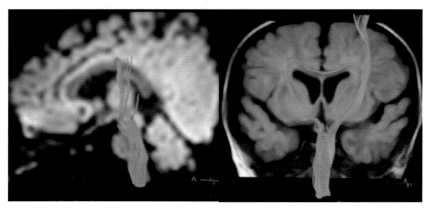

左侧面观　　　　　　　　　　　后面观

■ 脊髓丘脑束

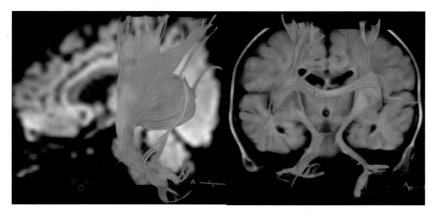

左侧面观　　　　　　　　　　　后面观

■ 皮质小脑束

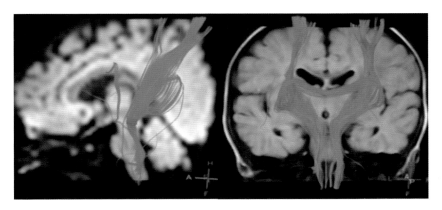

左侧面观   后面观

■ 胼胝体侧束

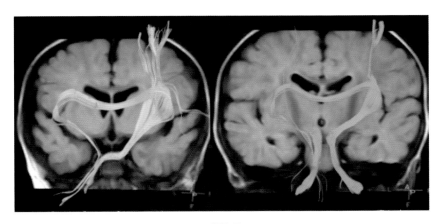

后面观

■ 交叉的皮质小脑束 ■ 皮质齿状核束

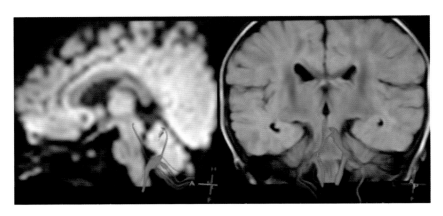

左侧面观   后面观

■ 脊髓小脑束

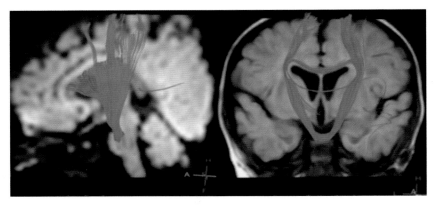

左侧面观　　　　　　　　　　　　后面观

■ 桥连纤维

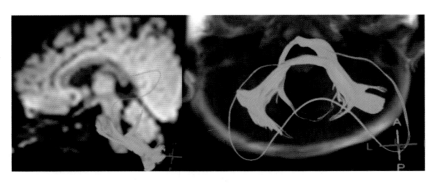

左侧面观　　　　　　　　　　　　上面观

■ 小脑中脚

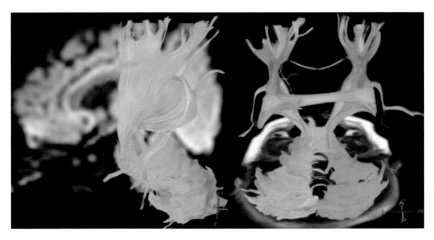

左侧面观　　　　　　　　　　　　后面观

■ 左侧小脑纤维束　■ 右侧小脑纤维束

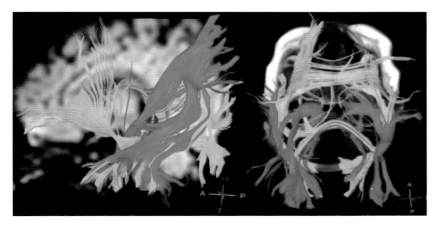

左侧面观   上面观

■ 枕叶联络纤维 ■ 顶叶联络纤维

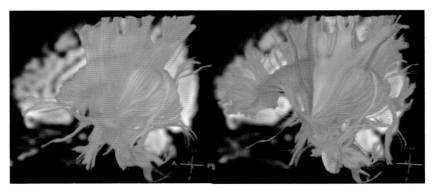

左侧面观   左侧面观

■ 左侧投射纤维 ■ 桥连纤维 ■ 皮质脊髓束 ■ 皮质小脑束

■ 脊髓小脑束 ■ 皮质齿状核束

Name	Lines	Voxels	FA	ADC [10⁻³mm²/s]	Length [mm]
1 pzt	19995	31000	0.320±0.147	1.221±0.441	73.03±40.66
1 ql	3394	4334	0.290±0.123	1.685±0.741	53.06±30.06
1 qlh1	270	1210	0.301±0.118	1.567±0.700	93.95±18.10
1 qlh2	113	830	0.295±0.107	1.464±0.671	66.84±25.01
2 gs1	2550	2159	0.274±0.100	1.116±0.175	49.88±15.30
2 gs2	4723	2658	0.269±0.101	1.095±0.155	59.90±16.94
2 gzs1	830	3279	0.327±0.126	1.162±0.428	93.65±28.83
2 gzs2	1019	2733	0.308±0.124	1.122±0.275	77.20±28.56
2 kd	746	1684	0.274±0.096	1.098±0.107	55.30±21.49
2 sezs1	1841	2356	0.309±0.124	1.389±0.557	65.98±26.95
2 sezs2	846	1202	0.294±0.108	1.290±0.469	65.52±20.28
2 xezs1	2359	4820	0.328±0.131	1.154±0.278	94.86±22.70
2 xezs2	1368	3472	0.346±0.146	1.155±0.306	84.09±23.17
2 xzs1	723	1938	0.295±0.121	1.247±0.418	72.08±20.50
2 xzs2	847	1687	0.276±0.091	1.170±0.287	71.24±18.10
3 eq1	2576	2031	0.302±0.136	1.174±0.393	37.51±20.23
3 eq2	3604	3640	0.309±0.136	1.198±0.429	37.80±24.46
3 jc-pxn	167	2141	0.424±0.163	1.111±0.332	137.52±50.43
3 jj	1687	4398	0.358±0.154	1.173±0.631	37.36±31.02
3 jq	710	1798	0.371±0.151	1.072±0.428	49.87±24.65
3 jxn	496	872	0.284±0.111	1.058±0.518	33.88±9.63
3 pc1	375	2564	0.379±0.154	1.087±0.410	93.55±29.34
3 pc2	321	2387	0.381±0.149	1.074±0.292	103.12±31.00
3 pczh1	427	516	0.291±0.135	1.242±0.683	34.80±9.74

Name	Lines	Voxels	FA	ADC [10⁻³mm²/s]	Length [mm]
3 pczh2	434	1346	0.366±0.162	1.168±0.453	69.44±53.19
3 pj1	58	353	0.405±0.157	1.308±0.855	99.87±25.18
3 pj2	44	574	0.415±0.161	1.207±0.609	83.67±37.96
3 pxn1	982	4942	0.388±0.166	1.089±0.372	120.26±49.11
3 pxn2	634	3075	0.403±0.176	1.053±0.325	163.59±71.49
3 ql	297	3252	0.402±0.152	1.129±0.291	142.37±32.61
3 ts	1795	13680	0.368±0.154	1.141±0.459	79.91±52.48
3 ts2	22216	23353	0.330±0.147	1.236±0.530	65.63±38.67
3 ts3	22379	20444	0.328±0.147	1.212±0.509	65.15±37.98
4 hm1	1038	1803	0.291±0.139	1.197±0.338	38.51±26.46
4 hm2	1203	1114	0.274±0.125	1.291±0.519	39.34±18.73
4 nq1	740	826	0.305±0.130	1.230±0.434	48.01±10.07
4 nq2	2742	2101	0.287±0.114	1.287±0.537	48.80±18.06
4 rtt	1331	2792	0.298±0.122	1.675±0.731	33.47±27.32
4 sfs1	125	359	0.322±0.116	1.006±0.174	73.20±9.81
4 sfs2	471	635	0.307±0.099	1.019±0.151	67.87±4.36
4 ssj1	584	2217	0.353±0.146	1.222±0.488	74.52±25.27
4 ssj2	1069	3254	0.360±0.165	1.307±0.609	91.01±53.93
4 xn1	34811	15443	0.309±0.154	1.065±0.445	36.23±28.45
4 xn2	22211	10300	0.313±0.165	1.039±0.427	41.22±39.85
4 xnzj	4345	2657	0.343±0.168	0.973±0.428	68.80±19.38
4 zn1	1700	7868	0.331±0.139	1.149±0.333	89.16±19.08
4 zn2	7721	10207	0.304±0.133	1.239±0.425	88.73±28.03
6 g1	9555	27672	0.319±0.145	1.096±0.306	51.15±36.06

9 个月磁共振 DTI 神经纤维束根数、FA 值

十、11 个月 DTI 成像分析

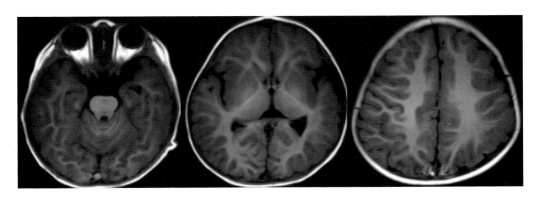

T₁

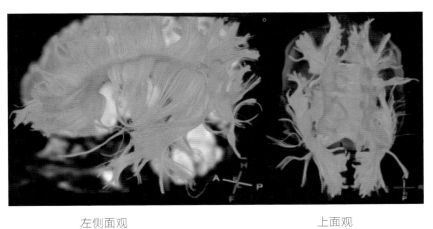

左侧面观　　　　　　　　　　　上面观

■ 胼胝体

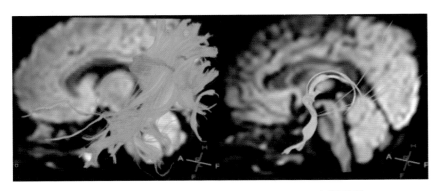

左侧面观　　　　　　　　　　　左侧面观

■ 胼胝体压部纤维束　■ 前联合

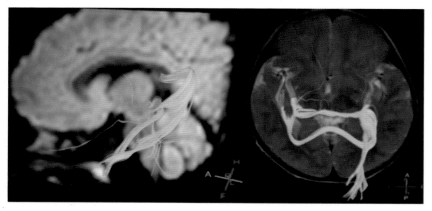

左侧面观　　　　　　　　　　上面观

■ 后联合

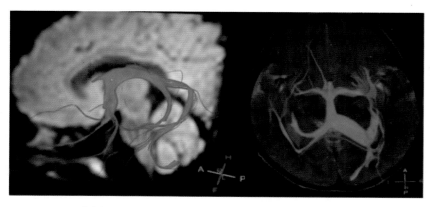

左侧面观　　　　　　　　　　上面观

■ 穹窿联合

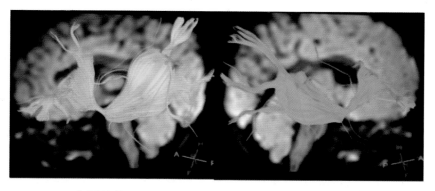

左侧面观　　　　　　　　　　右侧面观

■ 左侧下额枕束　■ 右侧下额枕束

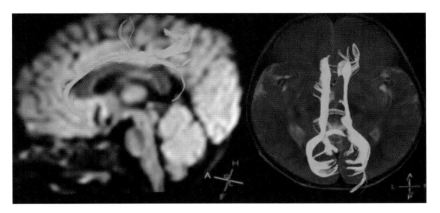

左侧面观   上面观
■ 扣带束

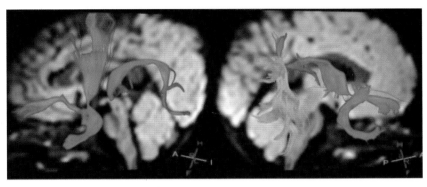

左侧面观   右侧面观
■ 弓状束

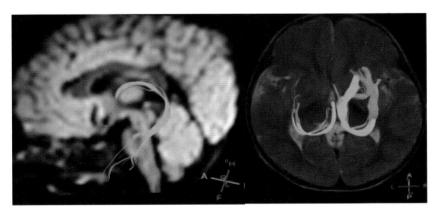

左侧面观   上面观
■ 上额枕束

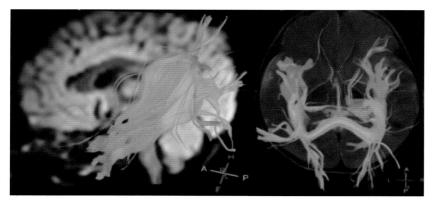

左侧面观 上面观

■ 下纵束

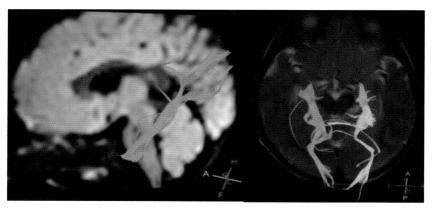

左侧面观 上面观

■ 左侧海马纤维束 ■ 右侧海马纤维束

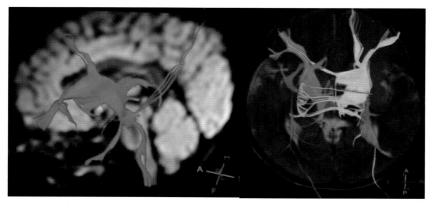

左侧面观 上面观

■ 丘脑前辐射

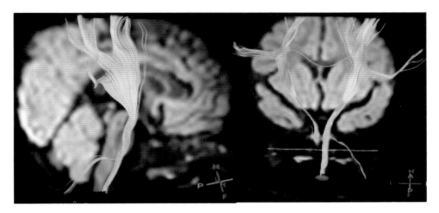

右侧面观　　　　　　　　　　后面观

■ 皮质脊髓束

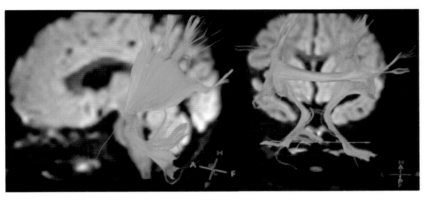

左侧面观　　　　　　　　　　后面观

■ 皮质小脑束

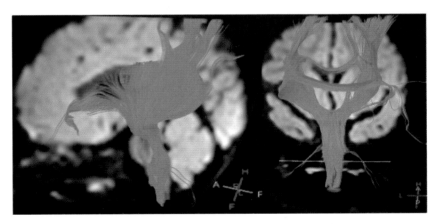

左侧面观　　　　　　　　　　后面观

■ 胼胝体侧束

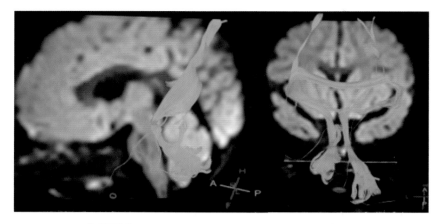

左侧面观   后面观

■ 皮质齿状核束

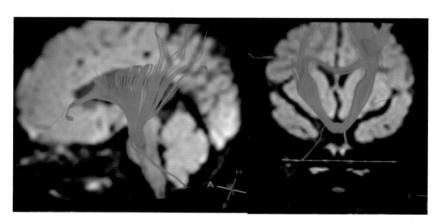

左侧面观   后面观

■ 胼桥连纤维

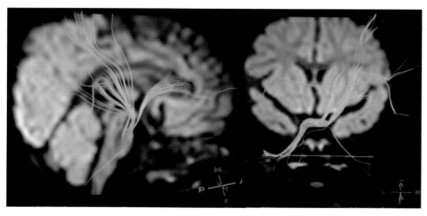

左侧面观   后面观

■ 交叉的皮质小脑束

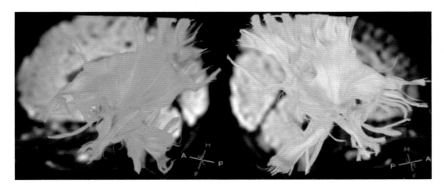

左侧面观　　　　　　　　　　右侧面观

■ 左侧内囊走行纤维 ■ 右侧内囊走行纤维

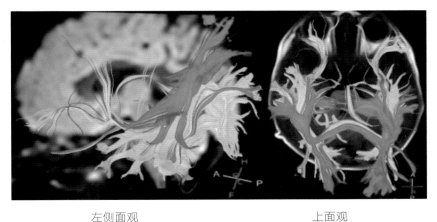

左侧面观　　　　　　　　　　上面观

■ 枕叶联络纤维 ■ 顶叶联络纤维

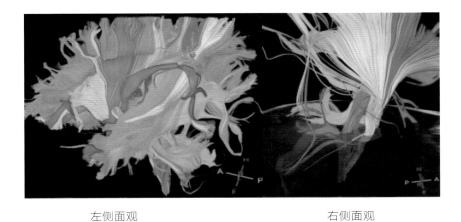

左侧面观　　　　　　　　　　右侧面观

■ 交叉的皮质小脑束 ■ 皮质脊髓束 ■ 皮质小脑束 ■ 皮质齿状核束 ■ 胼胝体侧束

■ 丘脑前辐射 ■ 脊髓小脑束 ■ 胼胝体 ■ 穹窿联合 ■ 左侧下额枕束 ■ 右侧下额枕束

Name	Lines	Voxels	FA	ADC [10⁻³mm²/s]	Length [mm]
1 hlh	653	3603	0.424±0.176	1.012±0.291	129.27±78.74
1 py	12923	24646	0.375±0.182	1.045±0.397	113.50±52.29
1 pzt	16507	41408	0.376±0.175	1.027±0.358	88.65±42.01
1 ql	3884	5299	0.318±0.150	1.499±0.784	59.14±29.14
1 qlh	611	1429	0.325±0.130	1.152±0.602	53.06±19.07
1 qlh2	209	656	0.303±0.128	1.162±0.487	38.08±19.34
2 gs1	1710	2045	0.312±0.109	0.973±0.139	60.16±22.95
2 gs2	2851	2009	0.294±0.124	0.970±0.165	55.94±14.84
2 gzs1	570	935	0.310±0.107	0.967±0.126	72.94±12.43
2 gzs2	678	771	0.357±0.115	0.922±0.070	56.83±10.81
2 gzs2.1	1495	1897	0.297±0.127	0.956±0.066	43.81±17.17
2 kd	1950	3130	0.310±0.130	0.935±0.087	59.63±23.99
2 sezs1	119	694	0.284±0.117	1.541±0.637	68.80±10.90
2 sezs2	836	1938	0.311±0.113	1.032±0.267	91.76±29.04
2 xezs1	2712	6869	0.392±0.175	0.998±0.245	129.04±48.99
2 xezs2	2689	6280	0.387±0.167	1.049±0.342	135.72±47.92
2 xzs1	3971	10549	0.383±0.178	1.082±0.424	140.30±59.65
2 xzs2	1960	5673	0.376±0.169	1.177±0.538	89.75±32.94
3 eq1	5663	5264	0.339±0.148	1.001±0.367	56.79±33.33
3 eq2	5527	4221	0.345±0.155	1.031±0.416	61.76±27.68
3 jc-pxn	53	1920	0.437±0.173	0.994±0.376	134.14±25.81
3 jq	561	2145	0.405±0.158	1.020±0.407	82.83±32.32
3 jxn	209	663	0.306±0.126	1.012±0.506	61.48±12.67

Name	Lines	Voxels	FA	ADC [10⁻³mm²/s]	Length [mm]
2 xzs2	1960	5673	0.376±0.169	1.177±0.538	89.75±32.94
3 eq1	5663	5264	0.339±0.148	1.001±0.367	56.79±33.33
3 eq2	5527	4221	0.345±0.155	1.031±0.416	61.76±27.68
3 jc-pxn	53	1920	0.437±0.173	0.994±0.376	134.14±25.81
3 jq	561	2145	0.405±0.158	1.020±0.407	82.83±32.32
3 jxn	209	663	0.306±0.126	1.012±0.506	61.48±12.67
3 pc1	1159	7120	0.417±0.170	0.974±0.324	108.04±27.67
3 pc2	440	4030	0.413±0.153	0.942±0.255	100.92±28.93
3 pczh1	2435	3045	0.397±0.185	0.966±0.331	97.05±56.76
3 pczh2	1022	1508	0.313±0.125	0.959±0.372	50.41±19.15
3 pj1	124	951	0.421±0.181	0.961±0.185	94.77±15.78
3 pj2	244	1728	0.433±0.169	1.023±0.464	113.81±15.58
3 pxn1	849	3768	0.405±0.188	0.952±0.311	112.02±41.83
3 pxn2	647	5019	0.445±0.184	0.968±0.301	151.66±71.09
3 ql	533	4223	0.423±0.169	1.020±0.396	127.41±48.41
3 ts	2481	19769	0.402±0.169	1.004±0.408	87.00±46.07
3 ts1	22317	26389	0.362±0.170	1.074±0.487	65.33±43.27
3 ts2	23415	27311	0.360±0.168	1.061±0.466	62.22±42.01
4 hm1	1172	1755	0.321±0.158	1.068±0.396	42.48±30.21
4 hm2	1007	1328	0.272±0.130	1.068±0.469	37.70±25.31
4 nq4	1404	3085	0.311±0.132	1.182±0.549	101.34±27.30
4 zn1	4581	12917	0.379±0.163	0.988±0.270	100.44±33.23
4 zn2	11495	15020	0.345±0.155	1.028±0.325	94.66±33.87

11 个月磁共振 DTI 神经纤维束根数、FA 值

十一、12 个月 DTI 成像分析

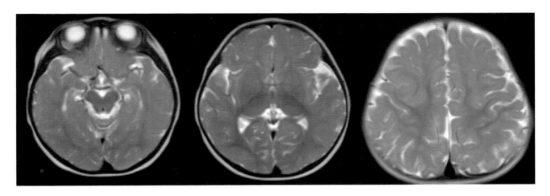

T₂

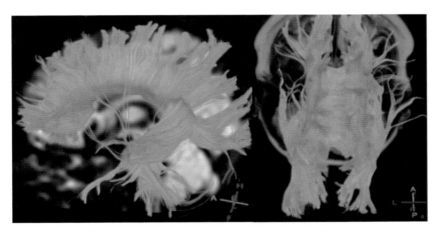

左侧面观 上面观

■ 胼胝体

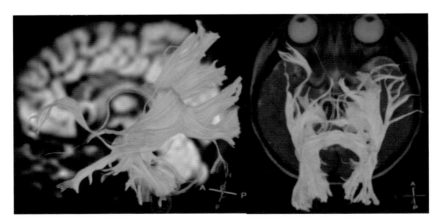

左侧面观 上面观

■ 胼胝体压部

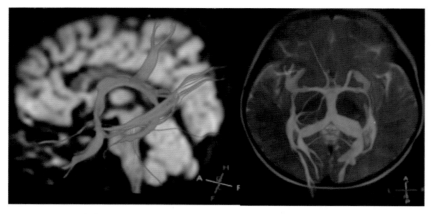

左侧面观　　　　　　　　　　　　上面观

■ 穹窿联合

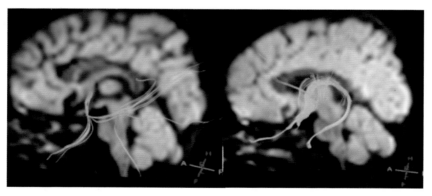

左侧面观　　　　　　　　　　　　左侧面观

■ 前联合　■ 乳头体

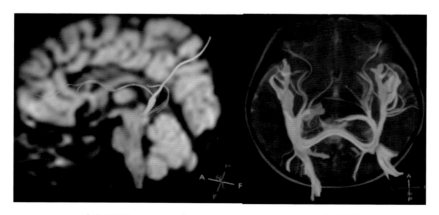

左侧面观　　　　　　　　　　　　上面观

■ 后联合　■ 下纵束

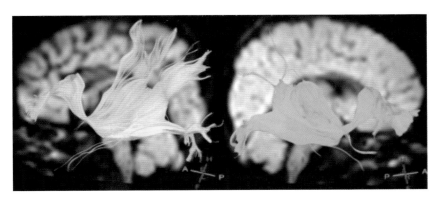

左侧面观 右侧面观

■ 左侧下额枕束 ■ 右侧下额枕束

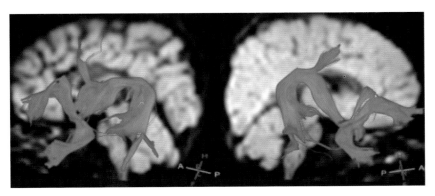

左侧面观 右侧面观

■ 弓状束

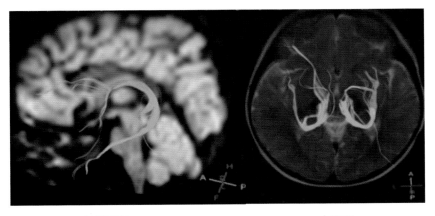

左侧面观 上面观

■ 上额枕束

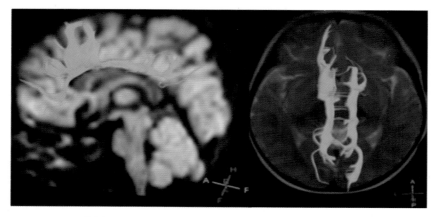

左侧面观　　　　　　　　　　上面观

■ 扣带束

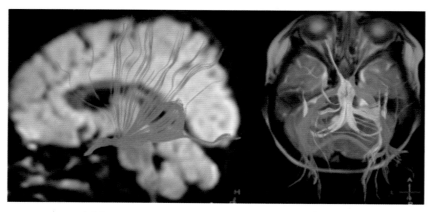

左侧面观　　　　　　　　　　上面观

■ 视神经　■ 乳头体

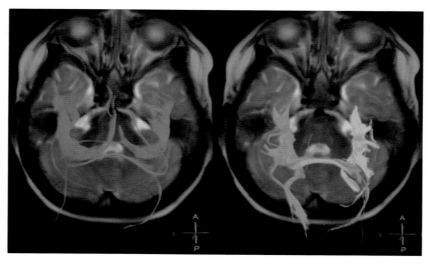

上面观　　　　　　　　　　上面观

■ 颞叶丘脑束　■ 左侧海马纤维束　■ 右侧海马纤维束

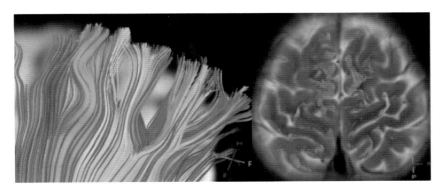

左侧面观　　　　　　　　　　上面观

■ 胼胝体　■ 皮质小脑束　■ 皮质齿状核束　■ 胼胝体侧束　■ 穹窿联合

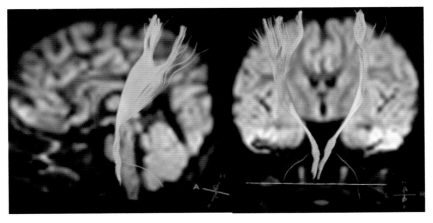

左侧面观　　　　　　　　　　后面观

■ 皮质脊髓束

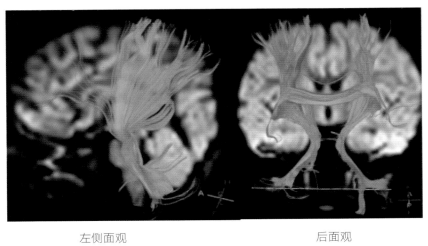

左侧面观　　　　　　　　　　后面观

■ 皮质小脑束

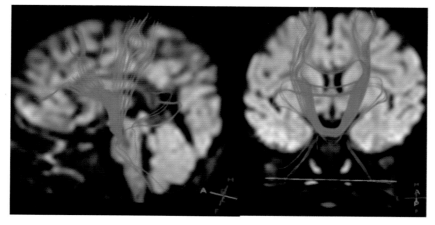

左侧面观　　　　　　　　　　　　后面观

■ 桥连纤维

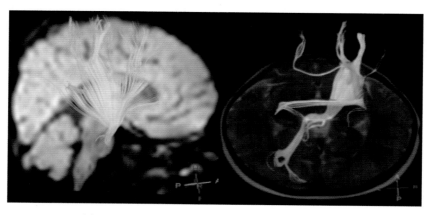

右侧面观　　　　　　　　　　　　上面观

■ 交叉的皮质小脑束

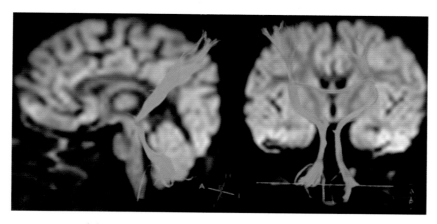

左侧面观　　　　　　　　　　　　后面观

■ 皮质齿状核束

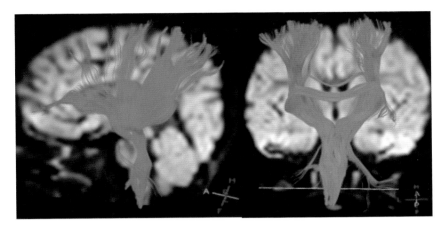

左侧面观　　　　　　　　　　后面观

■ 胼胝体侧束

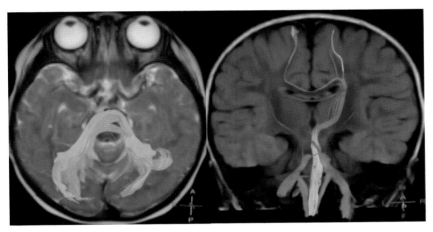

下面观　　　　　　　　　　后面观

■■ 小脑中脚 ▫ 脊髓丘脑束 ■ 脊髓小脑束辐射

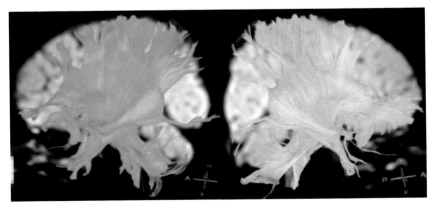

左侧面观　　　　　　　　　　右侧面观

■ 左侧内囊走行纤维 ▫ 右侧内囊走行纤维

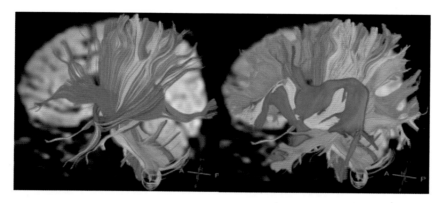

左侧面观　　　　　　　　左侧面观

■ 交叉的皮质小脑束　■ 皮质脊髓束　■ 皮质小脑束　■ 皮质齿状核束　■ 胼胝体侧束
■ 脊髓小脑束　■ 胼胝体　■ 前联合　■ 左侧下额枕束　■ 下纵束　■ 钩束　■ 弓状束

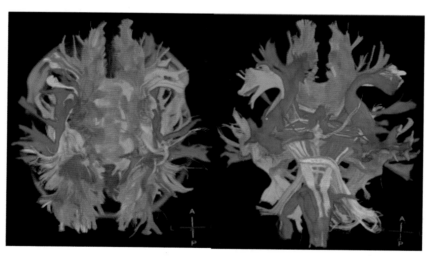

上面观　　　　　　　　前面观

■ 交叉的皮质小脑束　■ 皮质脊髓束　■ 皮质小脑束　■ 皮质齿状核束　■ 胼胝体侧束
■ 脊髓小脑束　■ 胼胝体　■ 穹窿联合　■ 前联合　■ 扣带束　■ 左侧下额枕束
■ 右侧下额枕束　■ 下纵束　■ 钩束　■ 弓状束

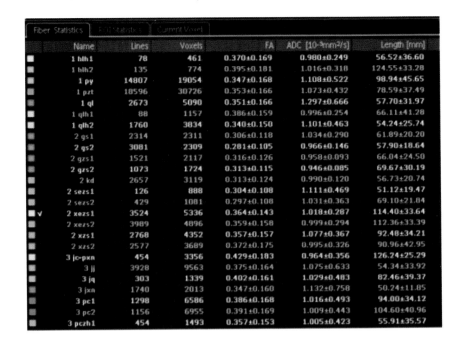

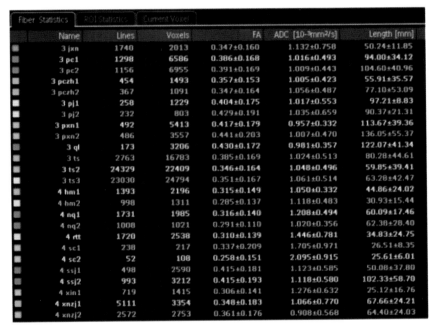

12 个月磁共振 DTI 神经纤维束根数、FA 值

第五节 幼儿期 DTI 成像分析

一、2 岁 DTI 神经纤维束成像分析

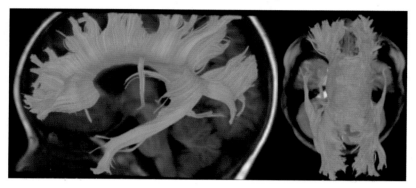

左侧面观   上面观

■ 胼胝体

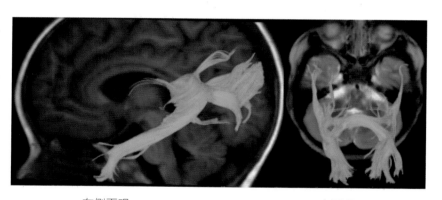

左侧面观   上面观

■ 胼胝体压部纤维束

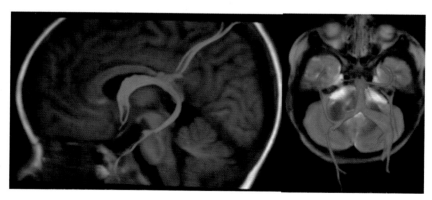

左侧面观   上面观

■ 穹窿联合

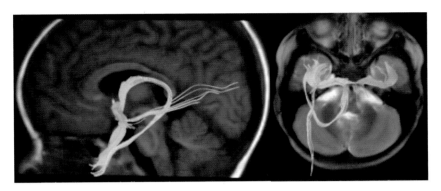

左侧面观 上面观

■ 乳头体

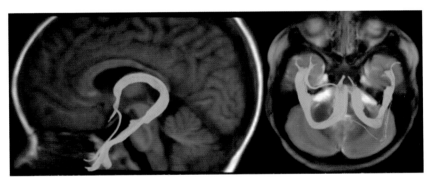

左侧面观 上面观

■ 上额枕束

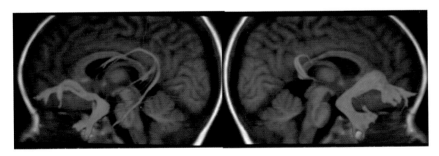

左侧面观 右侧面观

■ 钩束 ■ 弓状束

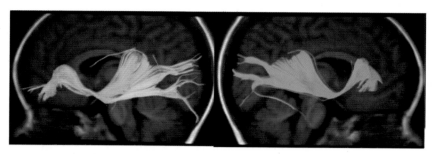

左侧面观　　　　　　　　右侧面观

■ 左侧下额枕束　■ 右侧下额枕束

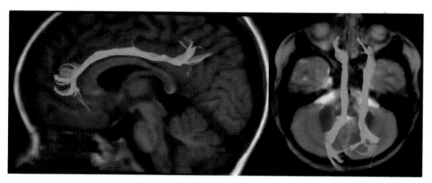

左侧面观　　　　　　　　上面观

■ 扣带束

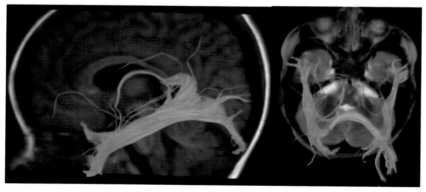

左侧面观　　　　　　　　上面观

■ 下纵束

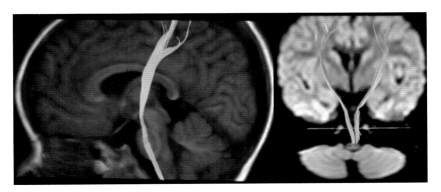

左侧面观　　　　　　　　　　后面观

■ 皮质脊髓束

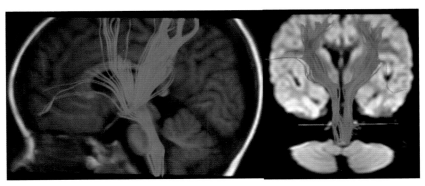

左侧面观　　　　　　　　　　后面观

■ 胼胝体侧束

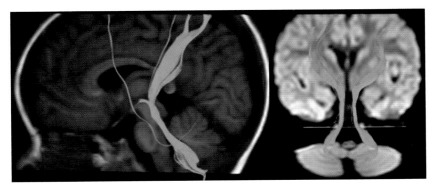

左侧面观　　　　　　　　　　后面观

■ 皮质齿状核束

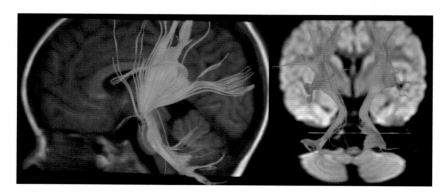

左侧面观　　　　　　　　后面观

■ 皮质小脑束

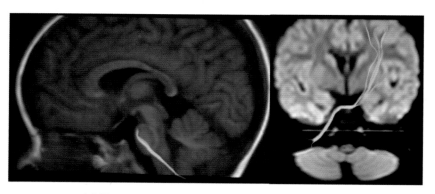

左侧面观　　　　　　　　后面观

■ 交叉的皮质小脑束

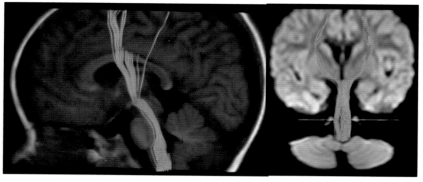

左侧面观　　　　　　　　后面观

■ 脊髓丘脑束

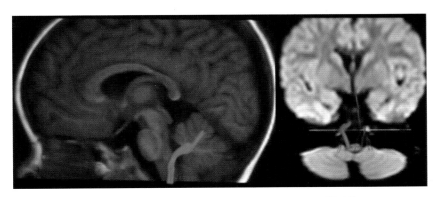

左侧面观   后面观

■ 脊髓小脑束

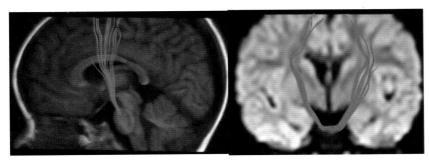

左侧面观   后面观

■ 胼胝体侧束

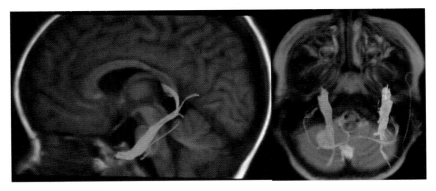

左侧面观   上面观

■ 左侧海马纤维束   ■ 右侧海马纤维束

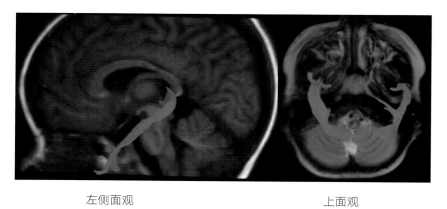

左侧面观　　　　　　　　上面观

■ 颞叶丘脑束

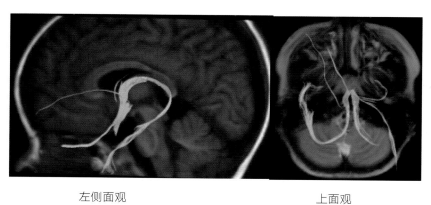

左侧面观　　　　　　　　上面观

■ 乳头体

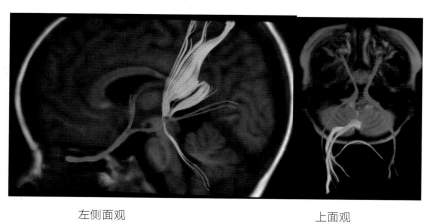

左侧面观　　　　　　　　上面观

■ 视辐射　■ 视神经

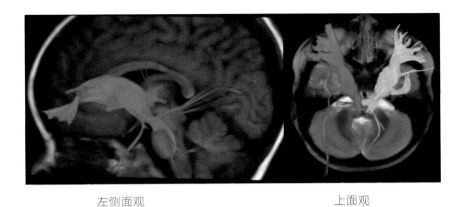

左侧面观 上面观

■■ 丘脑前辐射

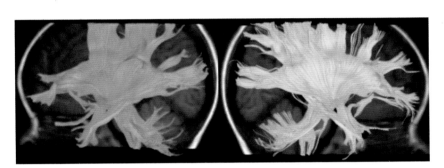

左侧面观 右侧面观

■ 左侧内囊走行纤维 ■ 右侧内囊走行纤维

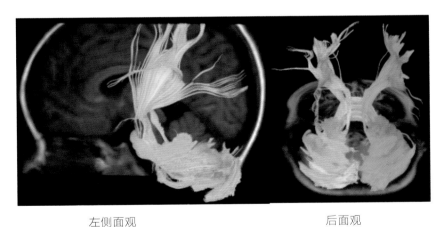

左侧面观 后面观

■ 左侧小脑纤维束 ■ 右侧小脑纤维束

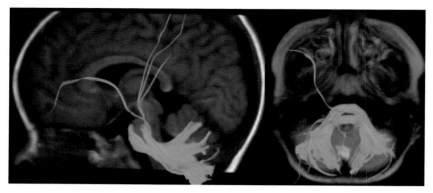

左侧面观　　　　　　　　　　上面观

■ 小脑中脚

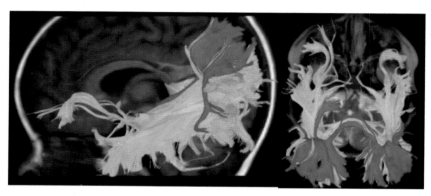

左侧面观　　　　　　　　　　上面观

■ 枕叶联络纤维　■ 顶叶联络纤维

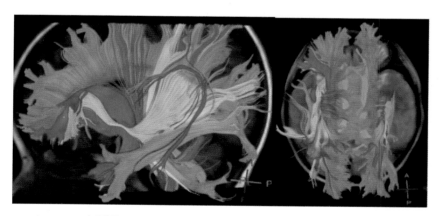

左侧面观　　　　　　　　　　上面观

■ 胼胝体 ■ 皮质脊髓束 ■ 皮质小脑束 ■ 皮质齿状核束 ■ 胼胝体侧束 ■ 丘脑前辐射 ■ 钩束
■ 脊髓小脑束 ■ 穹窿联合 ■ 桥连纤维 ■ 弓状束 ■ 扣带束 ■ 左侧下额枕束 ■ 下纵束

Fiber Statistics	ROI Statistics	Current Voxel			
	Name	Lines	Voxels	FA	ADC [10⁻³mm²/s]	Length [mm]

Name	Lines	Voxels	FA	ADC [10⁻³mm²/s]	Length [mm]
1 py	6087	4344	0.346±0.187	1.098±0.525	99.07±42.66
1 pzt	25175	12979	0.347±0.178	1.028±0.446	85.72±32.83
1 ql	1046	1435	0.316±0.152	1.506±0.787	54.80±26.47
1 qlh1	448	789	0.312±0.117	1.038±0.397	53.60±38.09
1 qlh2	274	302	0.299±0.117	1.018±0.314	43.89±19.07
2 gs1	670	853	0.315±0.115	0.930±0.107	58.26±21.87
2 gs2	2018	1385	0.275±0.113	0.925±0.139	77.90±20.82
2 gzs1	15	351	0.369±0.122	0.906±0.094	106.57±22.44
2 gzs2	27	158	0.223±0.096	0.884±0.049	56.17±12.97
2 kd	1168	1152	0.295±0.125	0.905±0.072	72.79±17.48
2 sezs1	786	845	0.297±0.133	1.279±0.576	109.82±36.53
2 sezs2	804	618	0.280±0.108	1.181±0.529	81.02±22.40
2 xezs1	551	1463	0.341±0.127	0.925±0.138	116.78±25.92
2 xezs2	319	987	0.352±0.122	0.917±0.147	109.00±25.82
2 xzs1	2115	2313	0.365±0.171	1.091±0.464	122.17±37.42
2 xzs2	826	1398	0.337±0.139	1.152±0.489	82.56±24.62
3 eq1	2791	1594	0.315±0.145	0.906±0.218	61.87±28.87
3 eq2	2605	1393	0.303±0.135	0.932±0.312	49.84±25.20
3 jc-pxn	8	263	0.477±0.174	0.922±0.408	132.50±11.09
3 jj	938	2284	0.385±0.152	0.997±0.518	49.53±33.10
3 jq	519	1047	0.394±0.156	0.959±0.458	63.44±23.33
3 jxn	137	249	0.325±0.121	1.052±0.569	39.50±9.23
3 pc1	262	1575	0.406±0.147	0.885±0.205	106.72±17.16
3 pc2	352	1619	0.385±0.148	0.953±0.436	100.52±20.52

Name	Lines	Voxels	FA	ADC [10⁻³mm²/s]	Length [mm]
3 pczh1	213	653	0.344±0.144	0.970±0.444	103.02±34.21
3 pczh2	482	682	0.344±0.127	0.948±0.434	115.99±36.78
3 pj1	63	290	0.452±0.156	0.980±0.479	103.47±33.04
3 pj2	77	323	0.437±0.179	1.018±0.598	42.05±34.51
3 pxn1	416	1733	0.401±0.178	0.888±0.280	125.86±19.29
3 pxn2	744	1538	0.408±0.178	0.873±0.301	117.53±14.50
3 ql	13	578	0.494±0.151	0.848±0.119	175.07±15.61
3 ts	1485	7136	0.381±0.162	0.964±0.471	74.77±34.62
3 ts2	17159	9267	0.349±0.167	0.991±0.466	71.25±34.31
3 ts3	14561	8992	0.341±0.158	0.997±0.462	65.46±31.88
4 hm1	424	566	0.278±0.142	1.221±0.549	37.65±24.26
4 hm2	505	327	0.235±0.120	1.152±0.496	25.90±9.12
4 nq1	711	475	0.307±0.124	1.060±0.373	62.94±18.10
4 nq2	595	464	0.310±0.126	1.188±0.539	55.64±18.08
4 rtt1	414	761	0.286±0.131	1.490±0.774	31.51±27.18
4 rtt2	208	999	0.305±0.119	1.237±0.571	78.23±22.97
4 sfs1	96	483	0.395±0.189	0.914±0.264	61.13±19.56
4 ssj	198	666	0.334±0.146	1.474±0.858	41.95±23.31
4 xn1	13365	6192	0.325±0.179	0.970±0.579	51.31±36.16
4 xn2	18443	6597	0.313±0.167	0.899±0.435	48.64±34.02
4 xnzj	4367	2626	0.350±0.181	0.963±0.635	89.62±24.81
6 g1	10186	16329	0.335±0.167	0.923±0.316	46.29±35.20
6 g2	24533	9868	0.272±0.135	0.909±0.175	42.29±26.79
6 g3	23297	8698	0.264±0.130	0.907±0.142	37.69±21.66

2 岁磁共振 DTI 神经纤维束根数、FA 值

二、3 岁 DTI 神经纤维束成像分析

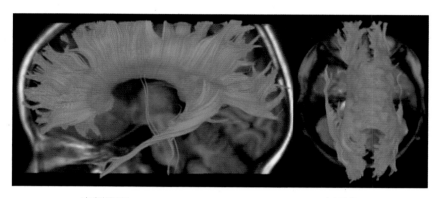

左侧面观　　　　　　　　　上面观

■ 胼胝体

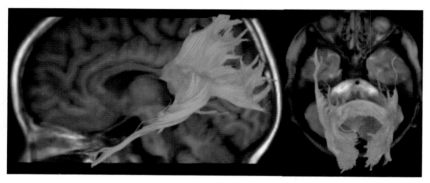

左侧面观　　　　　　　　　上面观

■ 胼胝体压部纤维束

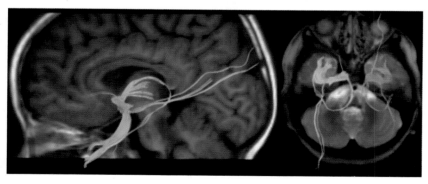

左侧面观　　　　　　　　　上面观

■ 乳头体

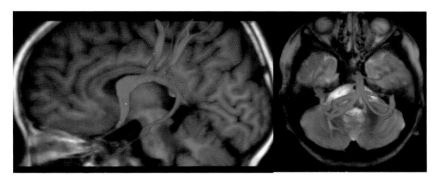

左侧面观　　　　　　　　　　上面观

■ 穹窿联合

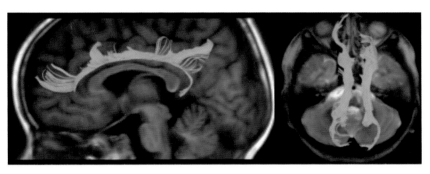

左侧面观　　　　　　　　　　上面观

■ 扣带束

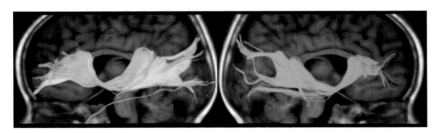

左侧面观　　　　　　　　　　右侧面观

■ 左侧下额枕束　■ 右侧下额枕束

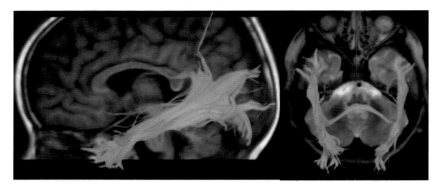

左侧面观 　　　　　　　　　　 上面观

■ 下纵束

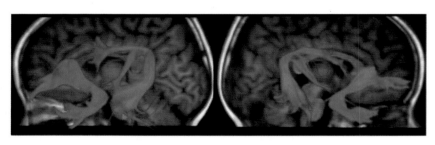

左侧面观 　　　　　　　　　　 右侧面观

■ 钩束 ■ 弓状束

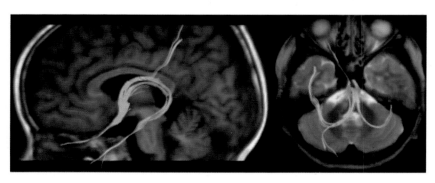

左侧面观 　　　　　　　　　　 上面观

■ 乳头体

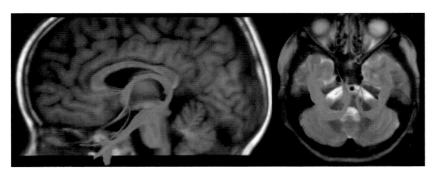

左侧面观   上面观

■ 颞叶丘脑束

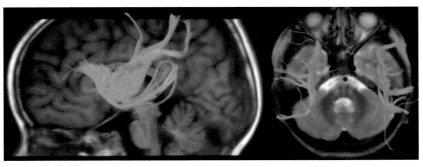

左侧面观   上面观

■ 岛叶纤维束

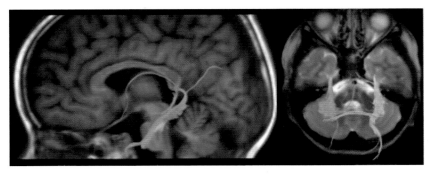

左侧面观   上面观

■ 左侧海马纤维束   ■ 右侧海马纤维束

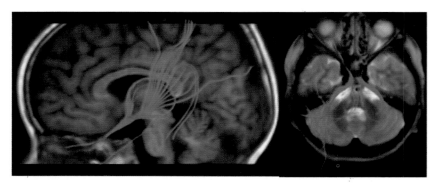

左侧面观　　　　　　　　上面观

■ 视神经

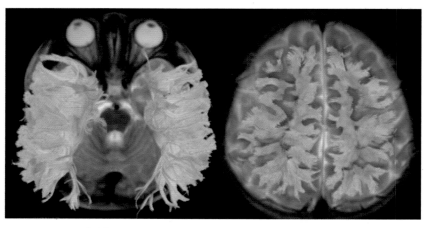

上面观　　　　　　　　上面观

■ 弓状纤维

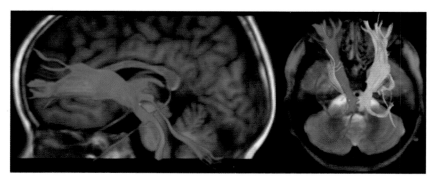

左侧面观　　　　　　　　上面观

■ 丘脑前辐射

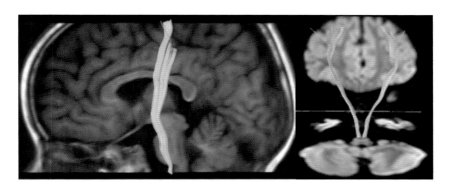

左侧面观　　　　　　　　　　后面观

■ 皮质脊髓束

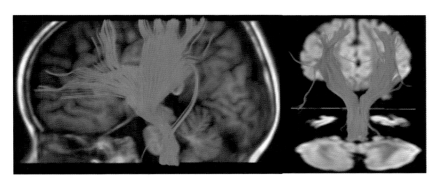

左侧面观　　　　　　　　　　后面观

■ 胼胝体侧束

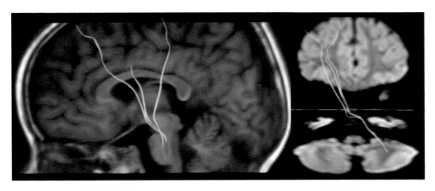

左侧面观　　　　　　　　　　后面观

■ 交叉的皮质小脑束

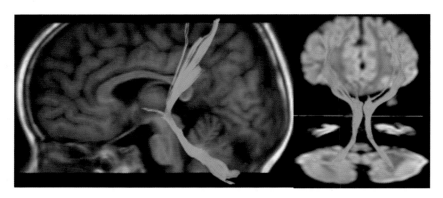

左侧面观　　　　　　　后面观

■ 皮质齿状核束

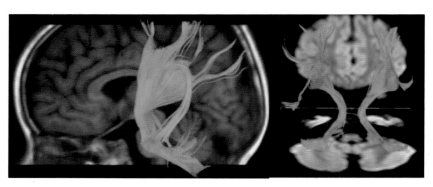

左侧面观　　　　　　　后面观

■ 皮质小脑束

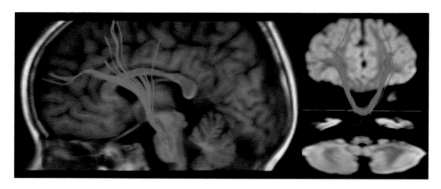

左侧面观　　　　　　　后面观

■ 桥连纤维

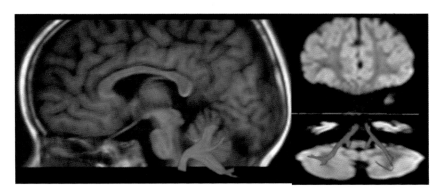

左侧面观　　　　　　　　　　　　后面观

■ 脊髓小脑束

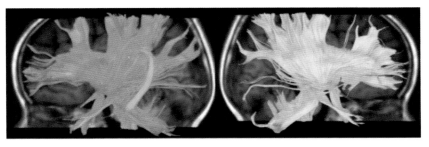

左侧面观　　　　　　　　　　　　右侧面观

■ 左侧内囊走行纤维　　■ 右侧内囊走行纤维

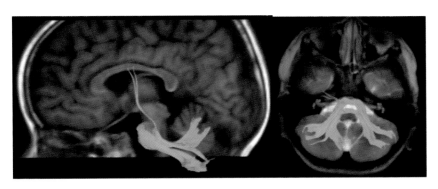

左侧面观　　　　　　　　　　　　上面观

■ 小脑中脚

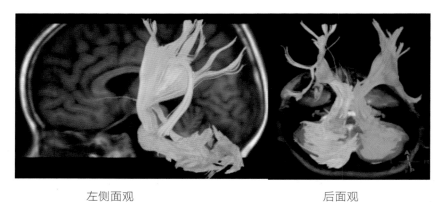

左侧面观　　　　　　　　　　后面观

■ 左侧小脑纤维束 ■ 右侧小脑纤维束

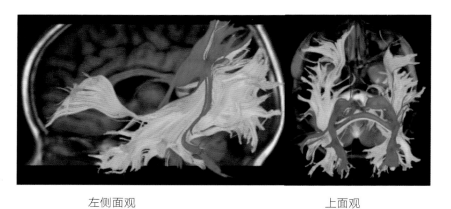

左侧面观　　　　　　　　　　上面观

■ 枕叶联络纤维 ■ 顶叶联络纤维

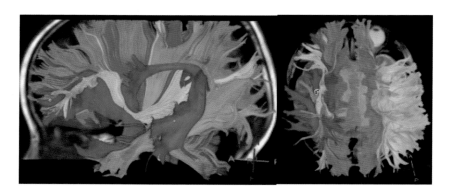

左侧面观　　　　　　　　　　上面观

■ 胼胝体 ■ 皮质脊髓束 ■ 皮质小脑束 ■ 皮质齿状核束 ■ 胼胝体侧束
■ 弓状束 ■ 弓状纤维 ■ 扣带束 ■ 左侧下额枕束 ■ 下纵束 ■ 钩束

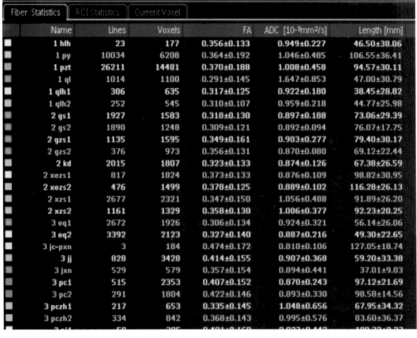

	Name	Lines	Voxels	FA	ADC [10⁻³mm²/s]	Length [mm]
	1 hlh	23	177	0.356±0.133	0.949±0.227	46.50±38.06
	1 py	10034	6208	0.364±0.192	1.046±0.485	106.55±36.41
	1 pzt	26211	14481	0.370±0.188	1.008±0.458	94.57±30.11
	1 ql	1014	1100	-0.291±0.145	1.647±0.853	47.00±30.79
	1 qlh1	306	635	0.317±0.125	0.922±0.180	38.45±28.82
	1 qlh2	252	545	0.310±0.107	0.959±0.218	44.77±25.98
	2 qs1	1927	1583	0.318±0.130	0.897±0.188	73.06±29.39
	2 qs2	1890	1248	0.309±0.121	0.892±0.094	76.07±17.75
	2 qzs1	1135	1595	0.349±0.161	0.903±0.277	79.40±30.17
	2 qzs2	376	973	0.356±0.131	0.870±0.131	69.12±22.44
	2 kd	2015	1807	0.323±0.133	0.874±0.126	67.38±26.59
	2 xezs1	817	1824	0.373±0.133	0.876±0.109	98.82±30.95
	2 xezs2	476	1499	0.378±0.125	0.889±0.102	116.28±26.13
	2 xzs1	2677	2321	0.347±0.150	1.056±0.488	91.89±26.20
	2 xzs2	1161	1329	0.358±0.130	1.006±0.377	92.23±20.25
	3 eq1	2672	1926	0.306±0.134	0.924±0.321	56.14±26.06
	3 eq2	3392	2123	0.327±0.140	0.887±0.216	49.30±22.65
	3 jc-pxn	3	184	0.474±0.172	0.810±0.106	127.05±18.74
	3 jj	828	3428	0.414±0.155	0.907±0.368	59.20±33.38
	3 jxn	529	579	0.357±0.154	0.894±0.441	37.01±9.03
	3 pc1	515	2353	0.407±0.152	0.870±0.243	97.12±21.69
	3 pc2	291	1804	0.422±0.146	0.893±0.330	98.58±14.56
	3 pczh1	217	653	0.335±0.145	1.048±0.656	67.95±34.32
	3 pczh2	334	842	0.368±0.143	0.995±0.576	83.60±36.37

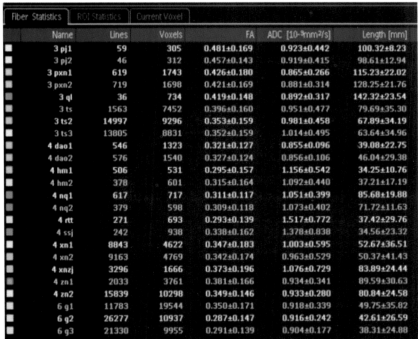

	Name	Lines	Voxels	FA	ADC [10⁻³mm²/s]	Length [mm]
	3 pj1	59	305	0.481±0.169	0.923±0.442	100.32±8.23
	3 pj2	46	312	0.457±0.143	0.919±0.415	98.61±12.94
	3 pxn1	619	1743	0.426±0.180	0.865±0.266	115.23±22.02
	3 pxn2	719	1698	0.421±0.169	0.881±0.314	128.25±21.76
	3 ql	36	734	0.419±0.148	0.892±0.317	142.32±23.54
	3 ts	1563	7452	0.396±0.160	0.951±0.477	79.69±35.30
	3 ts2	14997	9296	0.353±0.159	0.981±0.458	67.89±34.19
	3 ts3	13805	8831	0.352±0.159	1.014±0.495	63.64±34.96
	4 dao1	546	1323	0.321±0.127	0.855±0.096	39.08±22.75
	4 dao2	576	1540	0.327±0.124	0.856±0.106	46.04±29.38
	4 hm1	506	531	0.295±0.157	1.156±0.542	34.25±10.76
	4 hm2	378	601	0.315±0.164	1.092±0.440	37.21±17.19
	4 nq1	617	717	0.311±0.117	1.051±0.399	85.68±19.88
	4 nq2	379	598	0.309±0.118	1.073±0.402	71.72±11.63
	4 rtt	271	693	0.293±0.139	1.517±0.772	37.42±29.76
	4 ssj	242	938	0.338±0.162	1.378±0.838	34.56±23.32
	4 xn1	8843	4622	0.347±0.183	1.003±0.595	52.67±36.51
	4 xn2	9163	4769	0.342±0.174	0.963±0.529	50.37±41.43
	4 xnzj	3296	1666	0.373±0.196	1.076±0.729	83.89±24.44
	4 zn1	2033	3761	0.381±0.166	0.934±0.341	89.59±30.63
	4 zn2	15839	10298	0.349±0.146	0.933±0.280	80.84±24.58
	6 g1	11783	19544	0.350±0.171	0.918±0.339	49.75±35.82
	6 g2	26277	10937	0.287±0.147	0.916±0.242	42.61±26.59
	6 g3	21330	9955	0.291±0.139	0.904±0.177	38.31±24.88

3 岁磁共振 DTI 神经纤维束根数、FA 值

第六节 学龄前期DTI成像分析

一、4岁DTI成像分析

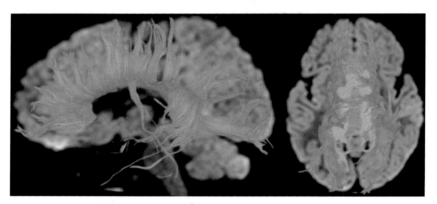

左侧面观　　　　　　　　　　上面观

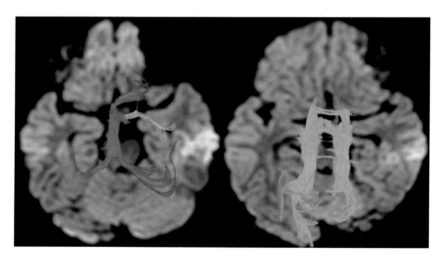

上面观　　　　　　　　　　上面观

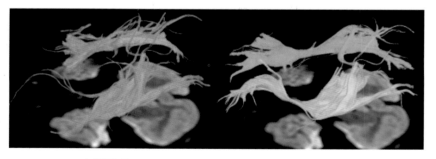

左侧面观　　　　　　　　　　左侧面观

■ 胼胝体　■ 穹窿联合　■ 扣带束　■ 左侧下额枕束　■ 右侧下额枕束　■ 下纵束

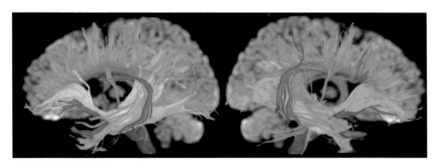

左侧面观　　　　　　　　　　右侧面观

■ 胼胝体 ■ 穹窿联合 ■ 扣带束 ■ 左侧下额枕束
■ 右侧下额枕束 ■ 下纵束 ■ 钩束

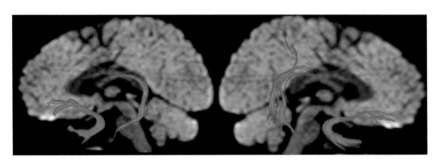

左侧面观　　　　　　　　　　右侧面观

■ 钩束 ■ 弓状束

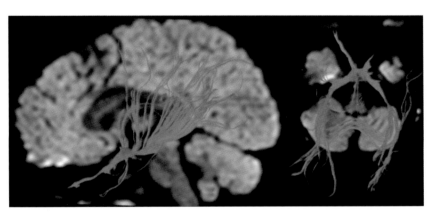

左侧面观　　　　　　　　　　上面观

■ 视神经

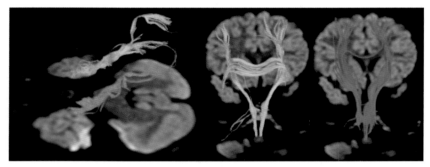

左侧面观　　　　　后面观　　　　　后面观

■ 左侧海马纤维束　■ 右侧海马纤维束　■ 皮质脊髓束　■ 胼胝体侧束

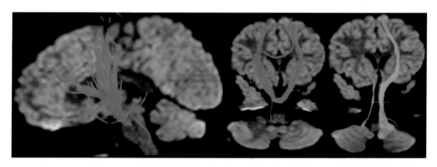

左侧面观　　　　　后面观　　　　　后面观

■ 桥连纤维　■ 皮质齿状核束

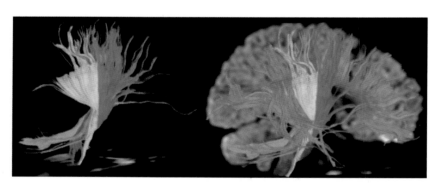

右侧面观　　　　　　　右侧面观

■ 皮质脊髓束　■ 胼胝体侧束　■ 桥连纤维

■ 皮质齿状核束　■ 胼胝体　■ 皮质小脑束

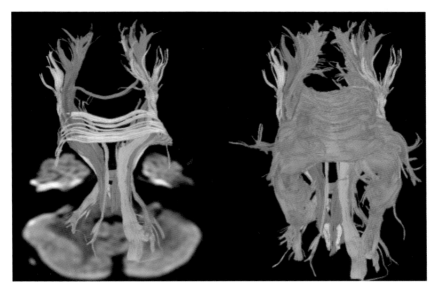

后面观　　　　　　　　　后面观

■ 皮质脊髓束　■ 胼胝体侧束　■ 桥连纤维　■ 皮质齿状核束

■ 胼胝体　■ 皮质小脑束

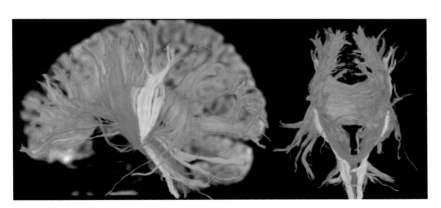

左侧面观　　　　　　　　　前面观

■ 皮质脊髓束　■ 胼胝体侧束　■ 桥连纤维　■ 皮质齿状核束

■ 胼胝体　■ 皮质小脑束

二、5岁DTI成像分析

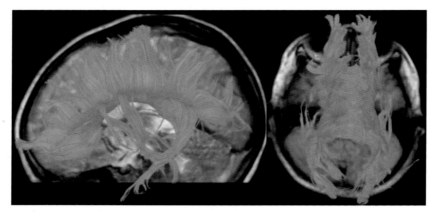

左侧面观 上面观

■ 胼胝体

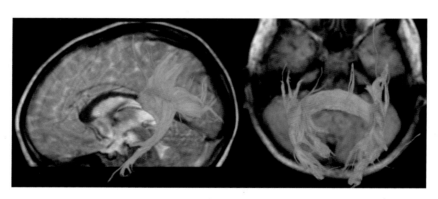

左侧面观 上面观

■ 胼胝体压部

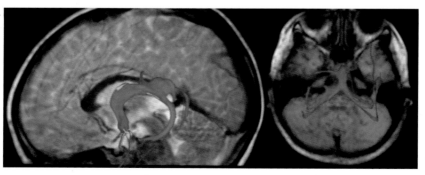

左侧面观 上面观

■ 穹窿联合

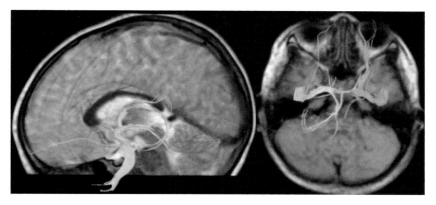

左侧面观   上面观

前联合

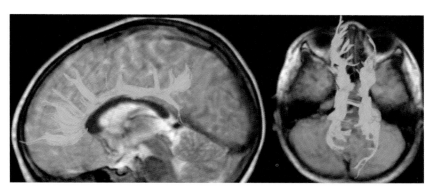

左侧面观   上面观

■ 扣带束

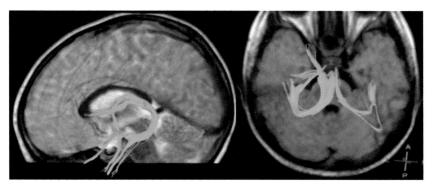

左侧面观   上面观

■ 上额枕束

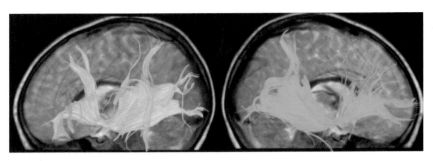

左侧面观　　　　　　　　　右侧面观

■ 左侧下额枕束　■ 右侧下额枕束

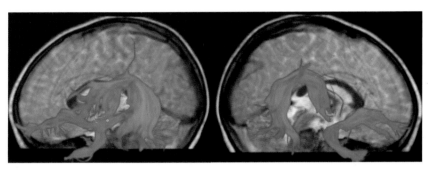

左侧面观　　　　　　　　　右侧面观

■ 钩束　■ 弓状束

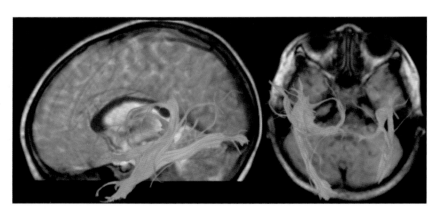

左侧面观　　　　　　　　　上面观

■ 下纵束

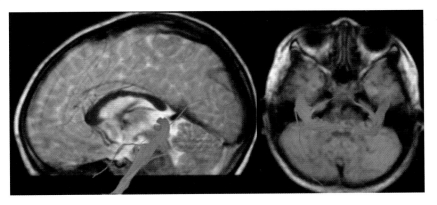

左侧面观　　　　　　　　上面观

■ 颞叶丘脑束

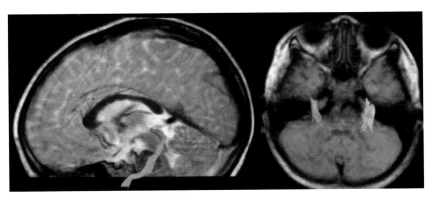

左侧面观　　　　　　　　上面观

■ 左侧海马纤维束　■ 右侧海马纤维束

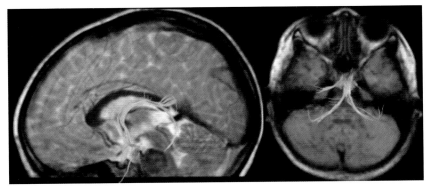

左侧面观　　　　　　　　上面观

■ 乳头体

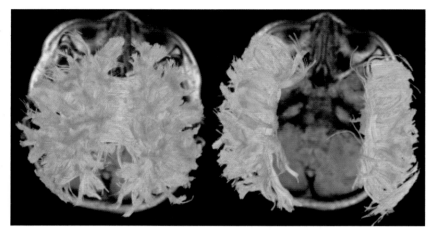

上面观   上面观

■ 弓状纤维

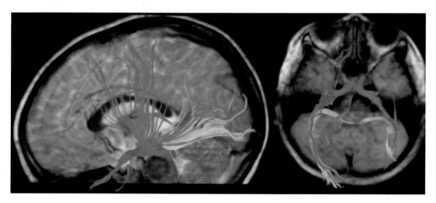

左侧面观   上面观

■ 视辐射   ■ 视神经

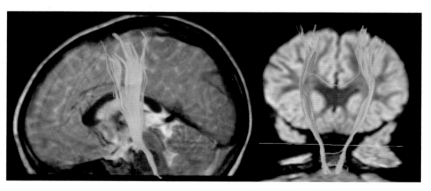

左侧面观   后面观

■ 皮质脊髓束

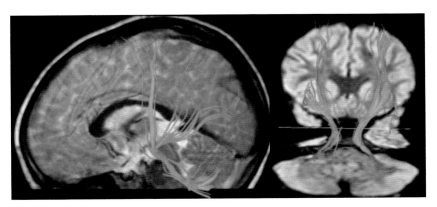

左侧面观　　　　　　　　　　　后面观

■ 皮质小脑束

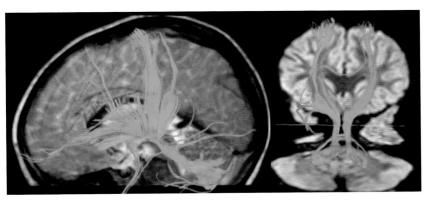

左侧面观　　　　　　　　　　　后面观

■ 皮质齿状核束

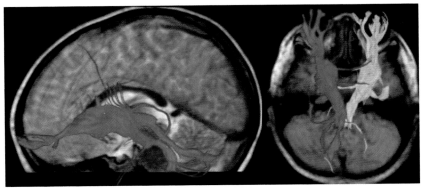

左侧面观　　　　　　　　　　　上面观

■ 丘脑前辐射

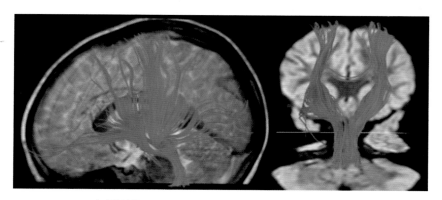

左侧面观　　　　　　　　后面观

■ 胼胝体侧束

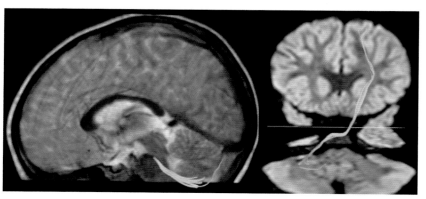

左侧面观　　　　　　　　后面观

■ 交叉的皮质小脑束

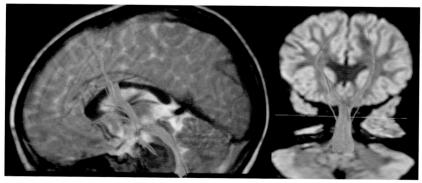

左侧面观　　　　　　　　后面观

■ 脊髓丘脑束

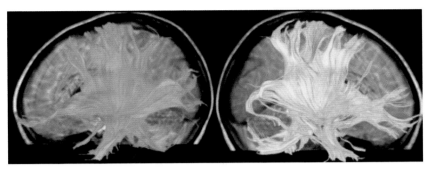

左侧面观　　　　　　　　　　右侧面观
■ 左侧内囊走行纤维　■ 右侧内囊走行纤维

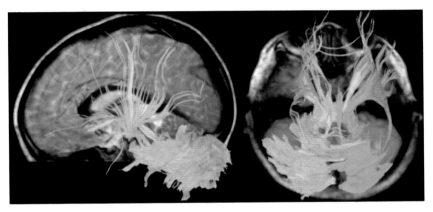

左侧面观　　　　　　　　　　后面观
■ 左侧小脑纤维束　■ 右侧小脑纤维束

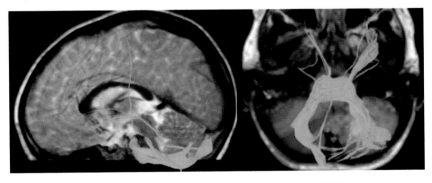

左侧面观　　　　　　　　　　上面观
■ 小脑中脚

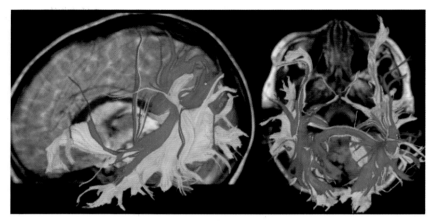

左侧面观　　　　　　　　　　上面观

■ 枕叶联络纤维　■ 顶叶联络纤维

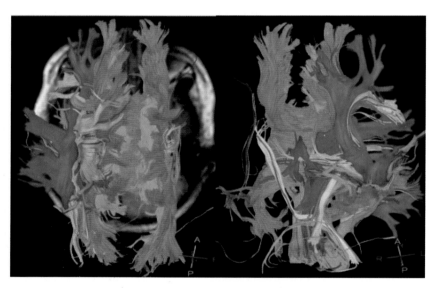

上面观　　　　　　　　　　前面观

■ 胼胝体　■ 皮质脊髓束　■ 皮质小脑束　■ 皮质齿状核束　■ 胼胝体侧束

■ 弓状束　■ 扣带束　■ 左侧下额枕束　■ 下纵束　■ 钩束

	Name	Lines	Voxels	FA	ADC [10⁻³mm²/s]	Length [mm]
	1 py	6597	5461	0.422±0.192	1.094±0.555	84.77±28.94
	1 pzt	25755	15464	0.431±0.192	1.019±0.475	74.78±27.01
	1 ql	1623	1593	0.354±0.169	1.563±0.791	52.39±25.40
	1 qlh1	463	764	0.387±0.150	1.106±0.537	42.92±23.13
	1 qlh2	378	747	0.368±0.132	0.950±0.318	48.32±20.77
	2 gs1	2145	1471	0.375±0.135	0.912±0.263	76.20±29.39
	2 gs2	1835	1460	0.359±0.134	0.948±0.340	58.91±22.02
	2 gzs1	3678	2854	0.392±0.159	0.856±0.134	86.19±21.68
	2 gzs2	1279	1380	0.425±0.146	0.841±0.090	84.89±23.14
	2 kd	3138	2768	0.401±0.160	0.862±0.127	57.46±24.65
	2 sezs1	900	1026	0.380±0.161	1.187±0.560	74.72±16.43
	2 xezs1	1976	3069	0.430±0.162	0.903±0.269	114.41±27.10
	2 xezs2	1625	2928	0.406±0.152	0.921±0.255	101.88±36.52
	2 xzs1	1591	2526	0.414±0.161	0.931±0.321	77.18±24.17
	2 xzs2	616	1525	0.442±0.157	1.014±0.419	85.75±44.56
	3 eq1	5378	2949	0.399±0.176	0.896±0.355	55.00±31.36
	3 eq2	5474	2764	0.375±0.169	0.898±0.305	51.60±28.13
	3 jc-pxn	10	325	0.556±0.167	0.782±0.130	123.40±24.63
	3 jq	948	1151	0.472±0.184	0.999±0.639	51.84±23.29
	3 pc1	594	3135	0.480±0.175	0.873±0.282	101.07±30.19
	3 pc2	808	2443	0.458±0.173	0.862±0.213	98.78±19.67
	3 pczh1	1414	2712	0.447±0.168	0.848±0.280	71.03±34.83
	3 pczh2	738	1031	0.411±0.152	0.936±0.438	51.94±25.47
	3 pj1	115	728	0.547±0.186	0.832±0.206	101.07±22.84
	3 pj2	93	782	0.503±0.182	0.848±0.199	88.79±37.72
	3 pxn1	69	853	0.525±0.184	0.817±0.234	96.60±36.63
	3 pxn2	195	1355	0.492±0.179	0.854±0.215	112.49±28.04
	3 ts	4710	11283	0.456±0.178	0.907±0.378	69.39±36.32
	3 ts2	25674	13899	0.415±0.185	1.018±0.523	64.66±33.68
	3 ts3	20774	11239	0.403±0.176	0.955±0.409	65.98±33.28
	4 hm1	455	239	0.316±0.144	0.940±0.414	26.38±4.72
	4 hm2	707	385	0.282±0.123	1.200±0.605	25.30±9.51
	4 nq1	1279	742	0.416±0.162	1.006±0.465	64.55±16.30
	4 nq2	475	533	0.380±0.161	1.108±0.512	50.99±12.88
	4 rtt	450	800	0.341±0.161	1.618±0.780	32.48±18.12
	4 sfs1	107	557	0.474±0.158	0.909±0.305	88.13±15.16
	4 sfs2	89	255	0.400±0.142	0.888±0.173	67.96±18.56
	4 sfs3	1211	927	0.392±0.159	0.915±0.293	86.89±11.11
	4 ssj1	495	1443	0.434±0.171	1.023±0.501	51.62±31.43
	4 ssj2	349	808	0.424±0.168	1.158±0.647	38.01±32.14
	4 ssj3	220	678	0.414±0.175	1.148±0.614	52.28±30.52
	4 ssj4	106	853	0.465±0.163	0.950±0.342	81.57±35.71
	4 xn1	22619	9456	0.401±0.189	0.913±0.605	38.60±24.51
	4 xn2	19625	7599	0.387±0.179	0.907±0.524	42.10±24.67
	4 xnzi	3370	2894	0.474±0.197	0.946±0.620	80.74±25.52
	4 zn1	4349	7110	0.429±0.171	0.906±0.274	84.74±35.30
	4 zn2	20225	12355	0.409±0.170	0.970±0.426	84.84±35.96
	5 brc1	6657	4658	0.371±0.169	0.905±0.244	41.44±35.94
	5 brc2	5225	3158	0.347±0.156	0.894±0.194	27.24±17.85
	6 g1	23933	28617	0.379±0.185	0.887±0.243	38.06±29.53
	6 g2	46845	17511	0.328±0.160	0.878±0.211	42.05±NaN
	6 g3	32609	13796	0.319±0.159	0.884±0.202	31.99±21.02

5 岁磁共振 DTI 神经纤维束根数、FA 值

三、6岁 DTI 成像分析

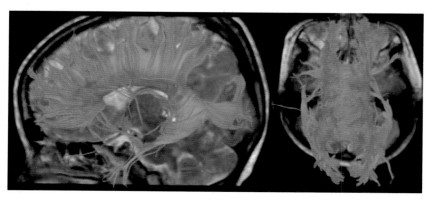

左侧面观　　　　　　　　　　上面观

■ 胼胝体

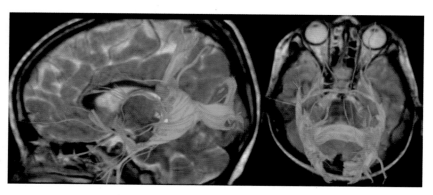

左侧面观　　　　　　　　　　上面观

■ 胼胝体压部纤维束

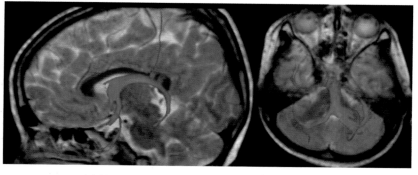

左侧面观　　　　　　　　　　上面观

■ 穹窿联合

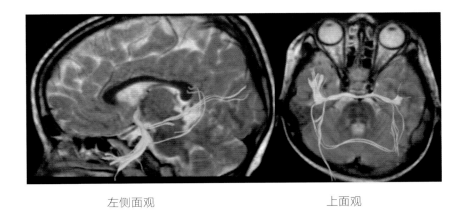

左侧面观　　　　　　　　上面观

■ 前联合

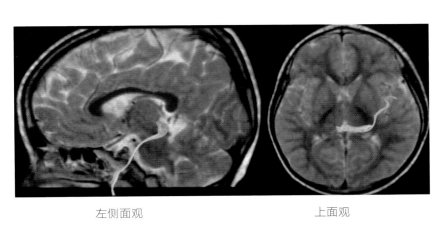

左侧面观　　　　　　　　上面观

■ 后联合

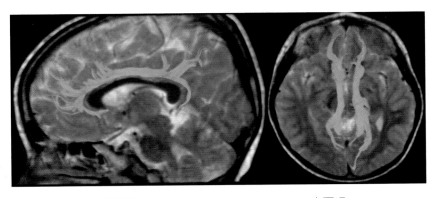

左侧面观　　　　　　　　上面观

■ 扣带束

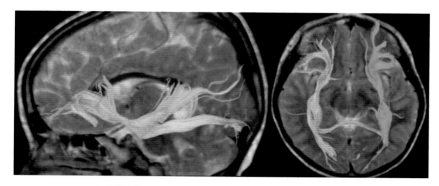

左侧面观　　　　　　　上面观

■ 左侧下额枕束　■ 右侧下额枕束

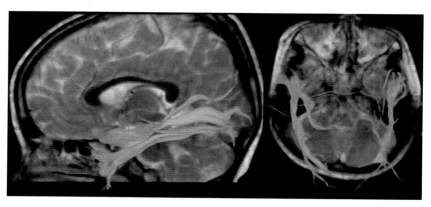

左侧面观　　　　　　　上面观

■ 下纵束

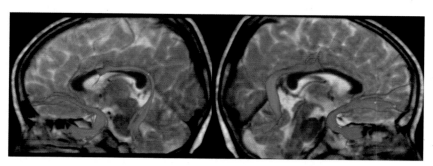

左侧面观　　　　　　　右侧面观

■ 钩束　■ 弓状束

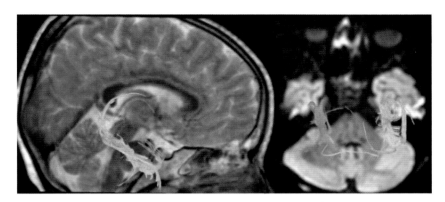

右侧面观　　　　　　　　　　上面观

■ 左侧海马纤维束　■ 右侧海马纤维束

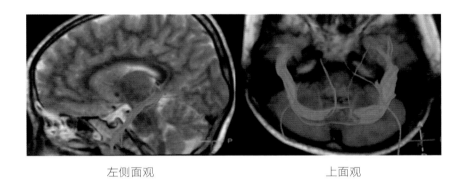

左侧面观　　　　　　　　　　上面观

■ 颞叶丘脑束

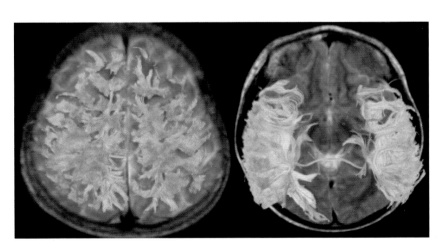

上面观

■ 弓状纤维

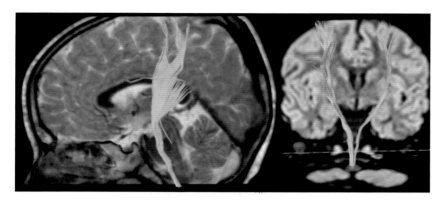

左侧面观　　　　　　　　　　后面观

■ 皮质脊髓束

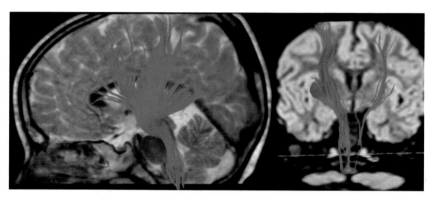

左侧面观　　　　　　　　　　后面观

■ 胼胝体侧束

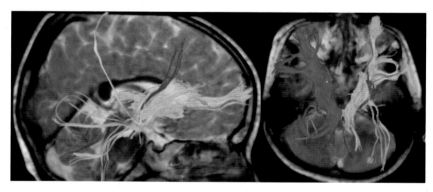

右侧面观　　　　　　　　　　上面观

■ 丘脑前辐射

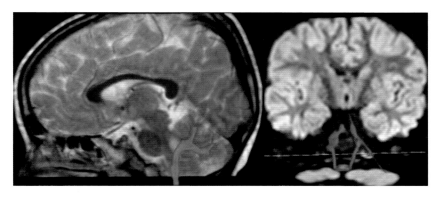

左侧面观　　　　　　　　　　　后面观

■ 脊髓小脑束

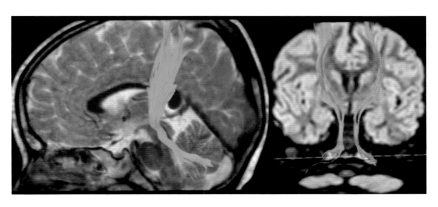

左侧面观　　　　　　　　　　　后面观

■ 皮质齿状核束

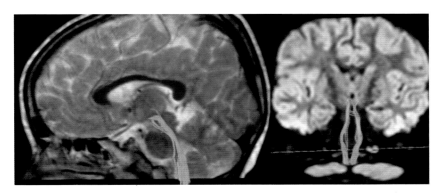

左侧面观　　　　　　　　　　　后面观

■ 脊髓丘脑束

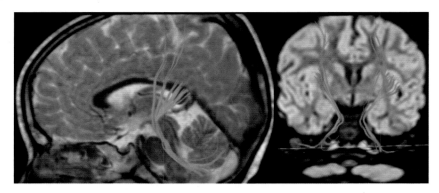

左侧面观　　　　　　　　后面观

■ 皮质小脑束

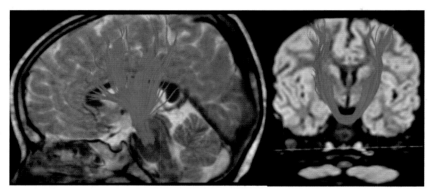

左侧面观　　　　　　　　后面观

■ 桥连纤维

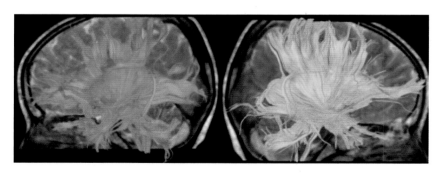

左侧面观　　　　　　　　右侧面观

■ 左侧内囊走行纤维　■ 右侧内囊走行纤维

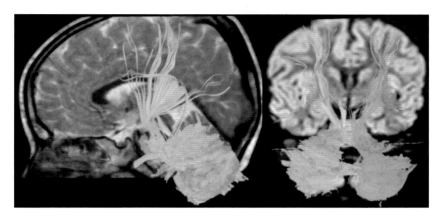

左侧面观　　　　　　　　　　　后面观

■ 左侧小脑纤维束　■ 右侧小脑纤维束

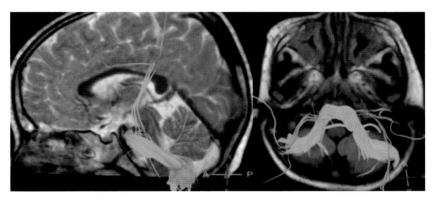

左侧面观　　　　　　　　　　　上面观

■ 小脑中脚

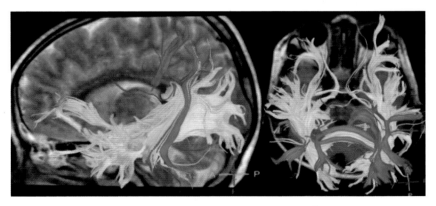

左侧面观　　　　　　　　　　　上面观

■ 枕叶联络纤维　■ 顶叶联络纤维

四、7 岁 DTI 成像分析

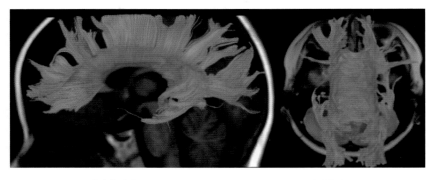

左侧面观   上面观

■ 胼胝体

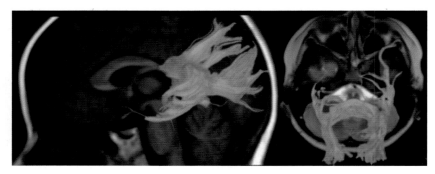

左侧面观   上面观

■ 胼胝体压部纤维束

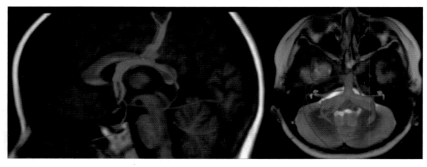

左侧面观   上面观

■ 穹窿联合

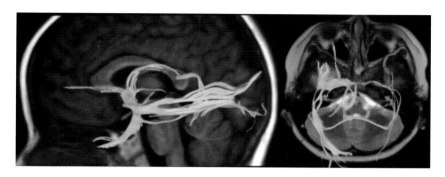

左侧面观　　　　　　　　　　上面观

▦ 前联合

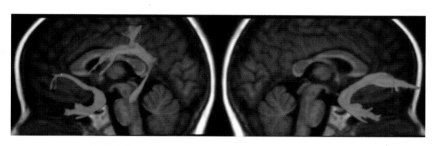

左侧面观　　　　　　　　　　右侧面观

▪ 钩束　▪ 弓状束

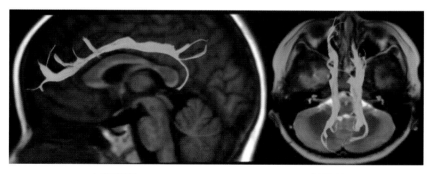

左侧面观　　　　　　　　　　上面观

▪ 扣带束

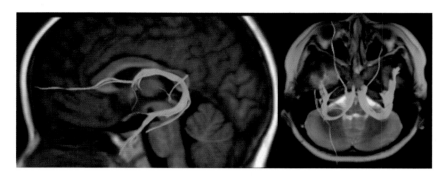

左侧面观　　　　　　　上面观

■ 上额枕束

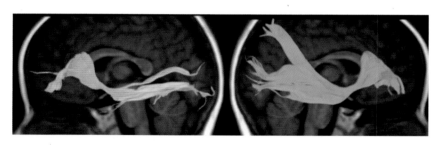

左侧面观　　　　　　　右侧面观

■ 左侧下额枕束　■ 右侧下额枕束

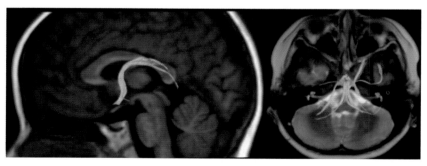

左侧面观　　　　　　　上面观

■ 乳头体

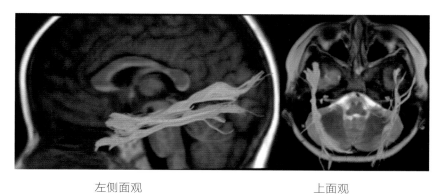

左侧面观　　　　　　　　　　上面观

■ 下纵束

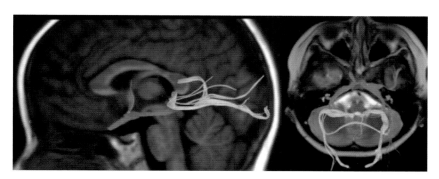

左侧面观　　　　　　　　　　上面观

■ 视辐射　■ 视神经

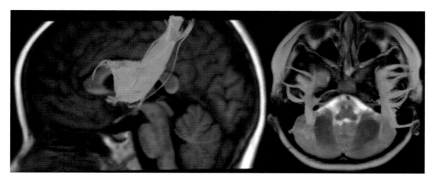

左侧面观　　　　　　　　　　上面观

■ 岛叶纤维束

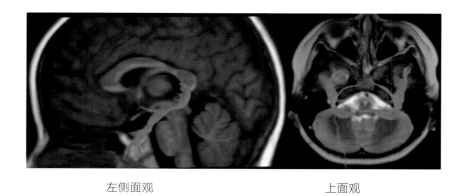

左侧面观　　　　　　　上面观

■ 颞叶丘脑束

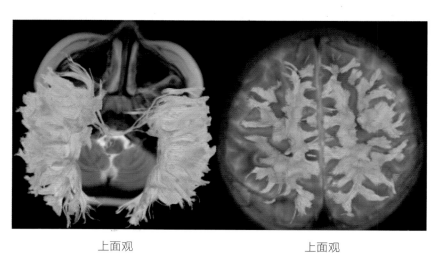

上面观　　　　　　　上面观

■ 弓状纤维

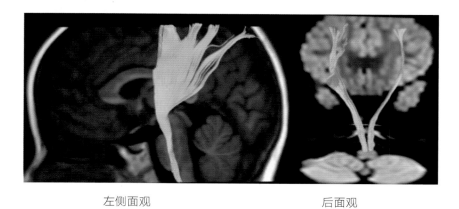

左侧面观　　　　　　　后面观

■ 皮质脊髓束

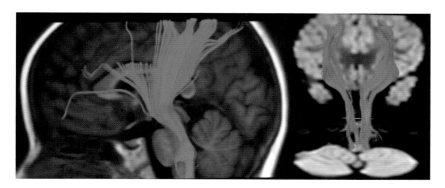

左侧面观　　　　　　　　　　　后面观

■ 胼胝体侧束

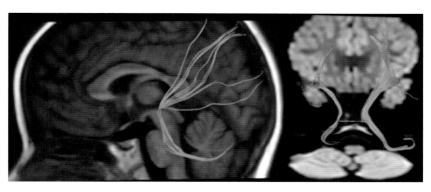

左侧面观　　　　　　　　　　　后面观

■ 皮质小脑束

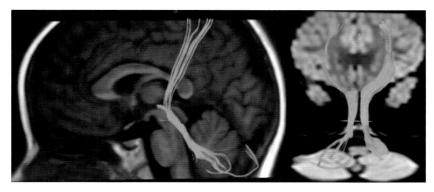

左侧面观　　　　　　　　　　　后面观

■ 皮质齿状核束

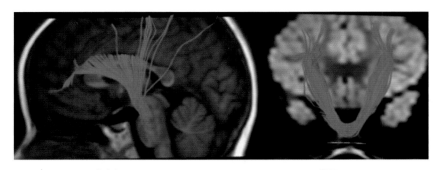

左侧面观　　　　　　　后面观

■ 桥连纤维

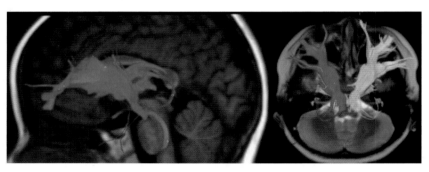

左侧面观　　　　　　　上面观

■ 丘脑前辐射

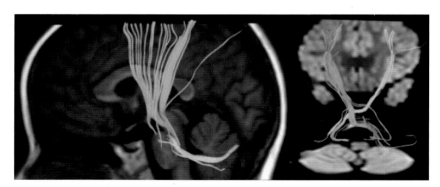

左侧面观　　　　　　　后面观

■ 交叉的皮质小脑束

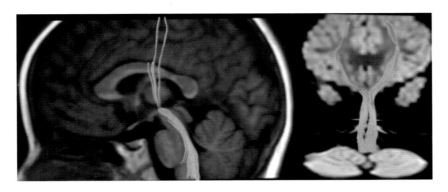

左侧面观　　　　　　　　　　　　后面观

■ 脊髓丘脑束

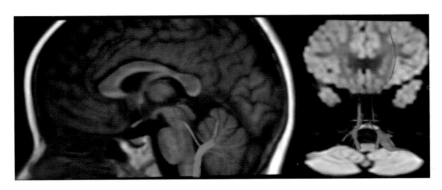

左侧面观　　　　　　　　　　　　后面观

■ 脊髓小脑束

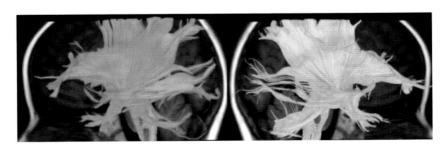

左侧面观　　　　　　　　　　　　右侧面观

■ 左侧内囊走行纤维　■ 右侧内囊走行纤维

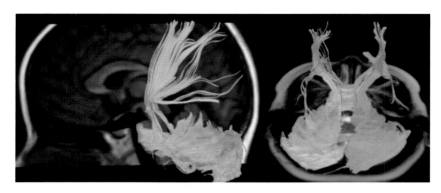

左侧面观　　　　　　　　　后面观

■ 左侧小脑纤维束　■ 右侧小脑纤维束

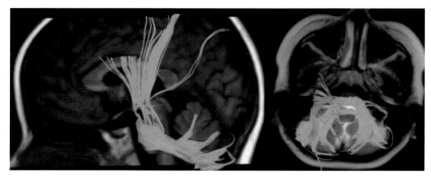

左侧面观　　　　　　　　　上面观

■ 小脑中脚

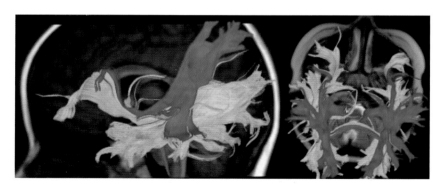

左侧面观　　　　　　　　　上面观

■ 枕叶联络纤维　■ 顶叶联络纤维

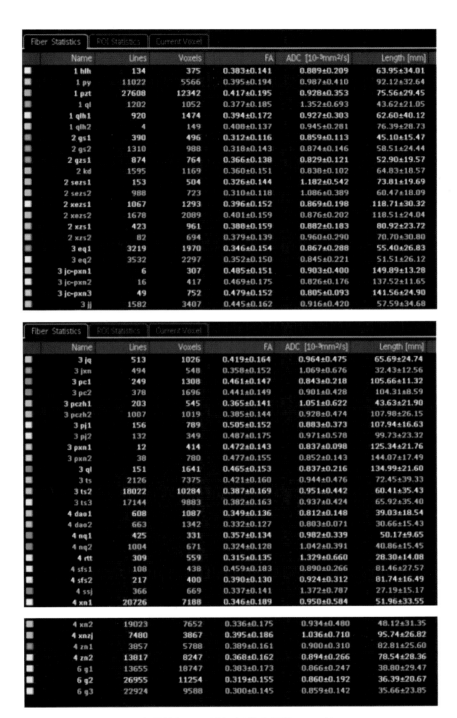

Name	Lines	Voxels	FA	ADC [10⁻³mm²/s]	Length [mm]
1 hlh	134	375	0.383±0.141	0.889±0.209	63.95±34.01
1 py	11022	5566	0.395±0.194	0.987±0.410	92.12±32.64
1 pzt	27608	12342	0.417±0.195	0.928±0.353	75.56±29.45
1 ql	1202	1052	0.377±0.185	1.352±0.693	43.62±21.05
1 qlh1	920	1474	0.394±0.172	0.927±0.303	62.60±40.12
1 qlh2	4	149	0.408±0.137	0.945±0.281	76.39±28.73
2 gs1	390	496	0.312±0.116	0.859±0.113	45.10±15.47
2 gs2	1310	988	0.318±0.143	0.874±0.146	58.51±24.44
2 gzs1	874	764	0.366±0.138	0.829±0.121	52.90±19.57
2 kd	1595	1169	0.360±0.151	0.838±0.102	64.83±18.57
2 sezs1	153	504	0.326±0.144	1.182±0.542	73.81±19.69
2 sezs2	988	723	0.310±0.118	1.086±0.389	60.47±18.09
2 xezs1	1067	1293	0.396±0.152	0.869±0.198	118.71±30.32
2 xezs2	1678	2089	0.401±0.159	0.876±0.202	118.51±24.04
2 xzs1	423	961	0.388±0.159	0.882±0.183	80.92±23.72
2 xzs2	82	694	0.379±0.139	0.960±0.290	70.70±30.80
3 eq1	3219	1970	0.346±0.154	0.867±0.288	55.40±26.83
3 eq2	3532	2297	0.352±0.150	0.845±0.221	51.51±26.12
3 jc-pxn1	6	307	0.485±0.151	0.903±0.400	149.89±13.28
3 jc-pxn2	16	417	0.469±0.175	0.826±0.176	137.52±11.65
3 jc-pxn3	49	752	0.479±0.152	0.805±0.093	141.56±24.90
3 jj	1582	3407	0.445±0.162	0.916±0.420	57.59±34.68

Name	Lines	Voxels	FA	ADC [10⁻³mm²/s]	Length [mm]
3 jq	513	1026	0.419±0.164	0.964±0.475	65.69±24.74
3 jxn	494	548	0.358±0.152	1.069±0.676	32.43±12.56
3 pc1	249	1308	0.461±0.147	0.843±0.218	105.66±11.32
3 pc2	378	1696	0.441±0.149	0.901±0.428	104.31±8.59
3 pczh1	203	545	0.365±0.141	1.051±0.622	43.63±21.90
3 pczh2	1007	1019	0.385±0.144	0.928±0.474	107.98±26.15
3 pj1	156	789	0.505±0.152	0.883±0.373	107.94±16.63
3 pj2	132	349	0.487±0.175	0.971±0.578	99.73±23.32
3 pxn1	12	414	0.472±0.143	0.837±0.098	125.34±21.76
3 pxn2	38	780	0.477±0.155	0.852±0.143	144.07±17.49
3 ql	151	1641	0.465±0.153	0.837±0.216	134.99±21.60
3 ts	2126	7375	0.421±0.160	0.944±0.476	72.45±39.33
3 ts2	18022	10284	0.387±0.169	0.951±0.442	60.41±35.43
3 ts3	17144	9883	0.382±0.163	0.937±0.424	65.92±35.40
4 dao1	608	1087	0.349±0.136	0.812±0.148	39.03±18.54
4 dao2	663	1342	0.332±0.127	0.803±0.071	30.66±15.43
4 nq1	425	331	0.357±0.134	0.982±0.339	50.17±9.65
4 nq2	1004	671	0.324±0.128	1.042±0.391	40.86±15.45
4 rtt	309	559	0.315±0.135	1.329±0.660	28.30±14.08
4 sfs1	108	438	0.459±0.183	0.890±0.266	81.46±27.57
4 sfs2	217	400	0.390±0.130	0.924±0.312	81.74±16.49
4 ssj	366	669	0.337±0.141	1.372±0.787	27.19±15.17
4 xn1	20726	7188	0.346±0.189	0.950±0.584	51.96±33.55
4 xn2	19023	7652	0.336±0.175	0.934±0.480	48.12±31.35
4 xnzj	7480	3867	0.395±0.186	1.036±0.710	95.74±26.82
4 zn1	3857	5788	0.389±0.161	0.900±0.310	82.81±25.60
4 zn2	13817	8247	0.368±0.162	0.894±0.266	78.54±28.36
6 g1	13655	18747	0.383±0.173	0.866±0.247	38.80±29.47
6 g2	26955	11254	0.319±0.155	0.860±0.192	36.39±20.67
6 g3	22924	9588	0.300±0.145	0.859±0.142	35.66±23.85

7 岁磁共振 DTI 神经纤维束根数、FA 值

第七节 学龄期DTI成像分析

一、8岁DTI成像分析

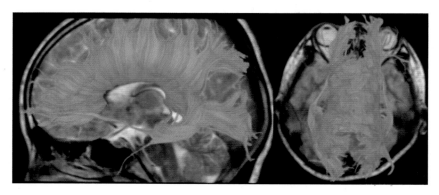

左侧面观　　　　　　　　　　　上面观

■ 胼胝体

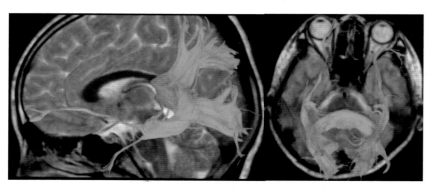

左侧面观　　　　　　　　　　　上面观

■ 胼胝体压部纤维束

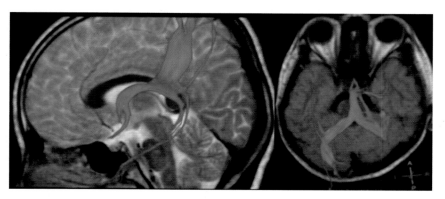

左侧面观　　　　　　　　　　　上面观

■ 穹窿联合

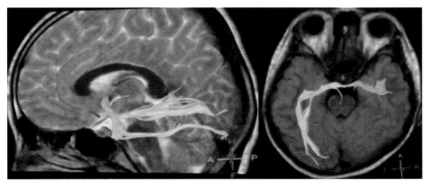

左侧面观   上面观

■ 前联合

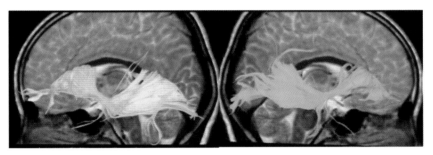

左侧面观   右侧面观

■ 右侧上额枕束   ■ 左侧下额枕束

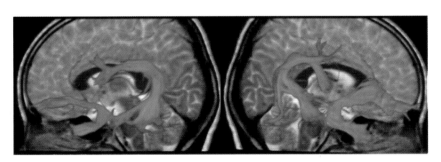

左侧面观   右侧面观

■ 钩束 ■ 弓状束

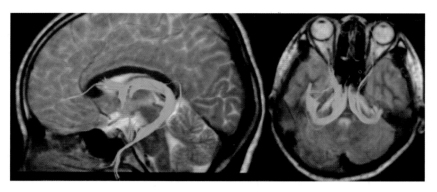

左侧面观   上面观

■ 上额枕束

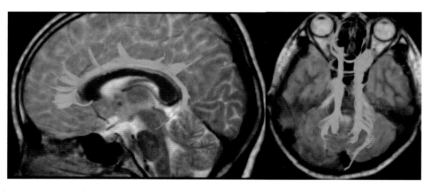

左侧面观   上面观

■ 扣带束

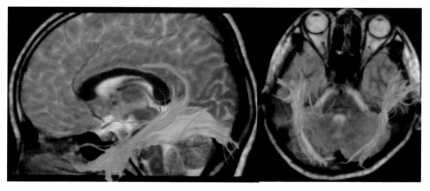

左侧面观   上面观

■ 下纵束

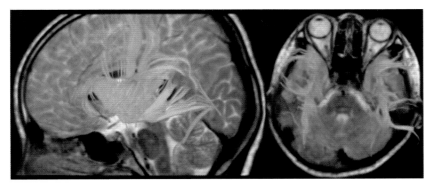

左侧面观 上面观

■ 岛叶纤维束

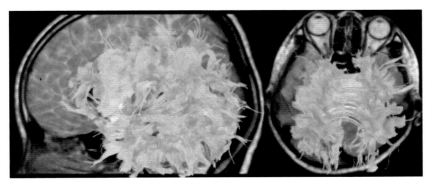

左侧面观 上面观

■ 弓状纤维

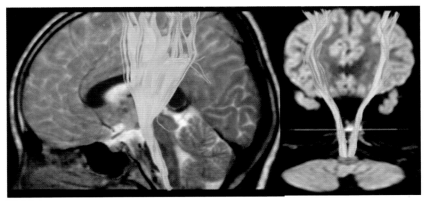

左侧面观 后面观

■ 皮质脊髓束

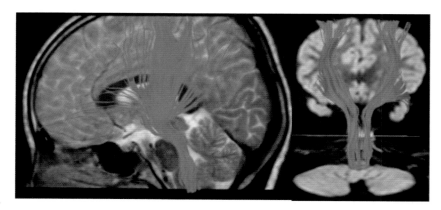

左侧面观　　　　　　　　　　后面观

■ 胼胝体侧束

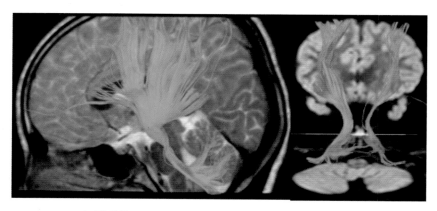

左侧面观　　　　　　　　　　后面观

■ 皮质小脑束

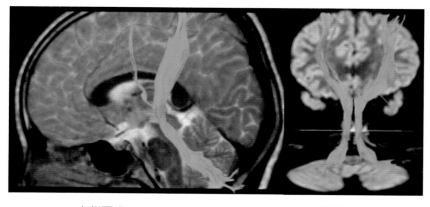

左侧面观　　　　　　　　　　后面观

■ 皮质齿状核束

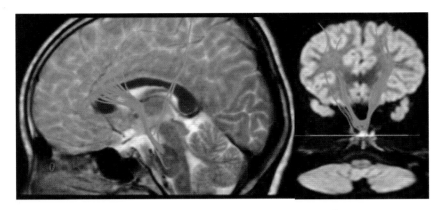

左侧面观　　　　　　　　　　后面观

■ 桥连纤维

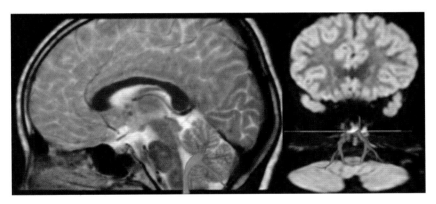

左侧面观　　　　　　　　　　后面观

■ 脊髓小脑束

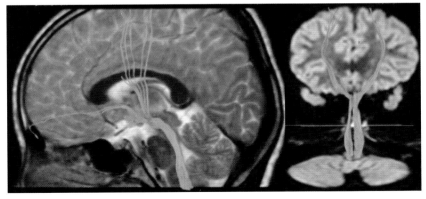

左侧面观　　　　　　　　　　后面观

▓ 脊髓丘脑束

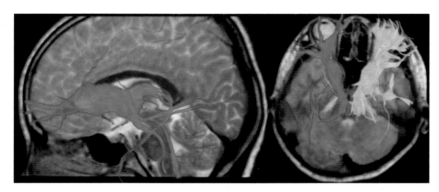

左侧面观 上面观

■■ 丘脑前辐射

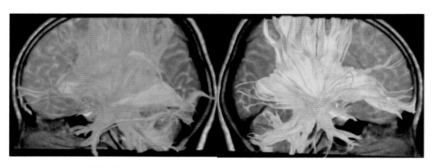

左侧面观 右侧面观

■ 左侧内囊走行纤维 ■ 右侧内囊走行纤维

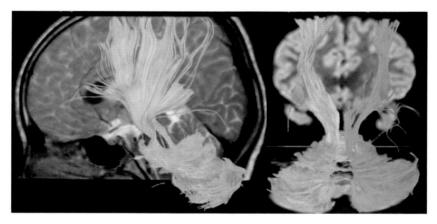

左侧面观 后面观

■ 左侧小脑半球纤维束 ■ 右侧小脑半球纤维束

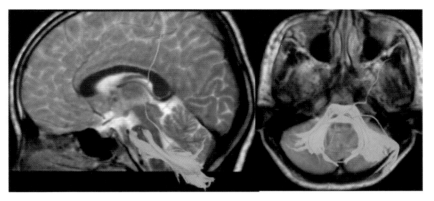

左侧面观 上面观

■ 小脑中脚

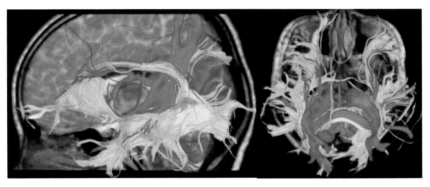

左侧面观 上面观

■ 枕叶联络纤维 ■ 顶叶联络纤维

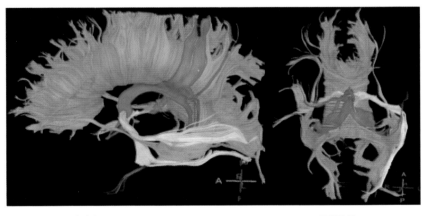

左侧面观 下面观

■ 胼胝体 ■ 穹窿联合 ■ 前联合

Name	Lines	Voxels	FA	ADC [10⁻³mm²/s]	Length [mm]
1 py	18418	8671	0.463±0.199	0.949±0.314	115.75±36.26
1 pzt	26553	19498	0.481±0.197	0.918±0.280	93.33±33.77
1 ql	2036	2159	0.399±0.187	1.277±0.600	57.49±22.69
1 qlh1	394	791	0.497±0.152	0.869±0.130	53.57±34.59
1 qlh2	237	518	0.464±0.168	0.886±0.157	63.41±28.45
2 g1	13693	20049	0.441±0.191	0.905±0.344	45.57±38.83
2 g2	42433	16504	0.343±0.166	0.864±0.195	36.48±23.28
2 g3	38026	16546	0.357±0.163	0.881±0.183	38.33±25.33
2 gs1	1637	1077	0.409±0.152	0.865±0.145	69.95±33.19
2 gs2	3345	2187	0.399±0.158	0.889±0.159	74.66±27.12
2 gzs1	1048	1411	0.454±0.163	0.850±0.128	90.67±21.18
2 gzs2	372	1432	0.440±0.151	0.857±0.104	103.02±20.24
2 kd	2946	2192	0.445±0.174	0.848±0.135	64.75±26.76
2 sezs1	1654	1143	0.353±0.150	1.084±0.423	74.83±19.76
2 sezs2	340	554	0.358±0.137	1.134±0.446	63.54±13.59
2 xezs1	1942	3041	0.461±0.172	0.907±0.282	115.64±39.13
2 xezs2	1776	3463	0.446±0.165	0.930±0.281	133.46±37.44
2 xzs1	2424	2363	0.428±0.165	0.920±0.249	78.04±27.99
2 xzs2	899	1648	0.427±0.147	0.879±0.114	57.32±23.64
3 eq1	4177	2642	0.411±0.167	0.891±0.352	57.23±25.93
3 eq2	6497	3178	0.400±0.163	0.849±0.186	58.90±27.30

Name	Lines	Voxels	FA	ADC [10⁻³mm²/s]	Length [mm]
3 jj	2338	5392	0.498±0.183	0.982±0.753	61.72±43.72
3 jq	641	1185	0.480±0.171	0.978±0.756	62.90±19.00
3 jxn	438	432	0.412±0.175	1.053±0.871	38.40±8.47
3 pc1	354	2521	0.514±0.173	0.892±0.486	116.41±20.73
3 pc2	343	1925	0.498±0.159	0.889±0.424	119.17±16.65
3 pczh1	1343	1231	0.446±0.168	0.916±0.423	72.04±32.72
3 pczh2	1227	1537	0.434±0.162	0.901±0.345	73.11±26.81
3 pj1	408	1580	0.543±0.184	0.909±0.618	119.17±13.19
3 pj2	323	1030	0.505±0.184	0.988±0.801	123.03±26.88
3 pxn1	364	2382	0.507±0.177	0.823±0.138	131.99±17.96
3 pxn2	139	1198	0.494±0.170	0.828±0.134	118.51±25.14
3 ql	32	1114	0.502±0.169	0.843±0.207	172.02±20.76
3 ts	4436	11688	0.475±0.179	0.938±0.532	72.28±37.96
3 ts2	25601	13634	0.441±0.179	0.926±0.433	68.13±34.97
3 ts3	20997	12542	0.432±0.174	0.932±0.428	63.17±35.70
4 dao1	1173	2636	0.405±0.153	0.842±0.152	49.59±26.07
4 dao2	760	1593	0.413±0.144	0.864±0.140	37.52±28.53
4 xn1	18314	8870	0.396±0.191	0.864±0.371	42.00±28.29
4 xn2	16238	7953	0.362±0.187	0.940±0.524	45.19±27.53
4 xnzj	4661	3038	0.445±0.209	0.935±0.472	82.28±24.95
4 zn1	5636	9002	0.453±0.179	0.928±0.375	87.78±31.13
4 zn2	19267	14358	0.445±0.174	0.905±0.293	89.22±43.35

8 岁磁共振 DTI 神经纤维束根数、FA 值

二、9 岁 DTI 成像分析

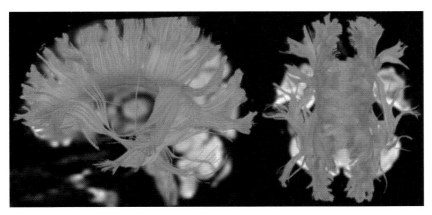

左侧面观　　　　　　　　　　上面观

■ 胼胝体

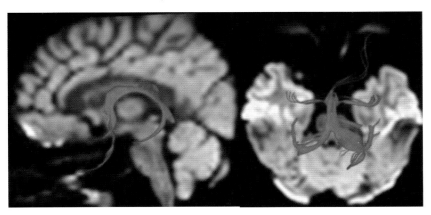

左侧面观　　　　　　　　　　上面观

■ 穹窿联合

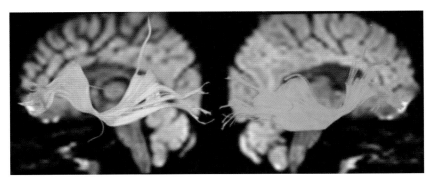

左侧面观　　　　　　　　　　右侧面观

■ 右侧上额枕束　■ 左侧下额枕束

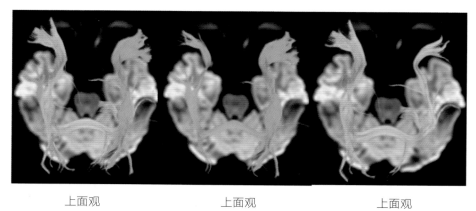

上面观　　　　　　　上面观　　　　　　　上面观

■ 右侧上额枕束　■ 左侧下额枕束

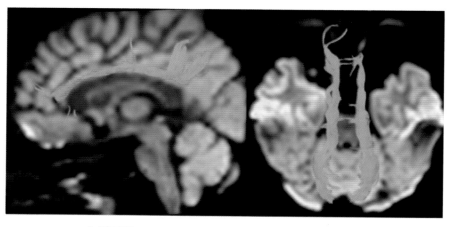

左侧面观　　　　　　　　　上面观

■ 扣带束

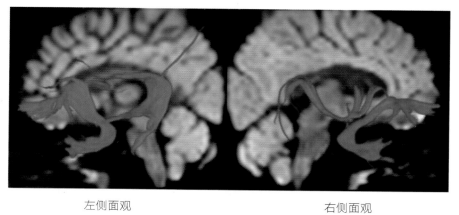

左侧面观　　　　　　　　　右侧面观

■ 钩束　■ 弓状束

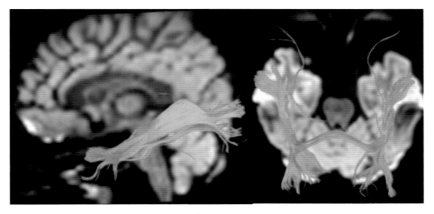

左侧面观   上面观

■ 下纵束

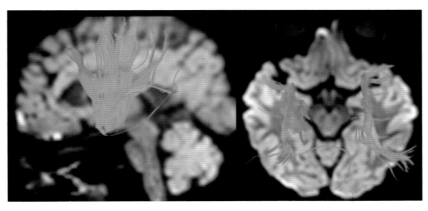

左侧面观   上面观

■ 岛叶纤维束

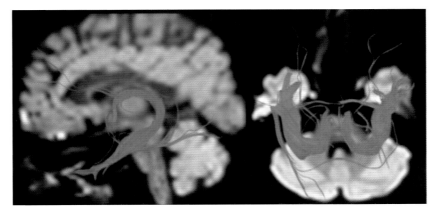

左侧面观   上面观

■ 颞叶丘脑束

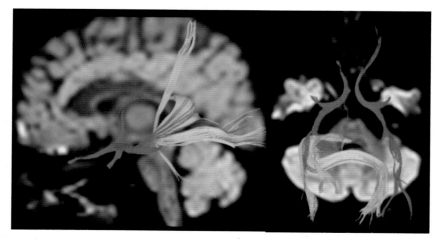

左侧面观　　　　　　　　　　　上面观

■ 视辐射　■ 视神经

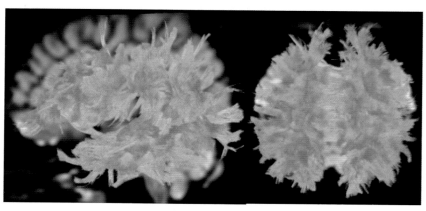

左侧面观　　　　　　　　　　　上面观

■ 弓状纤维

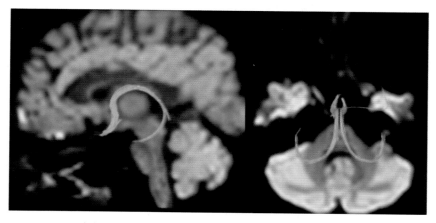

左侧面观　　　　　　　　　　　上面观

■ 乳头体

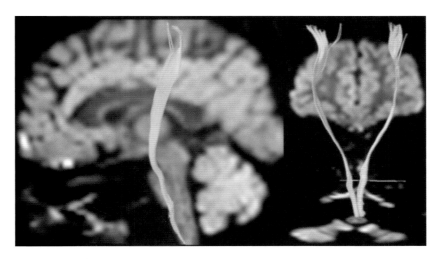

左侧面观   后面观

■ 皮质脊髓束

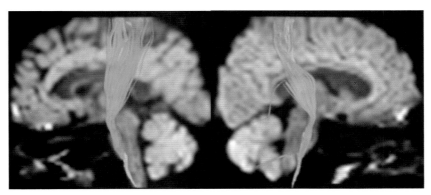

左侧面观   右侧面观

■ 皮质脊髓束 ■ 皮质脑桥束

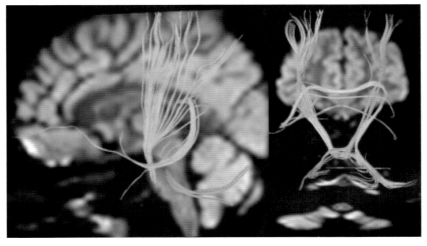

左侧面观   后面观

■ 交叉的皮质小脑束

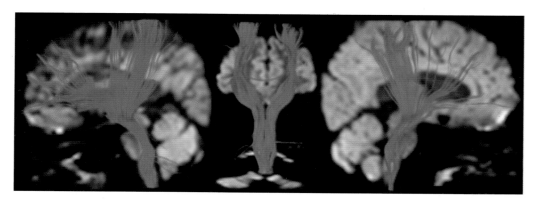

| 左侧面观 | 后面观 | 右侧面观 |

■ 胼胝体侧束

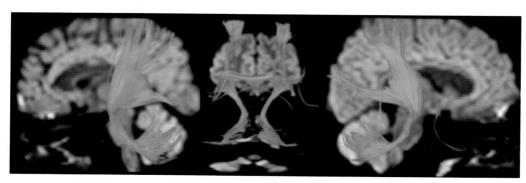

| 左侧面观 | 后面观 | 右侧面观 |

■ 皮质小脑束

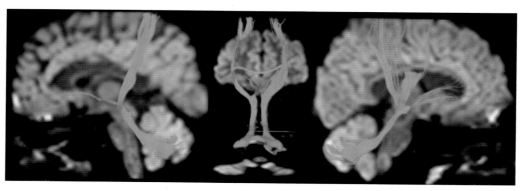

| 左侧面观 | 后面观 | 右侧面观 |

■ 皮质齿状核束

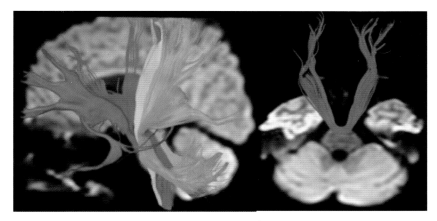

左侧面观　　　　　　　　　　　　后面观

■ 桥连纤维

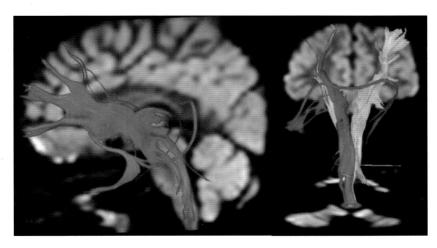

左侧面观　　　　　　　　　　　　后面观

■ 丘脑前辐射

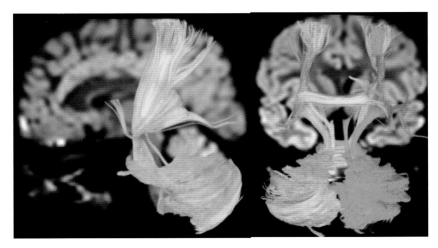

左侧面观　　　　　　　　　　　　后面观

■ 左侧小脑半球纤维束 ■ 右侧小脑半球纤维束

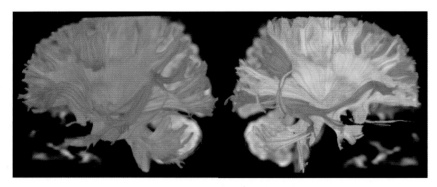

左侧面观　　　　　　　　　　　　右侧面观

■ 胼胝体　■ 左侧内囊走行纤维　■ 右侧内囊走行纤维

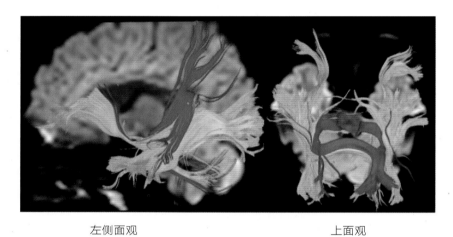

左侧面观　　　　　　　　　　　　上面观

■ 枕叶联络纤维　■ 顶叶联络纤维

Name	Lines	Voxels	FA	ADC [10⁻³mm²/s]	Length [mm]
1 pzt	28047	18737	0.388±0.196	0.927±0.383	88.28±35.99
1 ql	1197	1253	0.316±0.169	1.498±0.802	48.91±24.07
1 qlh1	970	1464	0.397±0.178	0.976±0.391	63.34±36.41
1 qlh2	898	1601	0.379±0.168	1.044±0.497	52.02±33.53
2 g1	16642	25241	0.343±0.186	0.872±0.301	39.83±31.79
2 g2	37246	13723	0.299±0.164	0.878±0.240	37.57±27.43
2 g3	27405	12052	0.308±0.165	0.873±0.231	33.99±22.13
2 gs1	1302	1289	0.313±0.136	0.881±0.194	70.15±21.53
2 gs2	1358	1206	0.328±0.135	0.870±0.156	72.51±22.87
2 gzs1	903	794	0.346±0.151	0.827±0.117	53.27±13.72
2 gzs2	140	364	0.349±0.127	0.809±0.070	62.21±17.61
2 kd	1866	1463	0.324±0.147	0.831±0.126	59.36±20.18
2 xezs1	947	2939	0.426±0.182	0.905±0.319	144.68±67.18
2 xezs2	1755	3053	0.405±0.166	0.900±0.314	141.58±65.73
2 xzs1	1438	1446	0.380±0.155	0.870±0.180	82.23±15.46
2 xzs1.2	679	1710	0.423±0.177	1.045±0.531	183.95±51.15
2 xzs2	466	984	0.356±0.138	0.868±0.147	75.87±15.85
2 xzs2.1	20	590	0.465±0.188	1.036±0.511	169.23±45.32
3 eq1	3160	2493	0.358±0.172	0.894±0.364	55.47±31.56
3 eq2	3605	2373	0.337±0.162	0.873±0.327	53.93±29.31
3 jc-pxn1	45	1468	0.476±0.189	0.875±0.357	194.53±46.84
3 jc-pxn2	15	384	0.499±0.182	0.761±0.121	153.19±8.46
3 jj	862	2848	0.425±0.178	0.994±0.620	56.08±31.48
3 pc1	460	2354	0.437±0.170	0.860±0.343	116.74±21.26
3 pc2	298	1574	0.428±0.172	0.877±0.439	109.89±15.03
3 pczh1	843	832	0.365±0.173	0.991±0.592	61.71±37.96
3 pczh2	909	1216	0.358±0.149	0.924±0.524	66.85±28.01
3 pj1	98	332	0.487±0.198	1.049±0.737	97.71±46.20
3 pj2	114	315	0.461±0.215	1.089±0.834	113.48±25.48
3 pq1	177	812	0.490±0.185	0.895±0.504	109.71±12.92
3 pq2	165	782	0.459±0.198	0.921±0.509	106.15±15.27
3 pxn1	481	1777	0.438±0.197	0.824±0.261	128.48±24.34
3 pxn2	409	1471	0.441±0.183	0.842±0.291	124.47±26.79
3 ql	109	1594	0.434±0.178	0.807±0.163	166.36±25.50
3 ts	2037	9195	0.414±0.181	0.935±0.532	77.97±40.47
3 ts2	18967	11943	0.378±0.184	0.943±0.463	64.97±37.83
3 ts3	20728	12837	0.362±0.176	0.965±0.502	66.15±35.49
3 xnzj1	858	1178	0.347±0.198	1.160±0.893	68.01±20.95
4 dao1	489	1198	0.358±0.164	0.818±0.106	40.26±21.20

9 岁磁共振 DTI 神经纤维束根数、FA 值

三、10 岁 DTI 成像分析

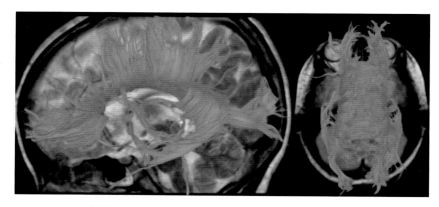

左侧面观　　　　　　　　　　　上面观

■ 胼胝体

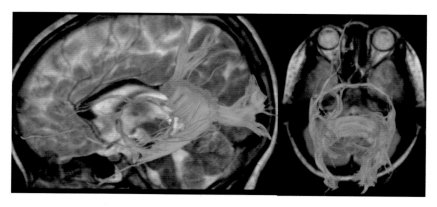

左侧面观　　　　　　　　　　　上面观

■ 胼胝体压部纤维束

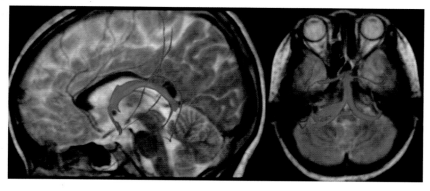

左侧面观　　　　　　　　　　　上面观

■ 穹窿联合

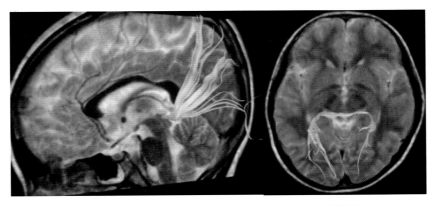

左侧面观   上面观

■ 后联合

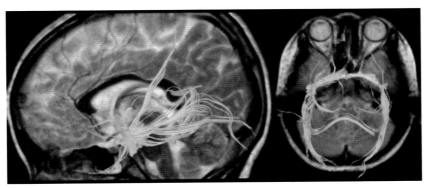

左侧面观   上面观

■ 前联合

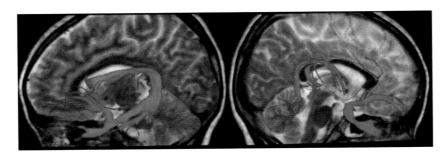

左侧面观   右侧面观

■ 钩束 ■ 弓状束

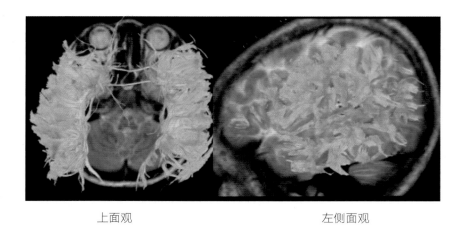

上面观 　　　　　　　　　　　　　左侧面观

■ 弓状纤维

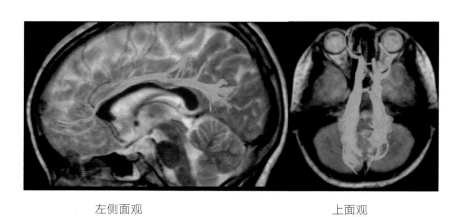

左侧面观 　　　　　　　　　　　　　上面观

■ 扣带束

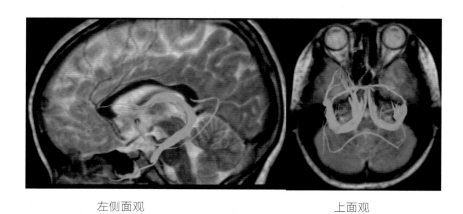

左侧面观 　　　　　　　　　　　　　上面观

■ 上额枕束

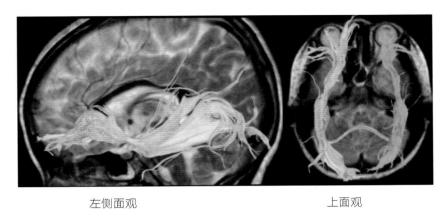

左侧面观　　　　　　　　　　上面观

■ 左侧下额枕束　■ 右侧下额枕束

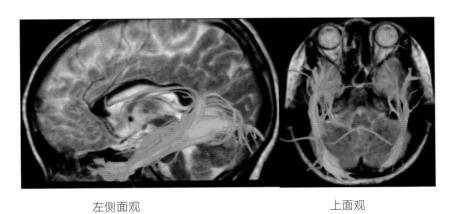

左侧面观　　　　　　　　　　上面观

■ 下纵束

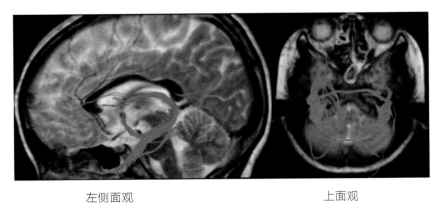

左侧面观　　　　　　　　　　上面观

■ 颞叶丘脑束

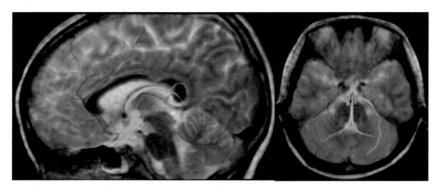

左侧面观　　　　　　　　　　上面观

■ 乳头体

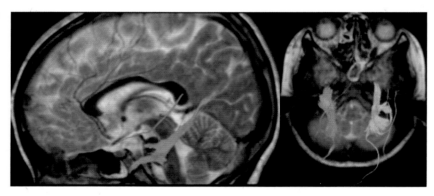

左侧面观　　　　　　　　　　上面观

■ 左侧海马纤维束　■ 右侧海马纤维束

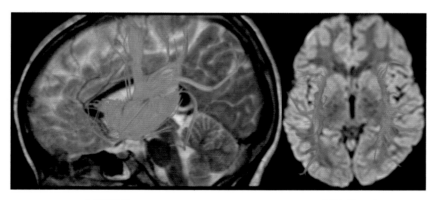

左侧面观　　　　　　　　　　上面观

■ 岛叶纤维束

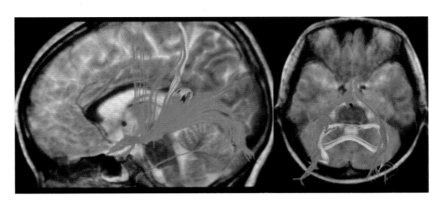

左侧面观　　　　　　　　　　　上面观

■ 视辐射　■ 视神经

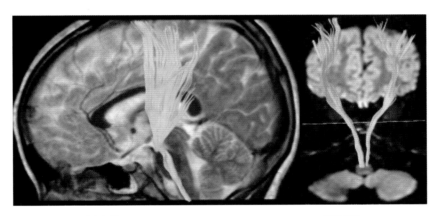

左侧面观　　　　　　　　　　　后面观

■ 皮质脊髓束

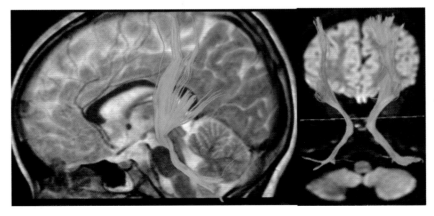

左侧面观　　　　　　　　　　　后面观

■ 皮质小脑束

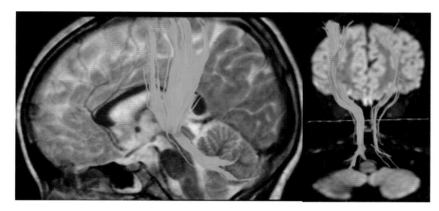

左侧面观 　　　　　　　　　　 后面观

■ 皮质齿状核束

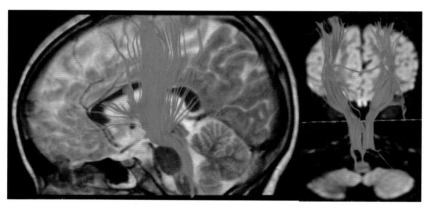

左侧面观 　　　　　　　　　　 后面观

■ 胼胝体侧束

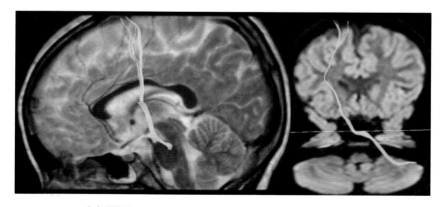

左侧面观 　　　　　　　　　　 后面观

■ 交叉的皮质小脑束

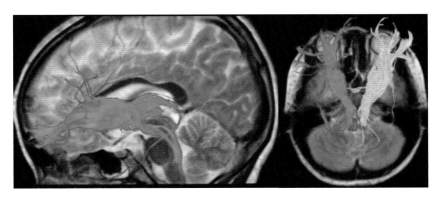

左侧面观	上面观

■■ 丘脑前辐射

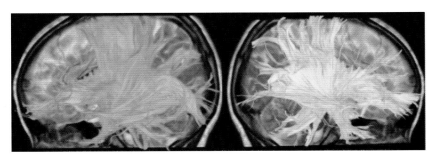

左侧面观	右侧面观

■ 左侧内囊走行纤维　■ 右侧内囊走行纤维

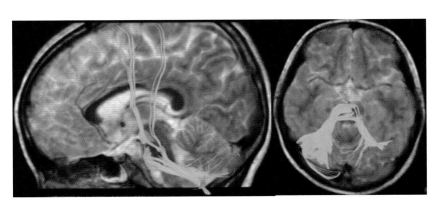

左侧面观	下面观

■ 小脑中脚

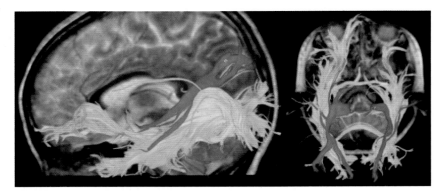

左侧面观　　　　　　　　　　　上面观

■ 枕叶到颞叶纤维束　■ 顶叶到颞叶纤维束

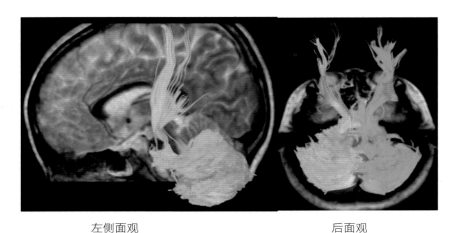

左侧面观　　　　　　　　　　　后面观

■ 左侧小脑纤维束　■ 右侧小脑纤维束

表 3-2　10 岁磁共振 DTI 神经纤维束根数、FA 值等指标

	Lines	Voxels	FA	ADC $[10^{-3}\,mm^2/s]$	Length $[mm]$
胼胝体	31635	15953	0.458±0.202	1.005±0.465	78.09±32.66
穹窿联合	1148	1139	0.337±0.180	1.622±0.782	53.79±21.48
两侧扣带束	2980	2372	0.409±0.167	0.866±0.184	64.48±20.40
左侧上额枕束	1083	1018	0.399±0.196	1.079±0.470	48.65±20.40
右侧上额枕纵束	502	607	0.393±0.105	1.155±0.500	50.61±16.45
左侧下额枕束	1480	2974	0.459±0.165	0.879±0.235	122.48±33.39
右侧下额枕束	1468	2213	0.444±0.152	0.097±0.257	85.12±25.06
左侧皮质脊髓束	232	1027	0.522±0.181	0.891±0.270	121.00±15.74
右侧皮质脊髓束	109	700	0.502±0.184	0.899±0.265	113.86±14.34

四、11 岁 DTI 成像分析

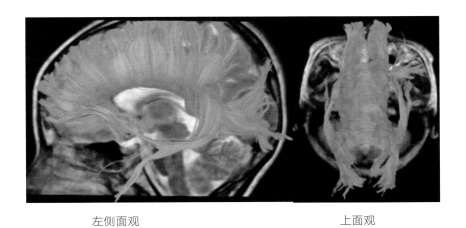

左侧面观   上面观

■ 胼胝体

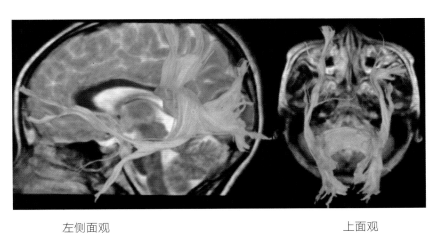

左侧面观   上面观

■ 胼胝体压部纤维束

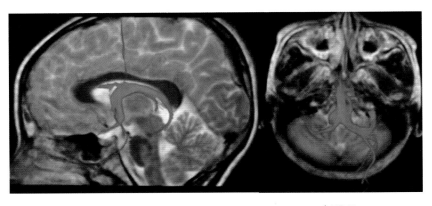

左侧面观   上面观

■ 穹窿联合

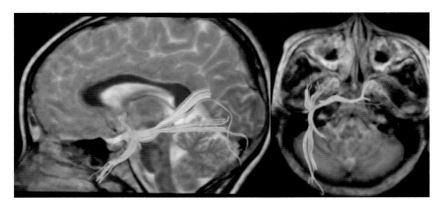

左侧面观　　　　　　　　　　上面观

■ 前联合

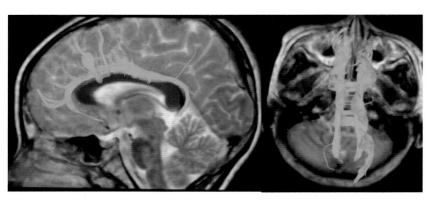

左侧面观　　　　　　　　　　上面观

■ 扣带束

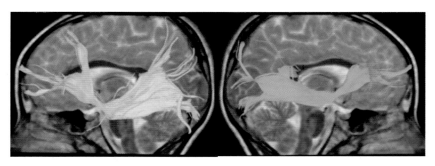

左侧面观　　　　　　　　　　右侧面观

■ 左侧下额枕束　　■ 右侧下额枕束

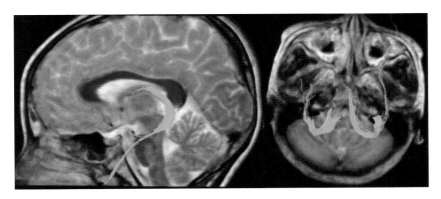

左侧面观   上面观

■ 上额枕束

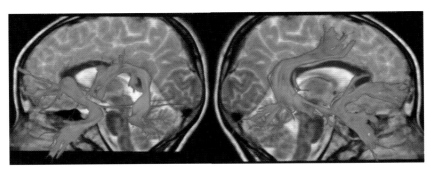

左侧面观   右侧面观

■ 钩束 ■ 弓状束

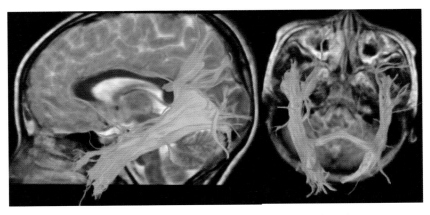

左侧面观   上面观

■ 下纵束

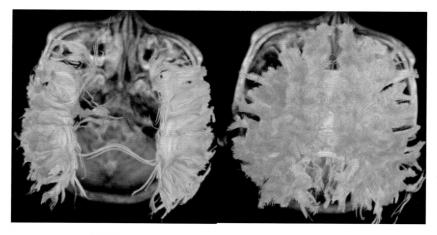

上面观   上面观

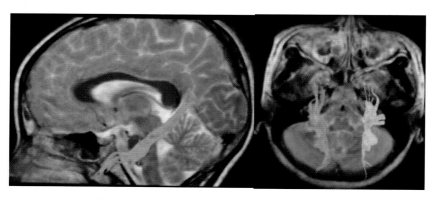

左侧面观   上面观

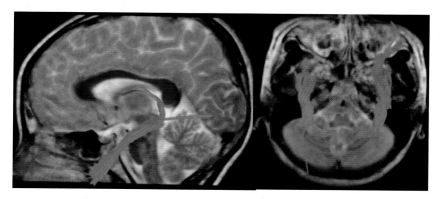

左侧面观   上面观

■ 颞叶丘脑束　■ 弓状纤维　■ 左侧海马纤维束　■ 右侧海马纤维束

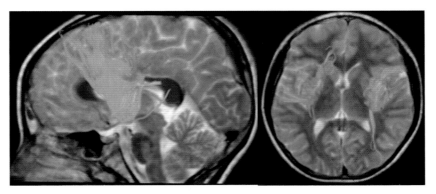

左侧面观   上面观

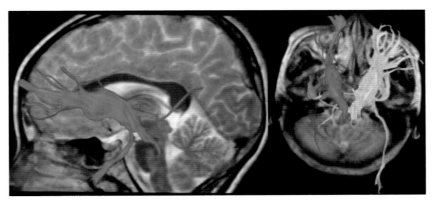

左侧面观   上面观

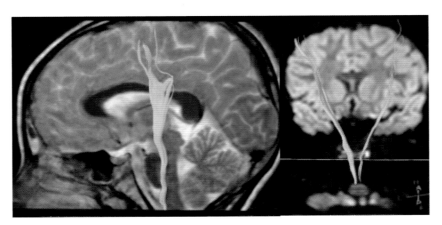

左侧面观   后面观

■ 岛叶纤维束   ■ 丘脑前辐射   ■ 皮质脊髓束

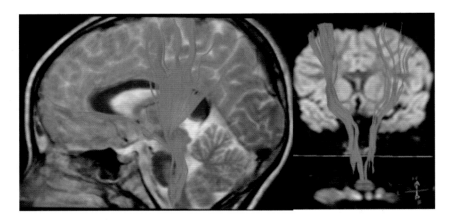

左侧面观　　　　　　　　　　　　　上面观

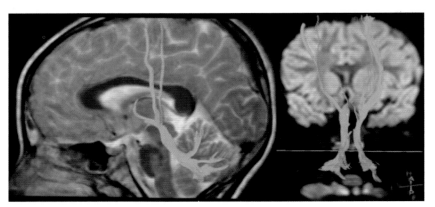

左侧面观　　　　　　　　　　　　　后面观

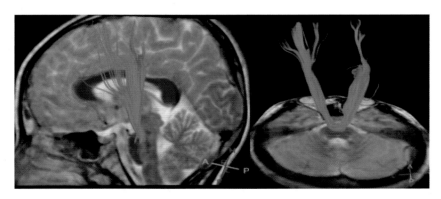

左侧面观　　　　　　　　　　　　　后面观

■ 皮质齿状核束　■ 胼胝体侧束　■ 桥连纤维

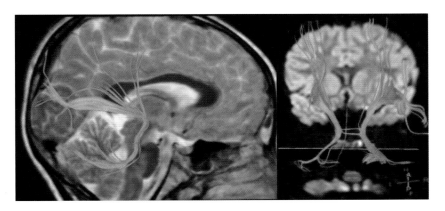

右侧面观　　　　　　　　　　　　后面观

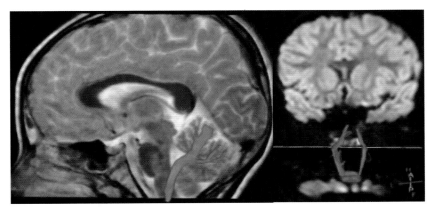

左侧面观　　　　　　　　　　　　后面观

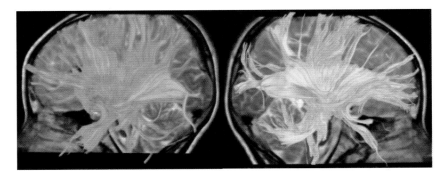

左侧面观　　　　　　　　　　　　右侧面观

■ 脊髓小脑束 ■ 皮质小脑束 ■ **左侧内囊走行纤维** ■ 右侧内囊走行纤维

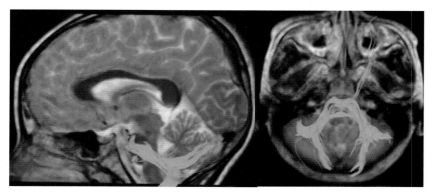

左侧面观　　　　　　　　　　上面观

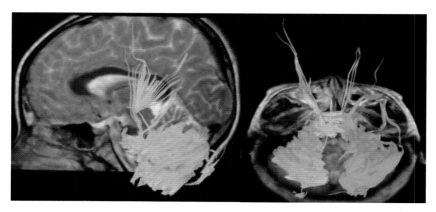

左侧面观　　　　　　　　　　上面观

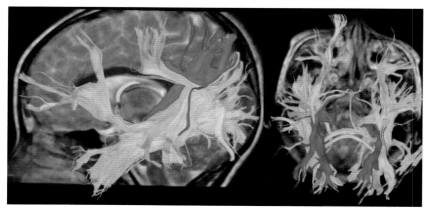

左侧面观　　　　　　　　　　上面观

■ 小脑中脚　■ 左侧小脑纤维束　■ 右侧小脑纤维束　■ 枕叶到颞叶纤维束　■ 顶叶到颞叶纤维束

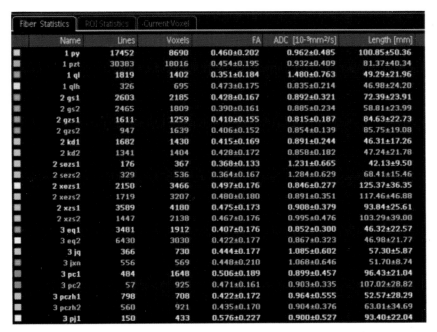

Name	Lines	Voxels	FA	ADC [10⁻³mm²/s]	Length [mm]
1 py	17452	8690	0.460±0.202	0.962±0.485	100.85±50.36
1 pzt	30383	18016	0.454±0.195	0.932±0.409	81.37±40.34
1 ql	1819	1402	0.351±0.184	1.480±0.763	49.29±21.96
1 qlh	326	695	0.473±0.175	0.835±0.214	46.98±24.20
2 gs1	2603	2185	0.428±0.167	0.892±0.321	72.39±23.91
2 gs2	2465	1809	0.390±0.161	0.885±0.234	58.81±23.99
2 gzs1	1611	1259	0.410±0.155	0.815±0.187	84.63±22.73
2 gzs2	947	1639	0.406±0.152	0.854±0.139	85.75±19.08
2 kd1	1682	1430	0.415±0.169	0.891±0.244	46.31±17.26
2 kd2	1341	1404	0.428±0.172	0.858±0.182	47.24±21.78
2 sezs1	176	367	0.368±0.133	1.231±0.665	42.13±9.50
2 sezs2	329	536	0.364±0.167	1.284±0.629	68.41±15.46
2 xezs1	2150	3466	0.497±0.176	0.846±0.277	125.37±36.35
2 xezs2	1719	3207	0.480±0.180	0.891±0.351	117.46±46.88
2 xzs1	3589	4180	0.475±0.173	0.908±0.379	93.84±25.61
2 xzs2	1447	2138	0.467±0.176	0.995±0.476	103.29±39.00
3 eq1	3481	1912	0.407±0.176	0.852±0.300	46.32±22.57
3 eq2	6430	3030	0.422±0.177	0.867±0.323	46.98±21.77
3 jq	366	730	0.444±0.177	1.085±0.602	57.30±5.87
3 jxn	556	569	0.448±0.210	1.068±0.646	51.70±8.74
3 pc1	484	1648	0.506±0.189	0.899±0.457	96.43±21.04
3 pc2	57	925	0.471±0.161	0.903±0.335	107.02±28.82
3 pczh1	798	708	0.422±0.172	0.964±0.555	52.57±28.29
3 pczh2	560	921	0.435±0.170	0.904±0.376	63.01±34.69
3 pj1	150	433	0.576±0.227	0.900±0.527	93.40±22.04

Name	Lines	Voxels	FA	ADC [10⁻³mm²/s]	Length [mm]
3 pj1	150	433	0.576±0.227	0.900±0.527	93.40±22.04
3 pj2	11	245	0.513±0.186	0.950±0.479	88.77±34.48
3 pxn1	3	149	0.560±0.191	0.812±0.257	108.67±14.83
3 pxn2	50	669	0.492±0.165	0.852±0.278	119.16±25.16
3 ql	6	344	0.594±0.188	0.773±0.104	158.55±15.34
3 ts	3641	8776	0.478±0.186	0.927±0.470	61.20±34.44
3 ts2	21954	11829	0.439±0.189	0.921±0.463	56.20±28.53
3 ts3	21305	10804	0.424±0.177	0.932±0.414	55.86±28.11
4 dao1	1178	1742	0.384±0.157	0.790±0.153	37.80±16.61
4 dao2	809	1328	0.411±0.163	0.843±0.188	27.09±22.75
4 hm1	1184	763	0.354±0.167	0.995±0.471	37.18±14.90
4 hm2	1075	649	0.314±0.136	1.011±0.418	25.18±10.49
4 nq1	1689	901	0.417±0.162	0.998±0.433	67.43±10.22
4 nq2	603	785	0.422±0.155	0.918±0.273	47.33±23.03
4 sfs1	196	522	0.472±0.168	0.858±0.350	69.86±15.32
4 sfs2	1566	1620	0.433±0.163	0.860±0.245	63.44±16.14
4 ssj	270	689	0.423±0.193	1.296±0.736	22.36±15.87
4 xn1	18770	6369	0.386±0.187	0.877±0.439	33.99±14.25
4 xn2	23340	7547	0.371±0.174	0.911±0.462	43.02±17.13
4 xnzj	1505	1923	0.458±0.193	0.936±0.541	63.03±20.83
4 zn1	1903	2909	0.457±0.170	0.872±0.328	70.77±26.10
4 zn2	15696	12412	0.429±0.170	0.872±0.309	78.30±29.43
6 g1	33919	33856	0.387±0.186	0.903±0.328	39.66±27.68
6 g2	26062	11996	0.357±0.173	0.855±0.294	37.20±26.52
6 g3	28161	11903	0.338±0.161	0.876±0.229	38.19±24.90

11 岁磁共振 DTI 神经纤维束根数、FA 值

五、12 岁 DTI 成像分析

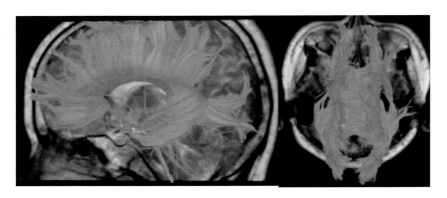

左侧面观　　　　　　　　上面观

■ 胼胝体

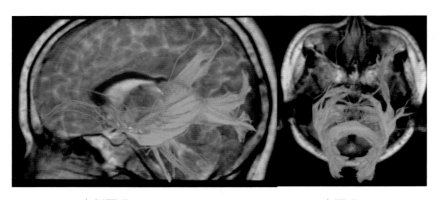

左侧面观　　　　　　　　上面观

■ 胼胝体压部纤维束

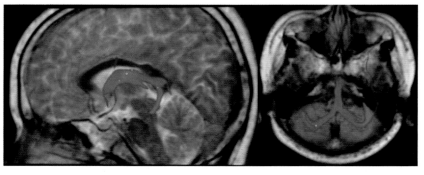

左侧面观　　　　　　　　上面观

■ 穹窿联合

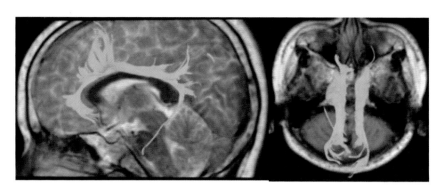

左侧面观 上面观

■ 扣带束

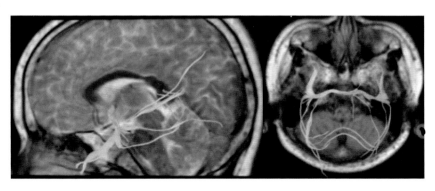

左侧面观 上面观

■ 前联合

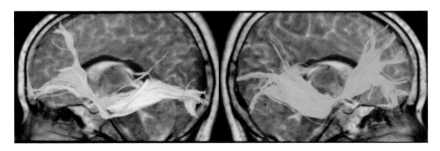

左侧面观 右面观

■ 左侧下额枕束 ■ 右侧下额枕束

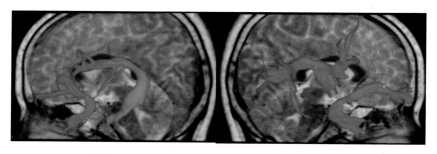

左侧面观　　　　　　　　　右侧面观

■ 钩束 ■ 弓状束

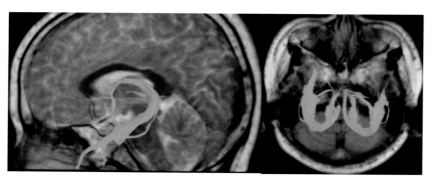

左侧面观　　　　　　　　　上面观

■ 上额枕束

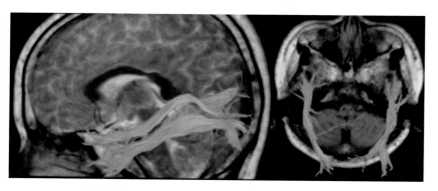

左侧面观　　　　　　　　　上面观

■ 下纵束

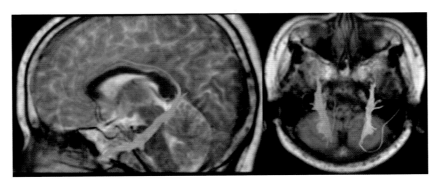

左侧面观　　　　　　　　　　上面观

■ 左侧海马纤维束　■ 右侧海马纤维束

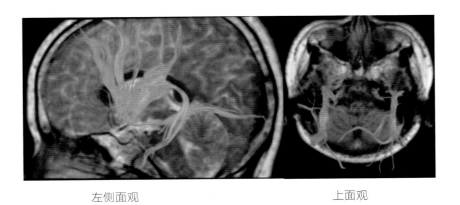

左侧面观　　　　　　　　　　上面观

■ 岛叶纤维束

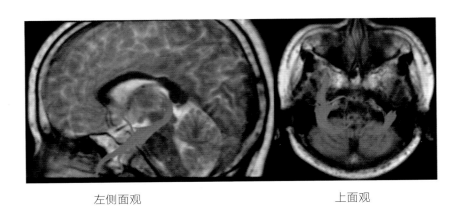

左侧面观　　　　　　　　　　上面观

■ 颞叶丘脑束

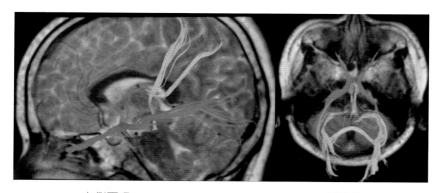

左侧面观   上面观

■ 视辐射 ■ 视神经

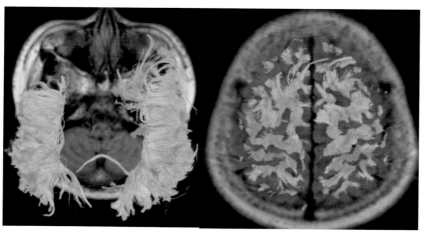

上面观   上面观

■ 弓状纤维

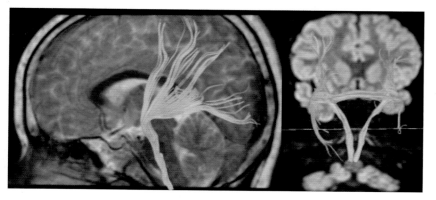

左侧面观   后面观

■ 皮质脊髓束

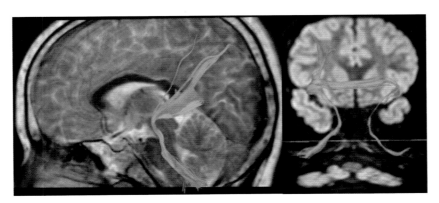

左侧面观　　　　　　　　　后面观

■ 皮质小脑束

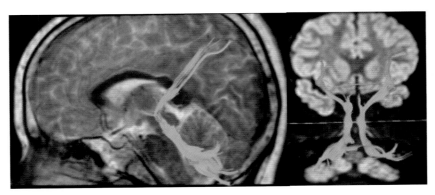

左侧面观　　　　　　　　　后面观

■ 皮质齿状核束

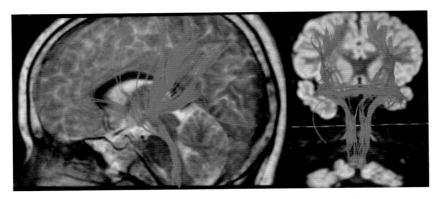

左侧面观　　　　　　　　　后面观

■ 胼胝体侧束

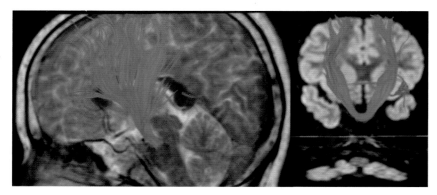

左侧面观   后面观

■ 桥连纤维

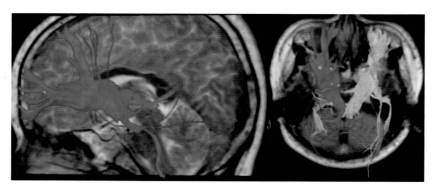

左侧面观   上面观

■■ 丘脑前辐射

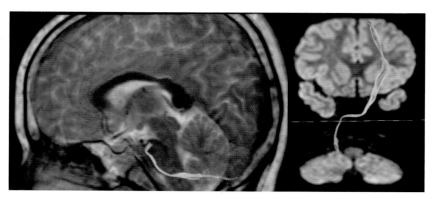

左侧面观   后面观

■ 交叉的皮质小脑束

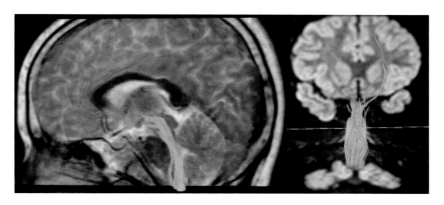

左侧面观   后面观

■ 脊髓丘脑束

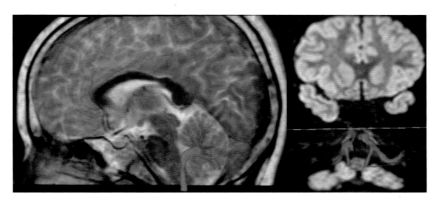

左侧面观   后面观

■ 脊髓小脑束

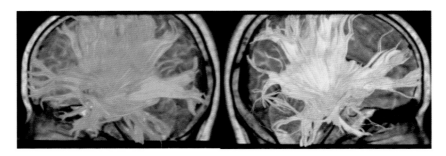

左侧面观   右侧面观

■ 左侧内囊走行纤维   ■ 右侧内囊走行纤维

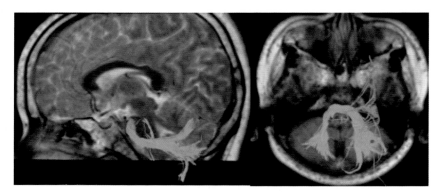

左侧面观　　　　　　　　　　上面观

■ 小脑中脚

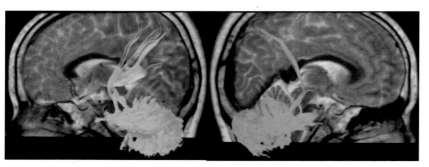

左侧面观　　　　　　　　　　右侧面观

■ 左侧小脑纤维束　■ 右侧小脑纤维束

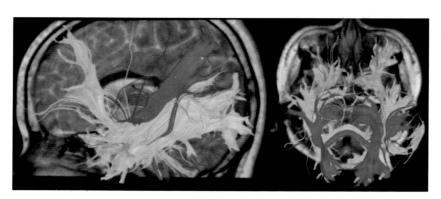

左侧面观　　　　　　　　　　上面观

■ 枕叶到颞叶纤维束　■ 顶叶到颞叶纤维束

Fiber Statistics	RDI Statistics	Current Voxel			
Name	Lines	Voxels	FA	ADC [10⁻³mm²/s]	Length [mm]
1 py	16940	10154	0.457±0.201	1.024±0.504	117.18±43.63
1 pzt	27893	20355	0.462±0.193	1.013±0.584	88.77±37.53
1 ql	2387	1347	0.321±0.175	1.770±0.820	52.99±23.34
1 qlh1	183	748	0.476±0.169	0.938±0.257	65.72±29.14
1 qlh2	167	385	0.446±0.140	0.919±0.152	53.64±17.21
2 gs1	775	898	0.382±0.144	0.912±0.177	59.08±24.21
2 gs2	2181	1513	0.366±0.147	0.910±0.165	74.63±24.94
2 gzs1	768	1060	0.439±0.156	0.832±0.134	93.51±18.66
2 gzs2	2161	1642	0.394±0.151	0.909±0.460	60.61±16.98
2 kd	4853	2771	0.411±0.175	0.886±0.254	66.38±19.85
2 sezs1	1683	1185	0.369±0.138	1.018±0.359	67.39±22.85
2 sezs2	1122	1071	0.352±0.156	1.295±0.623	65.16±23.69
2 xezs1	1328	2650	0.466±0.165	0.895±0.251	116.52±30.83
2 xezs2	3342	4380	0.428±0.179	1.024±0.479	117.55±38.18
2 xzs1	1319	1876	0.431±0.161	0.899±0.235	83.74±24.63
2 xzs2	790	1661	0.406±0.142	0.901±0.125	74.51±20.31
3 eq1	7305	3837	0.409±0.167	0.880±0.279	47.95±24.02
3 eq2	7147	4105	0.404±0.169	0.877±0.263	51.46±26.07
3 jc-pxn	10	344	0.475±0.155	0.973±0.657	129.15±37.00
3 jj	1423	3464	0.478±0.177	0.956±0.402	40.13±25.31
3 jq	947	1230	0.468±0.172	0.969±0.408	56.33±8.93
3 jxn	513	575	0.412±0.169	0.918±0.425	41.73±10.07
3 pc1	112	1602	0.504±0.166	0.855±0.213	119.52±35.87
3 pc2	254	2410	0.499±0.163	0.878±0.252	109.88±28.21

Fiber Statistics	RDI Statistics	Current Voxel			
Name	Lines	Voxels	FA	ADC [10⁻³mm²/s]	Length [mm]
3 pczh1	1438	919	0.410±0.170	0.939±0.422	43.14±16.51
3 pczh2	716	1021	0.427±0.168	0.927±0.380	69.57±45.00
3 pj1	266	1403	0.534±0.186	0.867±0.261	74.29±52.70
3 pj2	189	1021	0.507±0.172	0.914±0.295	79.21±38.80
3 pxn1	164	889	0.531±0.183	0.878±0.219	109.30±43.52
3 pxn2	11	97	0.414±0.172	0.875±0.309	54.98±5.47
3 ql	294	3232	0.504±0.154	0.885±0.457	162.66±37.48
3 ts	4220	10980	0.471±0.172	0.940±0.474	74.99±45.26
3 ts2	27923	16942	0.441±0.178	0.964±0.499	67.07±39.74
3 ts3	24189	14778	0.432±0.177	0.968±0.505	61.63±39.01
4 dao1	866	1483	0.403±0.160	0.860±0.190	43.09±26.03
4 dao2	720	1813	0.423±0.155	0.863±0.363	41.80±26.78
4 hm1	831	655	0.348±0.163	0.941±0.316	35.61±11.41
4 hm2	778	519	0.340±0.142	0.943±0.270	32.29±12.16
4 nq1	819	710	0.388±0.139	0.942±0.268	56.31±22.73
4 nq2	307	291	0.403±0.143	0.976±0.345	31.57±6.65
4 rtt	277	355	0.316±0.152	1.641±0.761	25.98±15.68
4 sfs1	29	355	0.431±0.126	0.826±0.132	77.77±11.53
4 sfs2	312	1075	0.491±0.180	0.895±0.259	78.88±22.72
4 ssj	698	1199	0.415±0.190	1.352±0.761	39.35±24.32
4 xn1	15826	7211	0.350±0.179	0.868±0.371	29.21±17.69
4 xn2	17057	6853	0.327±0.159	0.897±0.404	37.79±19.88
4 xnzj	3017	3208	0.429±0.176	0.985±0.589	72.23±24.24
4 zn1	5201	7342	0.443±0.178	0.896±0.279	90.48±29.20

12 岁磁共振 DTI 神经纤维束根数、FA 值

第四章 胎儿脑发育病例分析

第一节 正常胎儿脑发育

一、25 周 $^{+4}$，单胎、头位

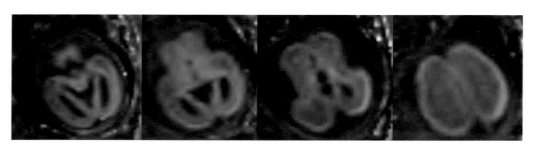

DWI

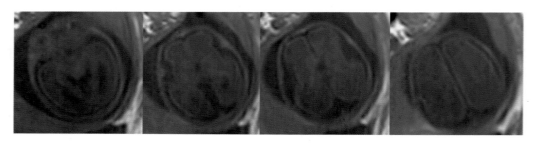

T_1

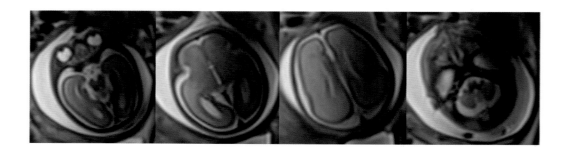

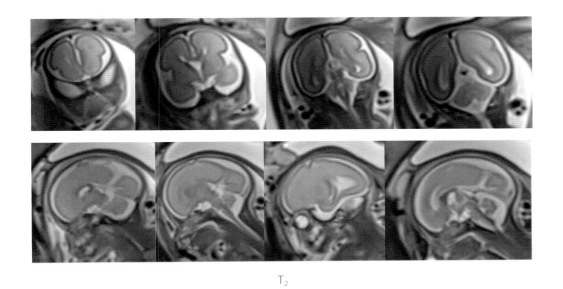

T₂

二、32 周，单胎、头位

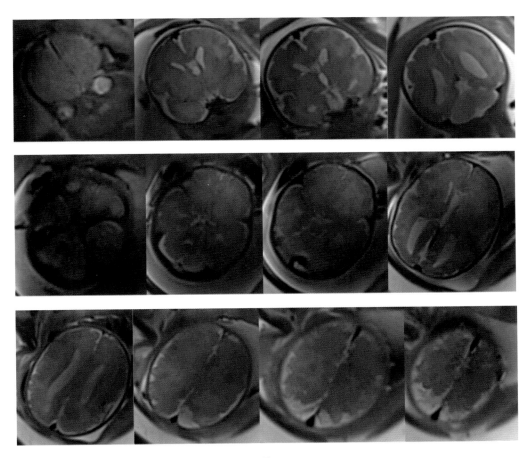

T₁

三、32 周，单胎、头位

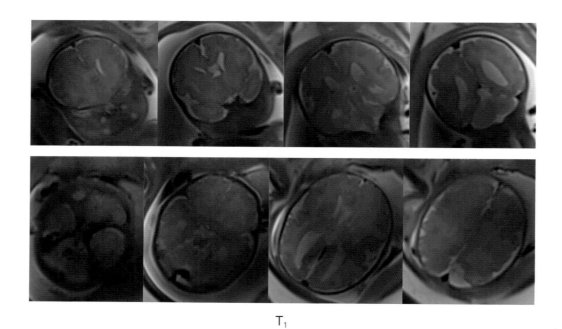

T_1

四、35 周 [+3]，单胎、头位

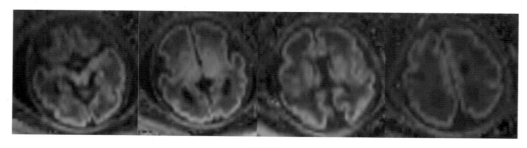

DWI

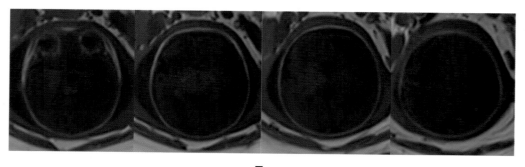

T_1

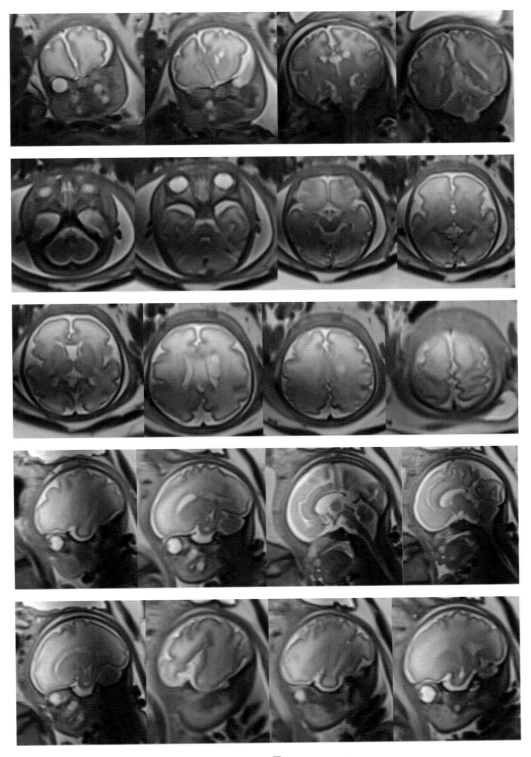

T_2

第二节 胎儿脑出血

一、胎儿右侧脑室内出血，左侧脑室室管膜下出血，双侧脑室明显增宽

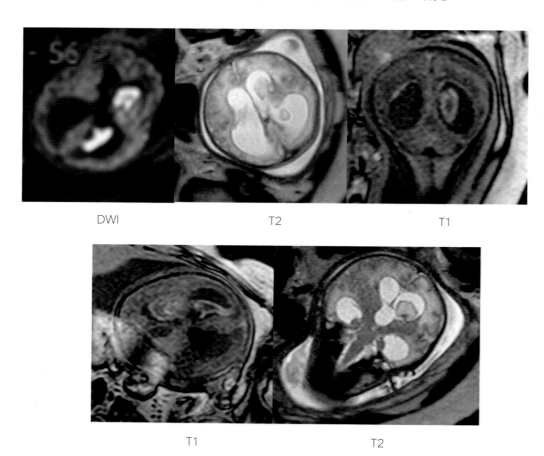

DWI   T2   T1

T1   T2

二、胎儿左侧大脑半球外侧血肿

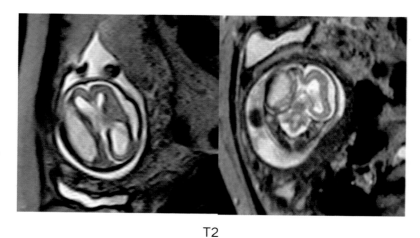

T2

三、32 周，单胎、头位、双侧侧脑室扩张并右侧室管膜下出血

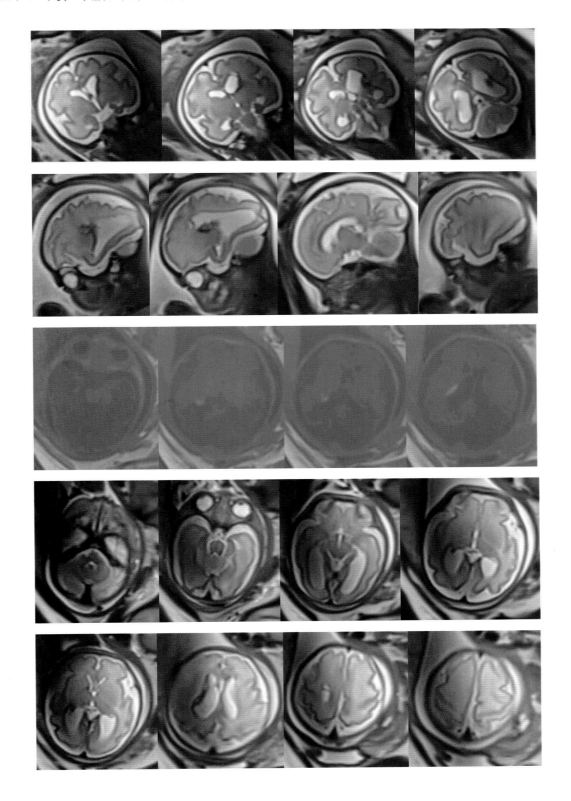

第三节 胎儿胼胝体发育不全

一、胼胝体缺如

病例1：双侧脑室体部平行分离，后角稍宽，大脑半球间裂增宽，考虑胼胝体缺如。

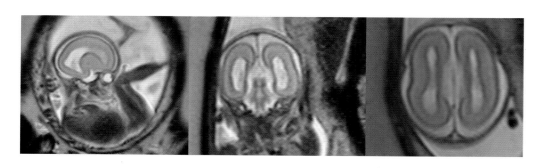

病例2：胎儿双侧脑室体后部平行分离，中线区蛛网膜下隙增宽，透明隔间腔未见，胼胝体未见，考虑胼胝体缺如。

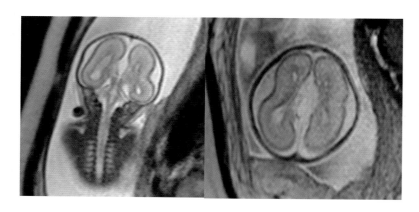

病例3：胎儿双侧脑室体后部平行分离，中线区蛛网膜下隙增宽，透明隔未见，胼胝体未见，考虑胼胝体缺如。

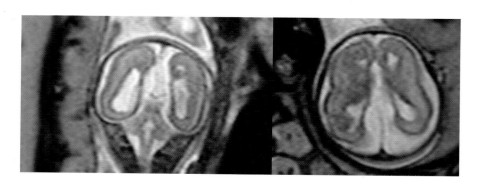

二、胼胝体发育不良并脑积水

21 周，单胎、头位，胼胝体发育不良并脑积水。

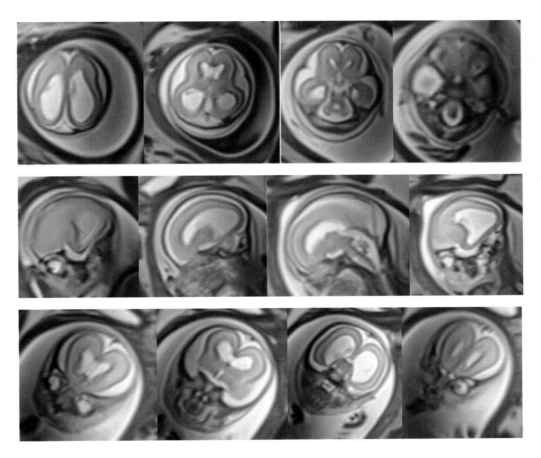

三、胼胝体发育不良

24 周 $^{+1}$，单胎、头位。

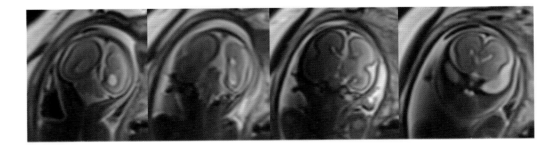

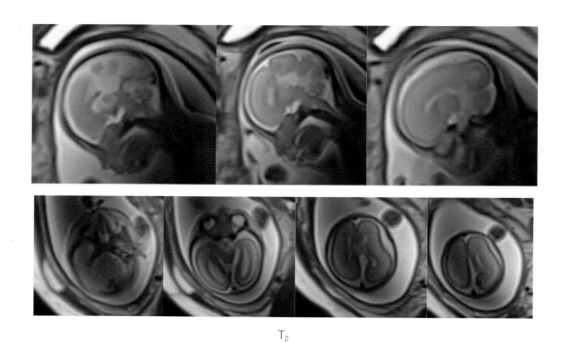

T_2

四、皮质发育不良、胼胝体缺如、纵裂池囊肿侧脑室扩张

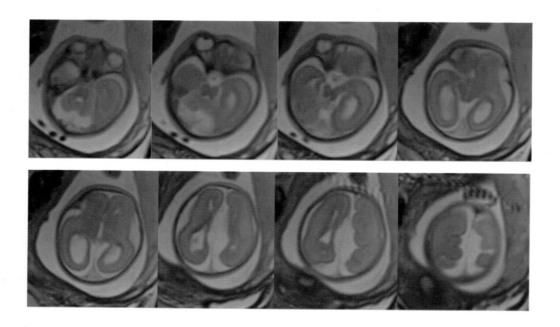

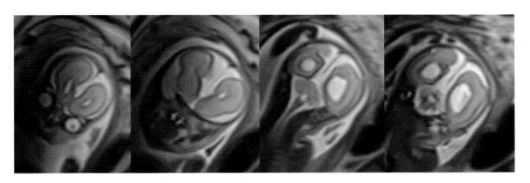

T₂

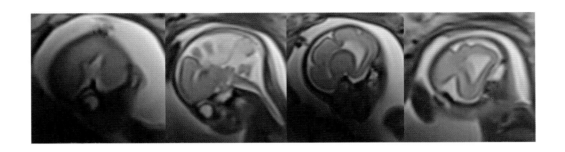

第四节　胎儿蛛网膜囊肿

胎儿左侧额颞部蛛网膜囊肿，左额颞叶受压，脑回欠规则。

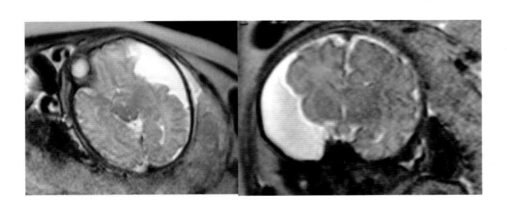

第五节 胎儿脑室增大

双侧额顶叶及脑室旁白质区 T_2WI 信号偏高；左侧脑室后角宽约 13.0mm，右侧脑室后角宽约 13.4mm。

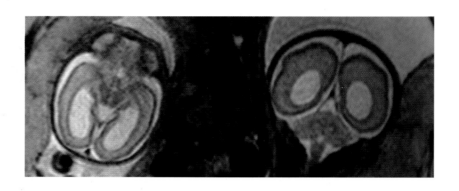

第六节 胎儿灰质异位

病例：双侧脑室明显扩张；侧脑室壁结节状 T_2WI 稍低信号，灰质异位不能排除。

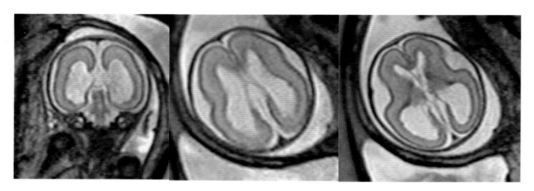

T_2

第五章 新生儿脑疾病 DTI 成像分析

第一节 新生儿缺血缺氧 DTI 成像分析

新生儿缺氧缺血性脑病（hypoxie-ischemic encephalopathy，HIE）是由于各种围生期窒息，引起的部分或完全缺氧、脑血流减少或暂停，而导致胎儿或新生儿的脑损伤。早产儿的发生率明显高于足月儿。缺氧是发病的核心，其中围生期窒息，是最主要的病因。

HIE 深部白质在 T_1WI 可见对称性点片状高信号，或沿侧脑室壁条状高信号。病理基础为大脑深部静脉淤血、扩张或出血性梗死所致。T_1WI 上内囊后肢若丧失其正常高信号，是早期脑损伤的敏感征象。但早产儿髓鞘化形成未能如足月儿般完善。因此，内囊后肢高信号适用于损伤后第一周末的早产儿。内囊后肢髓鞘信号缺乏的病理基础为水肿或梗死。

早产儿因其脑发育成熟度不足，新陈代谢旺盛，耗氧量大，易发生缺氧缺血性损伤，缺氧缺血的病变区域在脑室室管膜下的生发层，脑室周围的白质区动脉末梢区供血少，也是缺氧缺血的好发区，足月儿相对发育成熟，大脑的终末供血区外移达皮层，故足月儿易发生大脑皮层层状出血、坏死、液化及囊变。

病例：男，6 个月，手指轻微能动，其他反射消失，生后有窒息史。

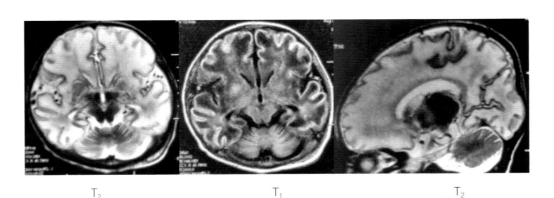

T₂   T₁   T₂

出生后 20 天 MRI

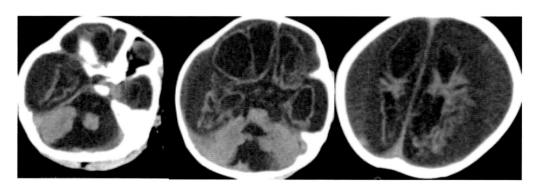

出生后 6 个月 CT

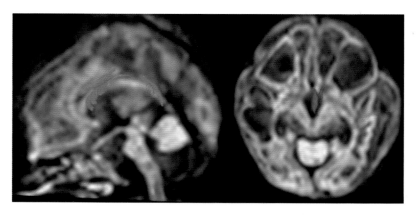

左侧面观 上面观

■ 胼胝体 ■ 穹窿联合

　　图中显示胼胝体体部仅有少量纤维束，未达皮层。前钳、后钳及胼胝体毯部消失；穹窿联合、乳头体、两侧投射纤维的纤维束明显减少、破坏，少量皮质脊髓束到达皮层。

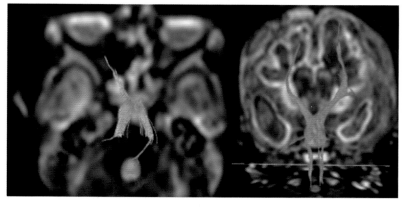

上面观 后面观

■ 乳头体 ■ 投射纤维

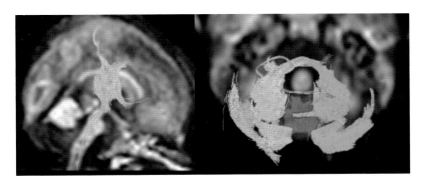

右侧面观　　　　　　　　　　　　　　上面观

■ 右侧内囊走行纤维　■ 左侧小脑半球　■ 右侧小脑半球

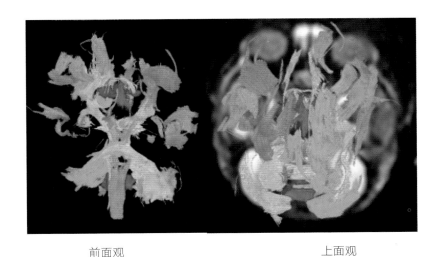

前面观　　　　　　　　　　　　　　上面观

■■■■■断裂的脑内纤维束　■ 投射纤维　■ 乳头体　■ 左侧小脑半球　■ 右侧小脑半球

大脑内神经纤维束均破坏明显，连续性中断，脑干及小脑破坏相对较轻。

第二节　缺血缺氧脑病后遗康复后 DTI 成像分析

病例 1：男，3 岁，出生后有窒息史，右手运动不灵活，右侧足下垂。左侧额颞叶软化灶，左侧脑室扩张。

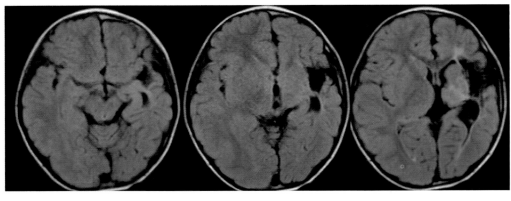

FLAIR　　　　　　　FLAIR　　　　　　　FLAIR

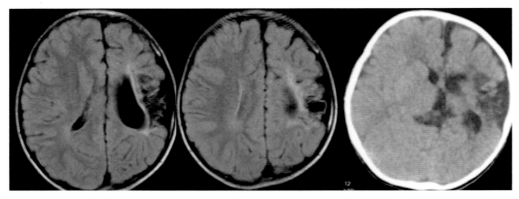

FLAIR　　　　　　　FLAIR　　　　　　　CT

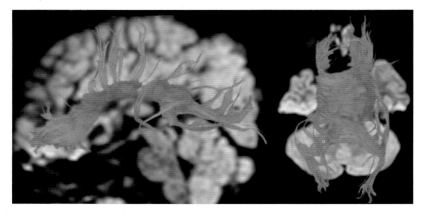

左侧面观　　　　　　　　　　上面观

■ 胼胝体

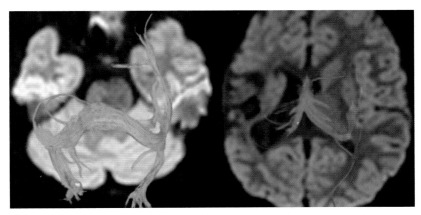

上面观　　　　　　　　　　　上面观

■ 胼胝体压部纤维束　■ 穹窿联合

胼胝体发出到额顶皮层纤维束明显减少，局部有中断，两侧胼胝体毯部、前钳、后钳纤维束也明显减少；左侧脑室增大，左侧穹窿脚中断明显。

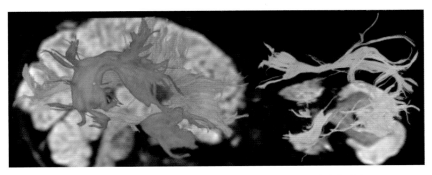

右侧面观　　　　　　　　　　左侧面观

■ 胼胝体　■ 钩束　■ 弓状束　■ 左侧下额枕束　■ 右侧下额枕束

软化灶累及外囊，走行于外囊的左侧下额枕束于外囊处完全断裂。

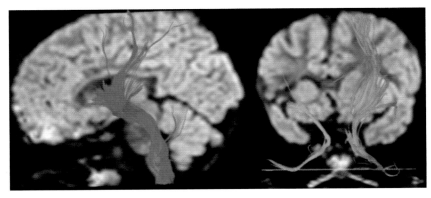

左侧面观　　　　　后面观

■ 胼胝体侧束　■ 皮质小脑束

左侧皮质小脑束、左侧胼胝体侧束均发育不良，仅少量纤维束到达皮层。

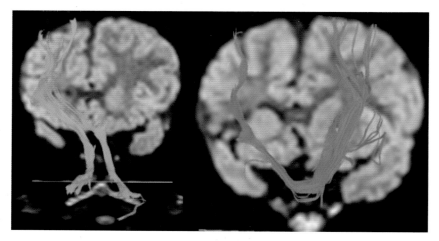

后面观   后面观

■ 皮质齿状核束 ■ 胼胝体侧束

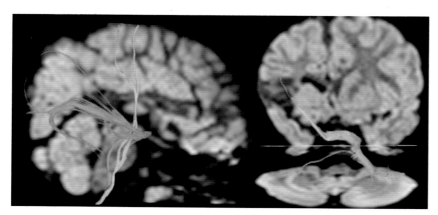

右侧面观   后面观

■ 皮质脊髓束 ■ 新增代偿纤维束（连接皮质脊髓束） ■ 交叉的皮质小脑束

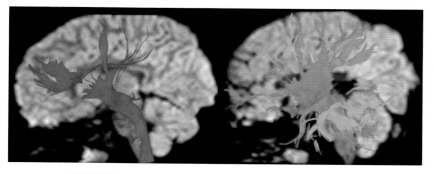

左侧面观   左侧面观

■ 丘脑前辐射 ■ 左侧内囊走行纤维束 ■ 弓状纤维

右侧皮质齿状核束、桥连纤维左侧、右侧皮质脊髓束、交叉的皮质小脑束等投射纤维大部分断裂；左侧额颞顶枕叶弓状纤维明显减少破坏。

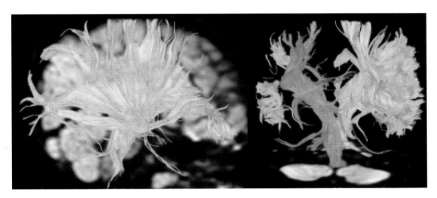

右侧面观　　　　　　　　　　后面观

■ 左侧内囊走行纤维束　■ 右侧内囊走行纤维束　■ 弓状纤维

病例 2：男，16 岁，一过性癫痫半小时，新生儿缺血缺氧性脑病病史。

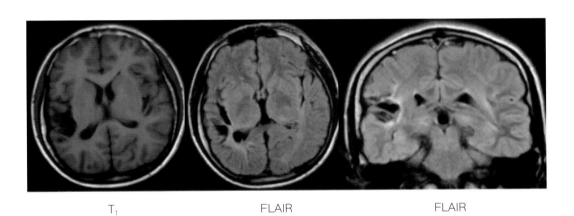

T₁　　　　　　　FLAIR　　　　　　　FLAIR

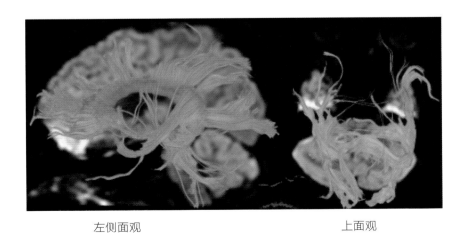

左侧面观　　　　　　　　　上面观

■ 胼胝体　■ 胼胝体压部纤维束

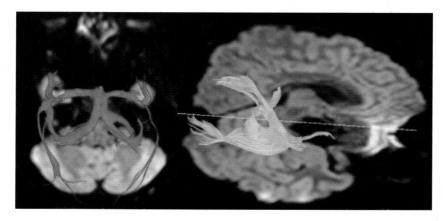

上面观　　　　　　　　　　　　　　右侧面观

■ 穹窿联合　■ 断裂的联络纤维

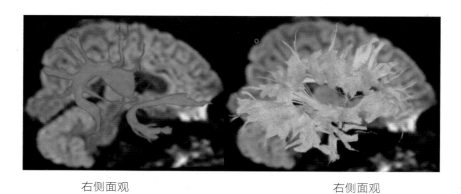

右侧面观　　　　　　　　　　　　　　右侧面观

■ 钩束　■ 弓状束　**弓状纤维**

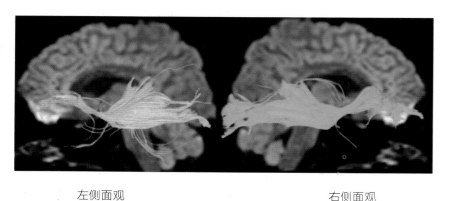

左侧面观　　　　　　　　　　　　　　右侧面观

■ 左侧下额枕束　■ 右侧**下额枕束**

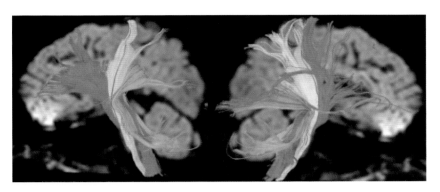

左侧面观　　　　　　　　　　　　　右侧面观

■ 胼胝体侧束　■ 皮质齿状核束　皮质脊髓束　■ 皮质小脑束

　　右侧颞叶、岛叶、左侧脑室三角区周围可见软化灶伴胶质增生，胼胝体体部部分纤维束断裂，穹窿联合、钩束、弓状束正常，右侧下额枕束前端发育差，部分纤维束断裂，未到达顶叶皮层；右颞弓状纤维有破坏；两侧投射纤维基本正常。

　　病例3：男，11岁，缺血缺氧性脑病病史，左侧放射冠区软化灶，伴左侧脑室轻度扩张，脑白质脱髓鞘改变，双侧脑白质较同龄人减少，脑沟略加深。

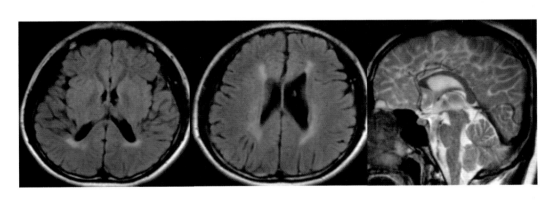

FLAIR　　　　　　　　　　FLAIR　　　　　　　　　　T₂

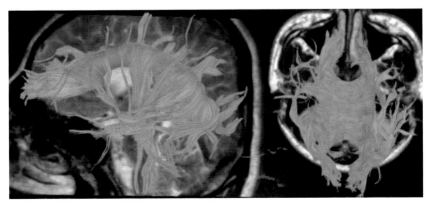

左侧面观　　　　　　　　　　　　　上面观

■ 胼胝体

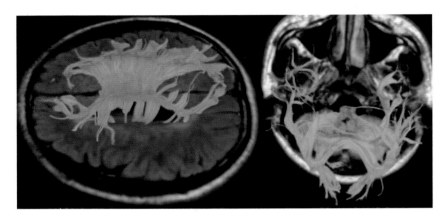

左侧面观   上面观

■ 胼胝体   ■ 胼胝体压部纤维束

胼胝体发出到额顶皮层纤维束大部分断裂，部分胼胝体压部纤维束中断破坏。

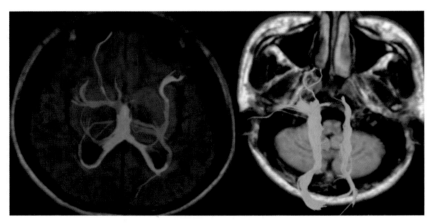

上面观   上面观

■ 穹窿联合   ■ 扣带束

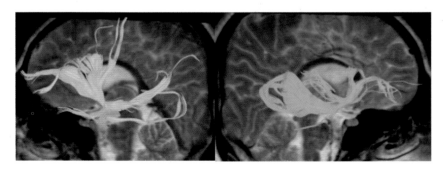

左侧面观   右侧面观

■ 左侧下额枕束   ■ 右侧下额枕束

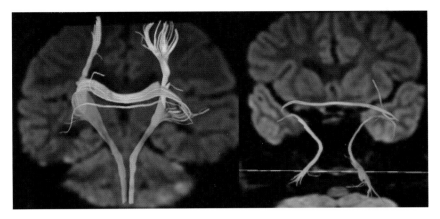

后面观 后面观

■▨ 皮质脊髓束 ■ 皮质小脑束

两侧下额枕束发育不良，大部分未达皮层，两侧皮质脊髓束联络增多。

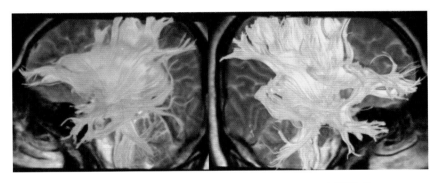

左侧面观 右侧面观

■ 左侧内囊走行纤维 ■ 右侧内囊走行纤维

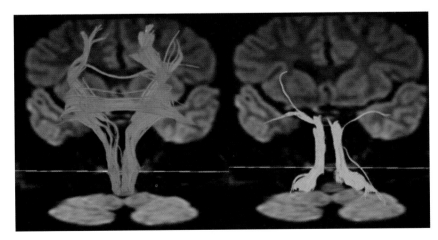

后面观 后面观

■ 皮质齿状核束 ■ 胼胝体侧束

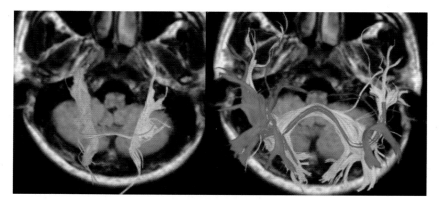

上面观　　　　　　　　　　上面观

■ 左侧海马纤维束　　■ 右侧海马纤维束　　■ 枕叶联络纤维　　■ 顶叶联络纤维

两侧皮质齿状核束于脑干上方中断；两侧顶叶脑网络连接减少。

第三节　大脑半球离断术后 DTI 成像分析

病例 1：男，10 岁，左侧肢体偏瘫，肌张力高，语言、认知正常，有癫痫，右侧大脑大面积软化灶。大脑半球离断术后能够走路、跑步、癫痫症状消失。

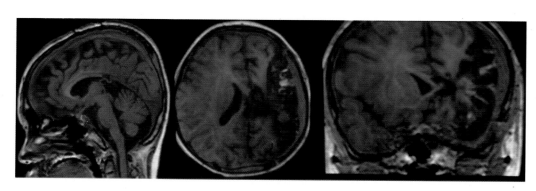

T₁　　　　　　　T₁ 与 DTI 融合图像　　　　　T₁ 与 DTI 融合图像

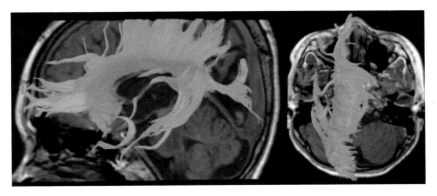

左侧面观	上面观

■ 胼胝体

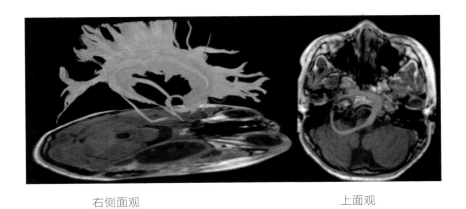

右侧面观	上面观

■ 胼胝体 ■ 穹窿联合

胼胝体于中线部位离断，左侧胼胝体发育基本正常，局部少量纤维未达皮层；右侧穹窿脚离断，左侧穹窿脚走行如常。

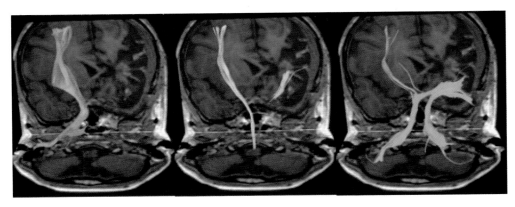

后面观	后面观	后面观

■ 皮质脊髓束 ■ 皮质齿状核束 ■ 皮质小脑束

右侧皮质脊髓束于中脑中断，未达皮层；左侧皮质小脑束形态及走行如常，右侧未引出；右侧皮质齿状核束于软化灶处中断。

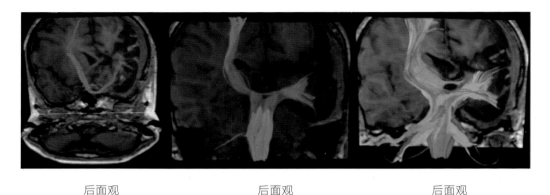

后面观　　　　　　　后面观　　　　　　　后面观

■ 桥连纤维 ■ 胼胝体侧束 ■ 皮质齿状核束

■ 皮质脊髓束 ■ 皮质小脑束 ■ 脊髓小脑束 ■ 丘脑中央辐射

右侧胼胝体侧束、右侧桥连纤维等投射纤维于软化灶处全部中断，两侧脊髓小脑束正常。

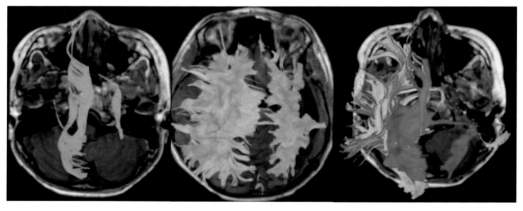

上面观　　　　　　　上面观　　　　　　　上面观

■ 扣带束 ■ 弓状纤维 ■ 枕叶联络纤维 ■ 顶叶联络纤维

右侧扣带束发育细小，右侧弓状纤维稀疏、减少；右侧顶枕叶联络纤维大部分消失。

病例 2：男，10 岁，抽搐 2 年，加重半年余，神清，对答切题。双侧瞳孔 2.5mm，对光反射（＋），眼球活动自如。对侧面部及躯体感觉对称，无迟钝及过敏，右侧上肢屈曲样变化，肌力 2 级，肌张力正常，余肢体未见畸形。右上肢共济不合作，蛛网膜囊肿腹腔分流术后改变，左侧额颞顶软化灶，左侧脑室增大，左侧大脑脚明显萎缩，大脑半球切开术后癫痫消失，可走路，步态异常。

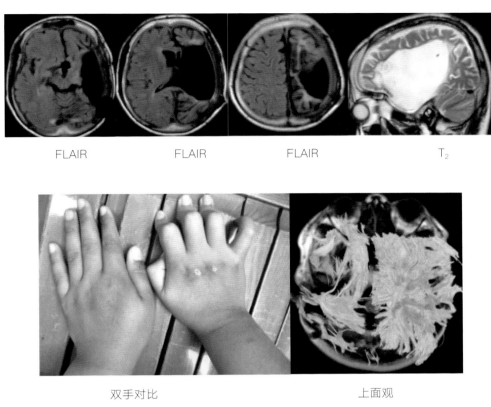

FLAIR　　　　　FLAIR　　　　　FLAIR　　　　　T₂

双手对比　　　　　　　　　　　上面观

■ 弓状纤维

患者右手指屈曲状态，不能伸直，右额顶大部分弓状纤维破坏、中断。

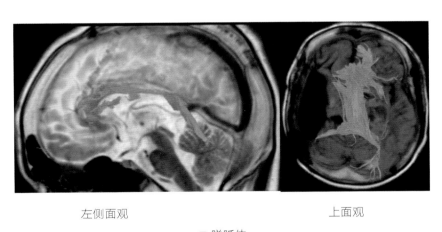

左侧面观　　　　　　　　　　　上面观

■ 胼胝体

胼胝体破坏严重，仅中线部位残存少量纤维束，前钳、后钳及两侧胼胝体毯部神经纤维束消失。

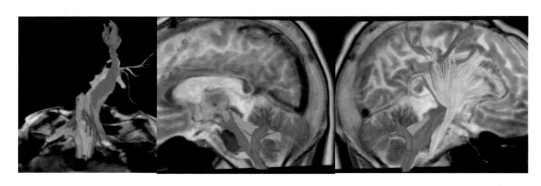

后面观　　　　　　　　左侧面观　　　　　　　　右侧面观

■ 皮质脊髓束 ■ 皮质小脑束 ■ 皮质齿状核束 ■ 胼胝体侧束脚 ■ 脊髓小脑束

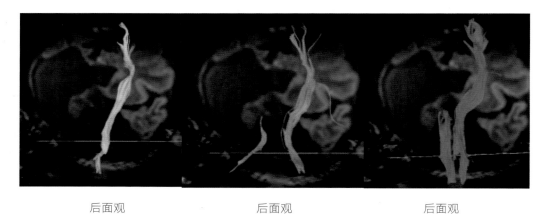

后面观　　　　　　　　后面观　　　　　　　　后面观

■ 皮质脊髓束 ■ 皮质小脑束 ■ 胼胝体侧束脚

　　左侧皮质脊髓束消失；左侧皮质小脑束及胼胝体侧束于中脑处中断；右侧皮质脊髓束、右侧皮质小脑束、右侧胼胝体侧束基本正常。

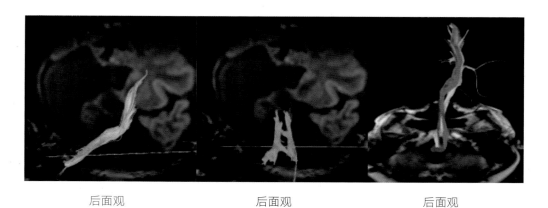

后面观　　　　　　　　后面观　　　　　　　　后面观

■ 交叉的皮质小脑束 ■ 皮质齿状核束 ■ 皮质脊髓束 ■ 皮质小脑束 ■ 胼胝体侧束脚

两侧皮质齿状核束全部中断；交叉的皮质小脑束于右侧内囊区域中断；右侧投射纤维大致正常。

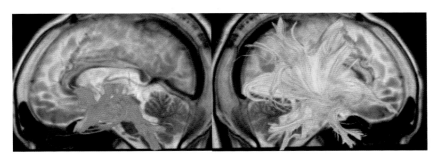

左侧面观　　　　　　　　　　　右侧面观

■ 左侧内囊走行纤维　■ 右侧内囊走行纤维

左侧投射纤维减少，并全部中断；右侧投射纤维形态及走行如常。

第四节　核黄疸 DTI 成像分析

病例：女，29 天，出生 6 天发现新生儿高胆红素血症，总胆红素 387.3μmmol/L；PCT22.33mg/ml。MRI 示：双侧苍白球见对称性 T_1 高信号，边缘不清；双额叶见点状短 T_1 异常信号，DWI 呈点状高信号，FLAIR 异常高信号，边缘清，临床诊断新生儿核黄疸合并轻度脑损伤。

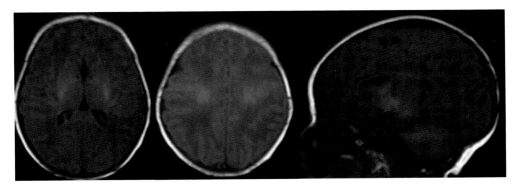

T_1

双侧苍白球见对称性 T_1 高信号，边缘不清；双额叶见点状短 T_1 异常信号。

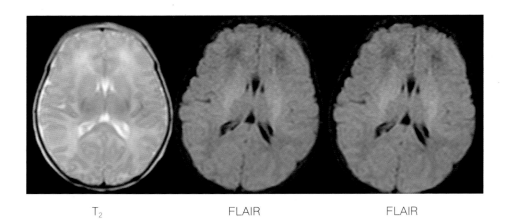

T₂ FLAIR FLAIR

FLAIR 异常高信号，边缘清晰。

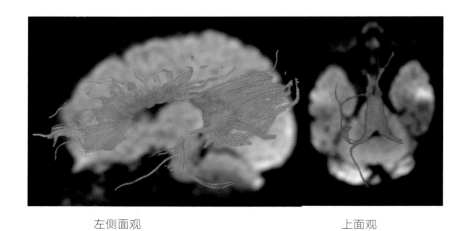

左侧面观 上面观

■ 胼胝体 ■ 穹窿联合

两侧穹窿脚细小。

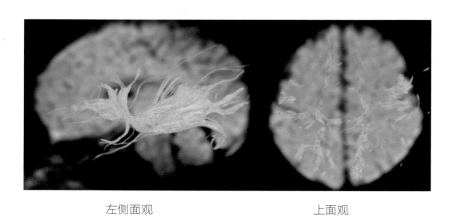

左侧面观 上面观

■ 左侧下额枕束 ■ 弓状纤维

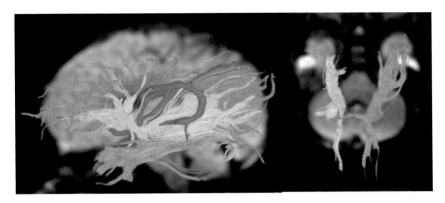

左侧面观　　　　　　　　　　　　　上面观

▬ 左侧海马纤维束 ▬ 右侧海马纤维束

▬ 下纵束 ▬ 左侧下额枕束 ▬ 钩束 ▬ 弓状束 ▬ 胼胝体

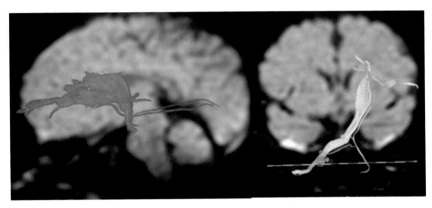

左侧面观　　　　　　　　　　　　　后面观

▬ 丘脑前辐射 ▬ 交叉的皮质小脑束

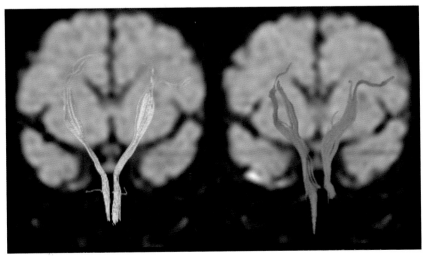

后面观　　　　　　　　　　　　　　后面观

▬ 皮质脊髓束 ▬ 胼胝体侧束

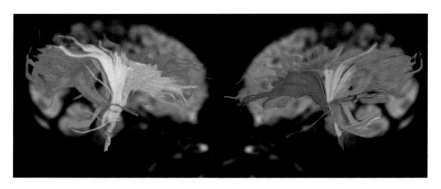

右侧面观　　　　　　　　　　左侧面观

■ 交叉的皮质小脑束 ■ 皮质脊髓束 ■ 皮质小脑束

■ 胼胝体 ■ 皮质齿状核束 ■ 胼胝体侧束 ■■ 丘脑前辐射

第六章 炎症 DTI 成像分析

第一节 化脓性脑炎 DTI 成像分析

　　化脓性脑炎简称化脑，是小儿时期常见的由化脓性细菌引起的中枢神经系统急性感染性疾病。以婴幼儿发病居多，病原菌常见为脑膜炎双球菌、流感嗜血杆菌及肺炎链球菌等。脑和脑膜感染根据感染时间不同分为先天性 / 新生儿脑感染和儿童中枢神经系统感染。先天性 / 新生儿脑感染在早期可导致先天发育畸形，例如神经元移行异常，在晚期可导致脑实质破坏、萎缩、钙化。先天性中枢神经系统感染途径包括：①血 - 胎盘（如弓形体、病毒）；②经宫颈上行感染（如细菌）；③经产道感染（如疱疹病毒）。儿童中枢神经系统感染主要在病原菌和病程上与成人不同，影像表现差异不大。其中儿童细菌性颅内感染主要途径有：①局部扩散（来源于鼻窦炎、乳突炎）；②血源性播散；③外伤、手术等。

一、脑脓肿 DTI 成像分析

　　病例：患者主因"头痛 20 余天、发热 7 天"入院。临床诊断为脑脓肿。

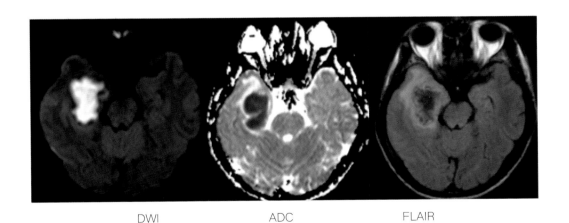

　　DWI　　　　　　　　ADC　　　　　　　　FLAIR

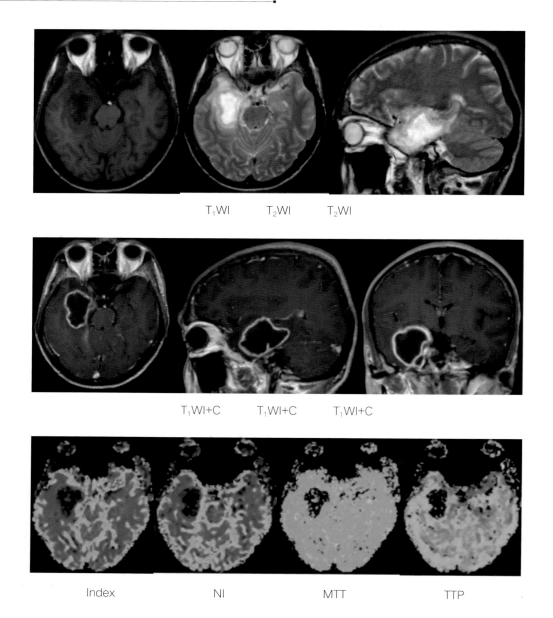

T₁WI　　　　T₂WI　　　　T₂WI

T₁WI+C　　　T₁WI+C　　　T₁WI+C

Index　　　　　　NI　　　　　　MTT　　　　　　TTP

PWI 呈低灌注，脑脓肿壁的相对脑血容量（vCBV）正常。

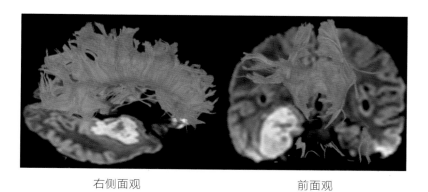

右侧面观　　　　　　　　　　前面观

■ 胼胝体

右侧颞叶脑脓肿，压迫胼胝体毯部移位。

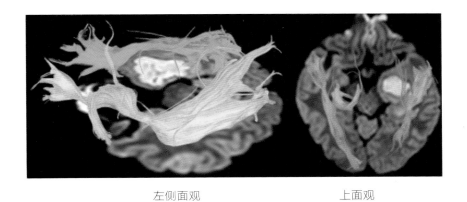

左侧面观　　　　　　　　上面观

■ 左侧下额枕束 ■ 右侧下额枕束

右侧颞叶脑脓肿，压迫右侧下额枕束、下纵束向外移位。

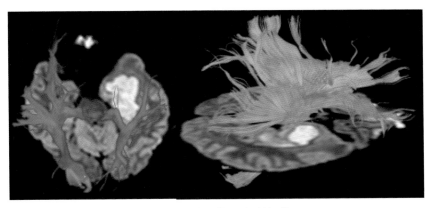

■ 顶叶联络纤维 ■ 投射纤维

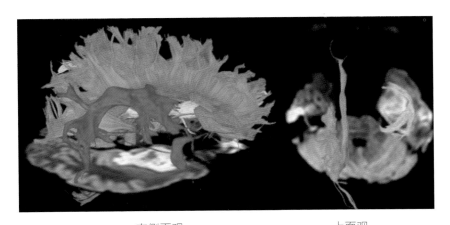

右侧面观　　　　　　　　上面观

■ 胼胝体 ■ 钩束 ■ 弓状束 ■ 左侧海马纤维束 ■ 右侧海马纤维束

右侧颞叶脑脓肿，与右侧钩束、右侧海马纤维束关系密切，导致其受压移位、部分纤维束中断、破坏。

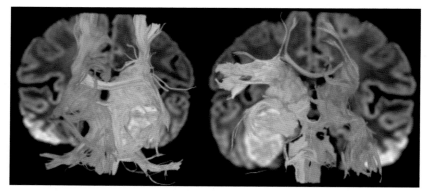

后面观　　　　　　　　　　　　　前面观

■ 左侧内囊走行纤维　■ 右侧内囊走行纤维

右侧颞叶脑脓肿，压迫右侧投射纤维移位。

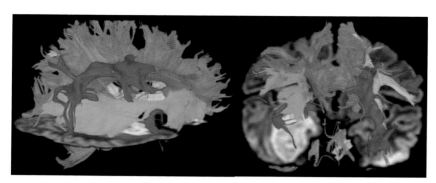

右侧面观　　　　　　　　　　　　前面观

■ 胼胝体　■ 左侧下额枕束　■ 右侧下额枕束体　■ 钩束　■ 弓状束

二、化脓性脑膜炎恢复期 DTI 成像分析

病例：男，7 个月，化脓性脑膜炎恢复期。脑室系统扩张，右侧侧脑室引流术后改变、脑积水。

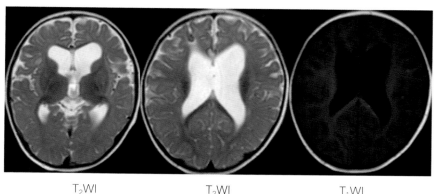

T₂WI　　　　　　　　T₂WI　　　　　　　　T₁WI

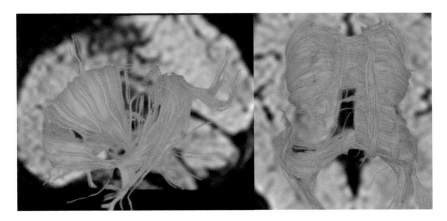

左侧面观 上面观

■ 胼胝体

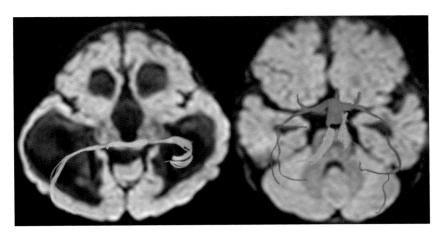

上面观

■ 后联合 ■ 穹窿联合

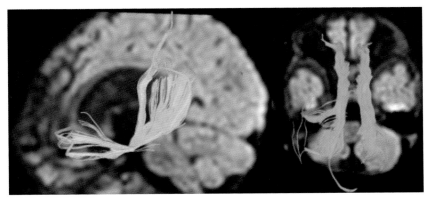

左侧面观 上面观

■ 左侧下额枕束 ■ 扣带束

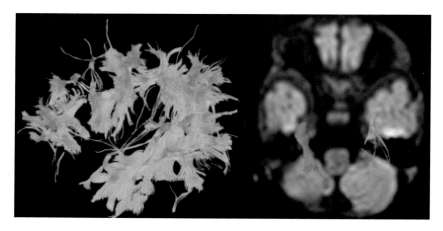

左侧面观　　　　　　　　　上面观

■ 左额颞顶弓状纤维　■ 左侧海马　■ 右侧海马

　　脑室系统增大导致胼胝体受损严重，发出到皮层纤维束消失，代偿性向下生长，体部纤维束部分中断；穹窿联合中断破坏，穹窿脚消失；下额枕束、弓状束、海马都有不同程度破坏。

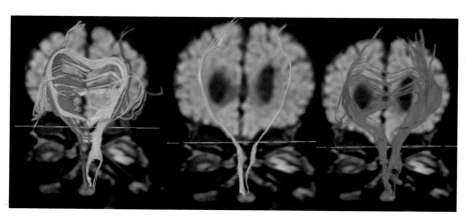

后面观　　　　　　　后面观　　　　　　　后面观

■ 丘脑前辐射　■ 皮质脊髓束　■ 胼胝体侧束

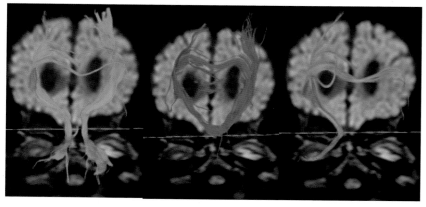

后面观　　　　　　　后面观　　　　　　　后面观

■ 皮质齿状核束　■ 桥连纤维　■ 皮质小脑束

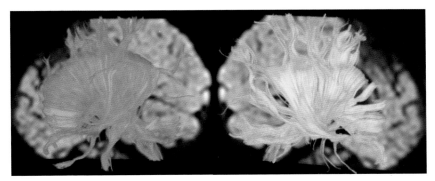

左侧面观   右侧面观

■ 左侧内囊走行纤维 ■ 右侧内囊走行纤维

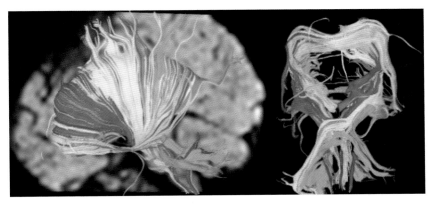

左侧面观   前面观

■ 交叉的皮质小脑束 ■ 皮质脊髓束 ■ 皮质小脑束 ■ 皮质齿状核束
■ 胼胝体侧束 ■ 丘脑前辐射 ■ 脊髓小脑束

脑室系统增大导致投射纤维向两侧膨隆，越过中线到达对侧的纤维束增多。

第二节 人类单纯疱疹病毒脑炎 DTI 成像分析

病毒性脑炎是小儿常见的中枢神经系统感染性疾病。主要由于患儿受到病毒入侵引发感染所致。小儿病毒性脑炎多有肠道病毒、虫媒病毒、常见传染病病毒以及单纯疱疹病毒所致，主要是依靠病毒学及免疫学检查确诊，临床上仅约 25% 的病例可以查出确切的致病病毒。小儿病毒性脑炎的病死率、致残率较高，因此对于本病的早期、正确诊断十分重要。影像学检查显得尤为重要，而 MRI 检查是目前公认的最佳首选检查方法。

单纯疱疹病毒性脑炎是散发性病毒性脑炎最常见的一种，损伤部位最常涉及大脑额颞叶、边缘系统，导致脑组织变态反应性损害、出血性坏死。Ⅰ型主要引起局灶性脑炎，Ⅱ型则倾向于脑膜脑炎，多发生于新生儿。绝大部分单纯疱疹病毒性脑炎是由 HSV-Ⅰ型引起，Ⅱ型感染不足 4%。一年四季均可发病，无性别差异。

　　病例 1：女，12 岁，发热 1 周，伴意识模糊 3 天，精神差。双侧颞叶、海马、丘脑可见对称性异常信号，临床诊断为病毒性脑炎。

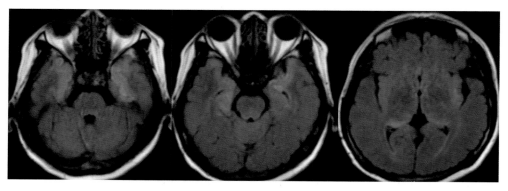

FLAIR　　　　　　FLAIR　　　　　　FLAIR

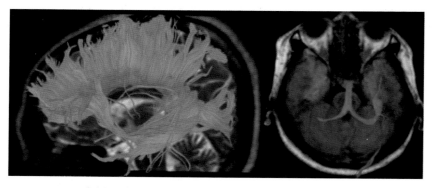

左侧面观　　　　　　　　上面观

■ 胼胝体 ■ 穹窿联合

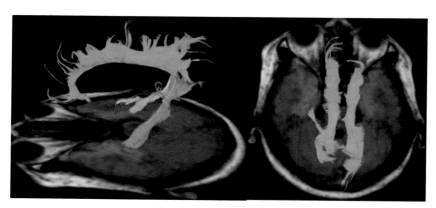

左侧面观　　　　　　　　上面观

■ 扣带束 ■ 左侧海马纤维束 ■ 右侧海马纤维束

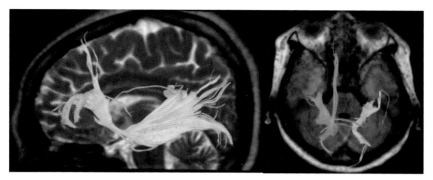

左侧面观　　　　　　　　　　　　　上面观

■ 左侧下额枕束　■ 左侧海马纤维束　■ 右侧海马纤维束

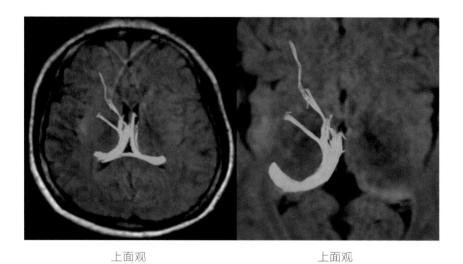

上面观　　　　　　　　　　　　　上面观

■ 上额枕束

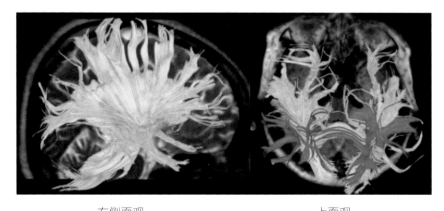

右侧面观　　　　　　　　　　　　　上面观

■ 右侧投射纤维　■ 枕叶联络纤维　■ 顶叶联络纤维

上述病例以灰质受累明显，脑白质纤维束大致正常。

病例 2：女，12 岁，发热伴精神差、食欲缺乏 4 天，反应迟钝，时有所答非所问。

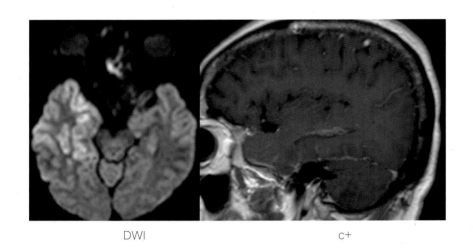

DWI   c+

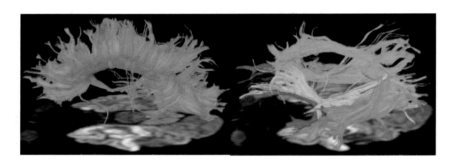

左侧面观   左侧面观

■ 胼胝体　■ 左侧下额枕束　■ 右侧下额枕束　■ 扣带束　■ 钩束　■ 下纵束

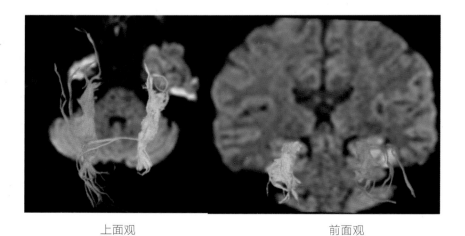

上面观   前面观

■ 左侧海马纤维束　■ 右侧海马纤维束

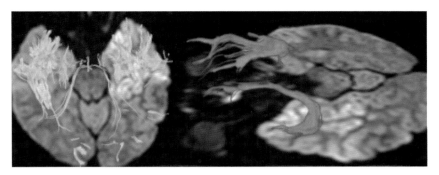

下面观　　　　　　　　　左侧面观

弓状纤维　■ 钩束

病变累及两侧颞叶及海马区域，皮层受累明显，神经纤维束轻度受损。

第三节　克雅氏病 DTI 成像分析

克雅氏病是朊蛋白所致的中枢性神经系统退行性疾病。感染因子——朊病毒为一种不含核酸的蛋白粒子，该感染因子既有感染性，又有遗传性，潜伏期长、病死率高、愈后差。表现为进行性痴呆及其他神经系统症状。

病例：男，64 岁，退休教师。反应迟钝，记忆力下降 2 个月，加重 7 天入院。患者动作缓慢、吐字不清、记忆力减退较前加剧。DWI 序列示大脑皮层呈条状高信号改变，呈"花边征"。

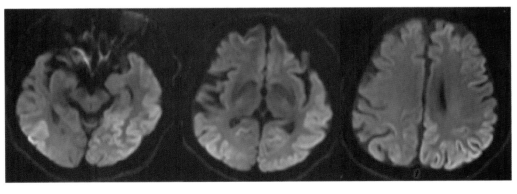

DWI　　　　　　　　DWI　　　　　　　　DWI

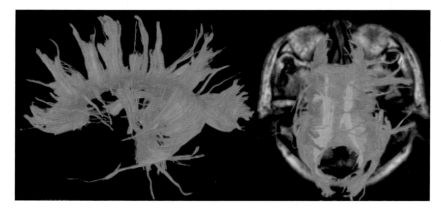

左侧面观　　　　　　　　　上面观

■ 胼胝体　■ 扣带束

皮层受累，导致神经纤维束出现顺行性变性，胼胝体发出到皮层纤维束部分中断。

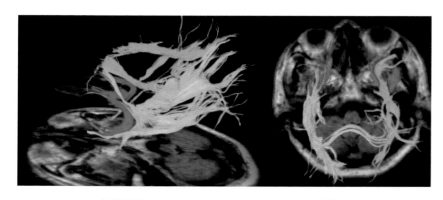

左侧面观　　　　　　　　　上面观

■ 左侧下额枕束　■ 右侧下额枕束　■ 钩束　■ 扣带束

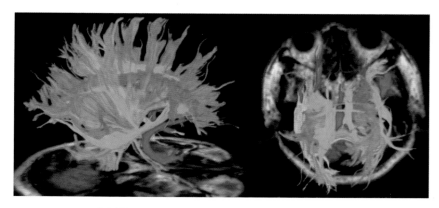

右侧面观　　　　　　　　　上面观

■ 胼胝体　■ 投射纤维　■ 左侧下额枕束　■ 右侧下额枕束　■ 钩束　■ 扣带束

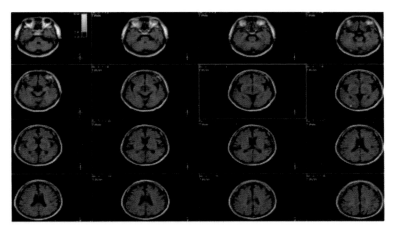

BOLD

病变主要累及大脑皮层，但神经纤维束破坏也很明显，BOLD 任务态下视觉刺激，较对照组皮层兴奋区明显减少。

第四节　脊髓灰质炎 DTI 成像分析

脊髓灰质炎是由脊髓灰质炎病毒引起的急性传染病。脊髓灰质炎病毒系肠道病毒，经口传播，主要侵犯中枢神经系统的运动神经细胞，以脊髓前角运动神经元损害为主。急性起病，以肌张力减弱、肌力下降和腱反射减弱或消失为主要特征的一组综合征。多发生 5 岁以下儿童，主要症状是发热、全身不适、严重时肢体疼痛、发生急性迟缓性瘫痪，俗称小儿麻痹症。

病例：男，4 岁，脊髓灰质炎病史。

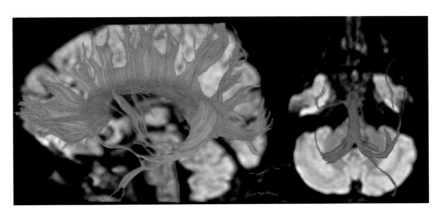

左侧面观　　　　　　　　　　　上面观

■ 胼胝体　■ 穹窿联合

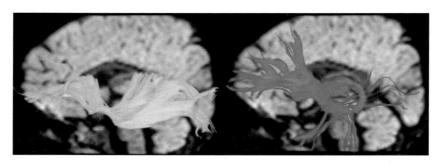

左侧面观 　　　　　　　　　左侧面观

■ 左侧下额枕束 　■ 丘脑前辐射

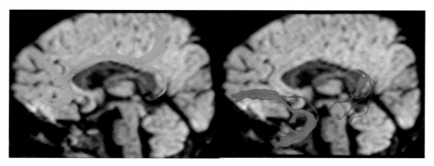

左侧面观 　　　　　　　　　左侧面观

■ 钩束 　■ 弓状束 　■ 扣带束

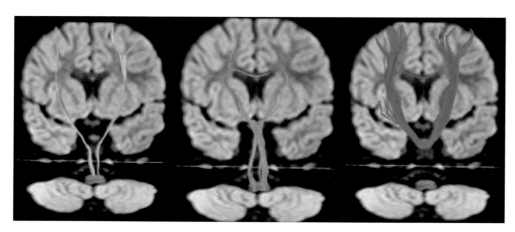

后面观 　　　　　后面观 　　　　　后面观

■ 皮质脊髓束 　■ **脊髓丘脑束** ■ 桥连纤维

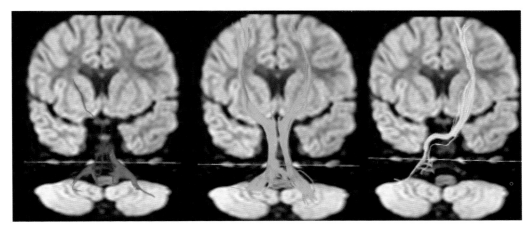

后面观　　　　　　　　　后面观　　　　　　　　　后面观

■ 脊髓小脑束 　■ 皮质齿状核束 　■ **交叉的皮质小脑束**

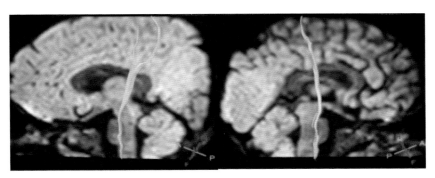

左侧面观　　　　　　　　　　　右侧面观

■ 皮质脊髓束

　　左侧皮质脊髓束

　　Lines54；Voxels241；FA0.567±0.230；ADC[10⁻³mm²/s]0.895±0.364；Length[mm]113.34±26.14。右侧皮质脊髓束 Lines48；Voxels215；FA0.575±0.192；ADC[10⁻³mm²/s]0.879±0.381；Length[mm]80.88±51.89。神经纤维束形态及走行大致正常。

第七章 外伤

第一节 脑挫裂伤 DTI 成像分析

脑挫裂伤（cerebral contusion and laceration）是脑挫伤和脑裂伤的统称，单纯脑实质损伤而软脑膜仍保持完整者称为脑挫伤，如脑实质破损伴软脑膜撕裂成为脑裂伤。因脑挫伤和脑裂伤往往同时并存，故合称脑挫裂伤。

脑挫裂伤轻者可见额颞叶脑表面的淤血、水肿、软膜下点片状出血灶，蛛网膜或软膜裂口，血性脑脊液；严重者可有皮质和白质的挫碎、破裂，局部出血、水肿甚至血肿，皮质血管栓塞，脑组织糜烂、坏死，挫裂区周围点片状出血灶和软化灶呈楔形深入脑白质，4~5天后坏死的组织开始液化，1~3周时局部坏死、液化的区域逐渐吸收囊变，周围胶质增生、邻近脑萎缩、蛛网膜增厚并与硬脑膜和脑组织粘连，形成脑膜脑瘢痕。

病例1：女，12岁，脑挫裂伤1年，记忆力减退，上下肢运动正常。

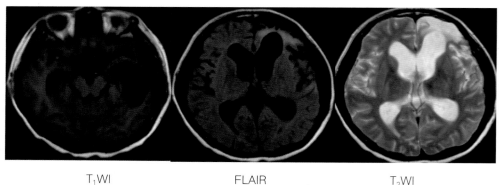

T₁WI　　　　　　　FLAIR　　　　　　　T₂WI

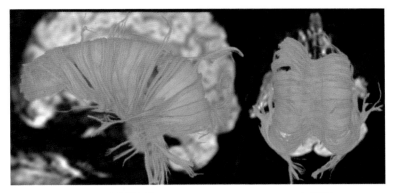

左侧面观   上面观
■ 胼胝体

脑室增大产生向两侧的张力，导致胼胝体受损严重，发出到皮层纤维束消失，代偿性向下生长。

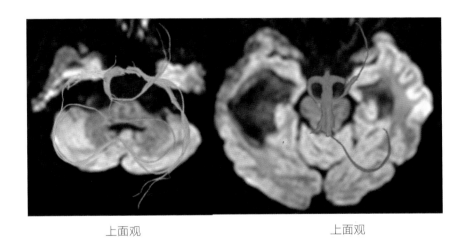

上面观   上面观
■ 前联合 ■ 穹窿联合

两侧穹窿脚、左侧前联合前束及后束部分中断破坏。

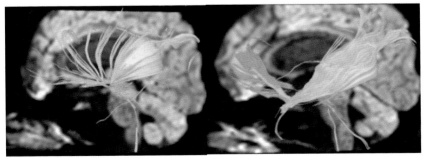

左侧面观   左侧面观
■ 后联合 ■ 左侧下额枕束

后联合代偿性生长，其纤维束较同龄人明显增多。左侧下额枕束中断、破坏。

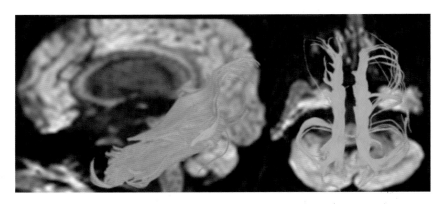

左侧面观 上面观

■ 下纵束 ■ 扣带束

下纵束走行如常，扣带束因脑室增大，代偿性向两侧生长。

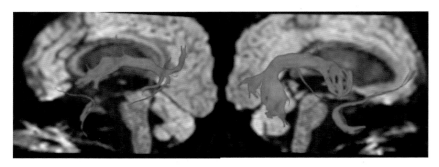

左侧面观 右侧面观

■ 钩束 ■ 弓状束

两侧钩束明显细小，左侧弓状束局部有中断。

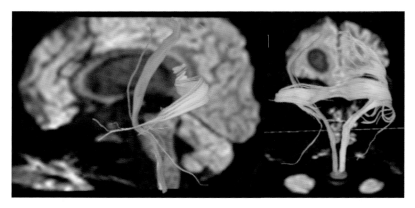

左侧面观 后面观

■ 右侧皮质脊髓束 ■ 左侧皮质脊髓束

右侧皮质脊髓束代偿性跨过中线到达对侧。

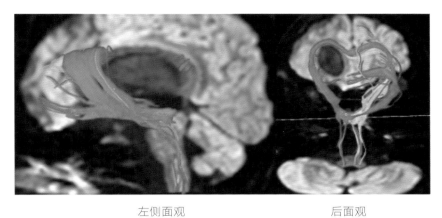

左侧面观　　　　　　　　　后面观

■■ 丘脑前辐射

两侧丘脑前辐射纤维束，代偿性跨过中线到达对侧明显增多。

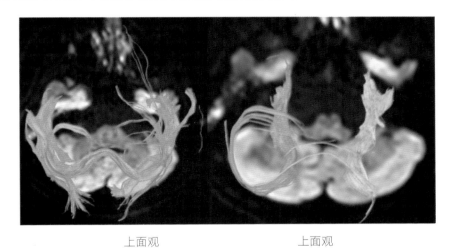

上面观　　　　　　　　　上面观

■ 下纵束　■ 左侧海马纤维束　**右侧海马纤维束**

外伤后 1 年 8 个月复查记忆力仍然差。（2019-06-23 复查）

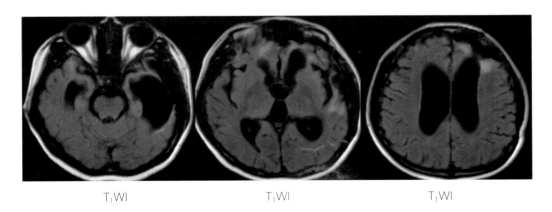

T₁WI　　　　　　　　T₁WI　　　　　　　　T₁WI

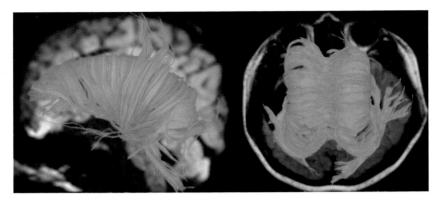

左侧面观　　　　　　　　上面观

■ 胼胝体

胼胝体发出的皮层纤维束消失，代偿性向下生长较前变化不明显。

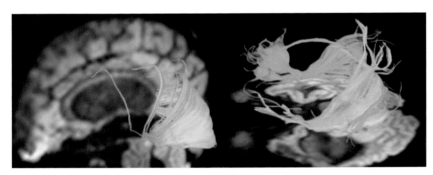

左侧面观　　　　　　　　左侧面观

■ 后联合　■ 左侧下额枕束　■ 右侧下额枕束

后联合纤维束较上次明显增多，左侧下额枕束依然断裂。

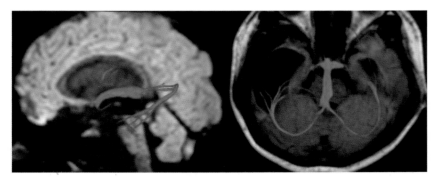

左侧面观　　　　　　　　上面观

■ 穹窿联合

左侧穹隆脚出现，较前有变化。

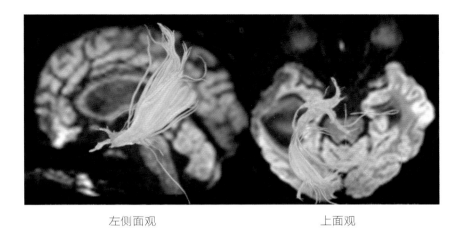

左侧面观　　　　　　　　　　　上面观
■ 前联合

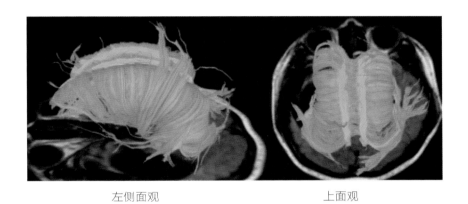

左侧面观　　　　　　　　　　　上面观
■ 胼胝体　■ 扣带束

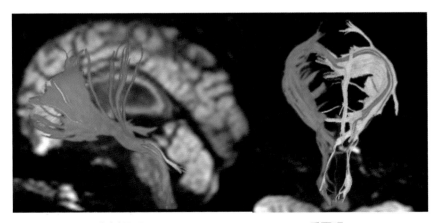

左侧面观　　　　　　　　　　　后面观
■ 丘脑前辐射

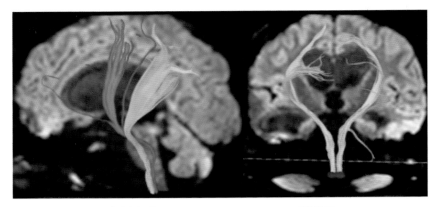

左侧面观　　　　　　　后面观

■ 皮质脊髓束　■ 伴随皮质脊髓束下行的胼胝体侧束

右侧皮质脊髓束较前跨过中线纤维束消失。两侧投射纤维及视辐射跨过中线联络增多，到达皮层纤维束减少。

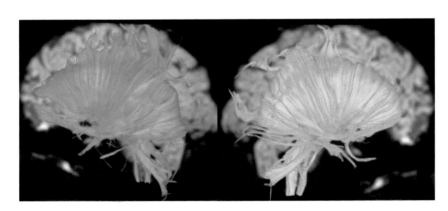

左侧面观　　　　　　　右侧面观

■ 左侧内囊纤维束　■ 右侧内囊纤维束

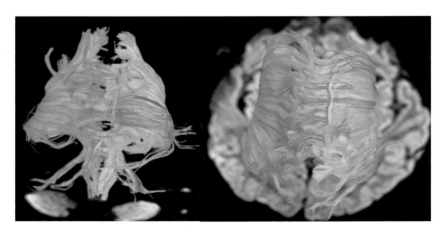

后面观　　　　　　　上面观

■ 左侧内囊纤维束　■ 右侧内囊纤维束

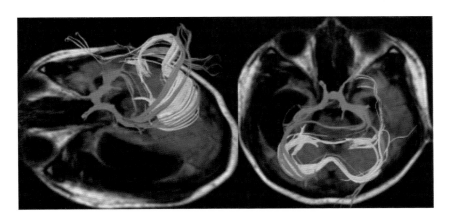

■ 视辐射 ■ 视神经

第二节 脑白质剪切伤植物状态康复苏醒 DTI 成像分析

　　弥漫性轴索损伤（diffuseaxonalinjury，DAI）又称弥漫性白质损伤及脑白质剪切伤等。指头部受到变速外伤后发生的，主要弥漫分布于脑白质、以轴索损伤为主要改变的一种原发性脑实质的损伤。其特点为：①广泛性白质变性，小灶性出血；②神经轴索回缩球，小胶质细胞簇出现；③常与其他颅脑损伤合并，死亡率高。

　　弥漫性轴索损伤是由脑的剪切伤所致，即当颅骨在快速旋转中，由于脑的旋转没有跟上或不同步，使神经纤维束受到牵拉、扭转或扯断破坏。婴儿未完全髓鞘化的脑比成熟脑软，蛛网膜下隙较宽，因此快速旋转造成剪切伤较多见，其好发部位为灰白质交界处，半卵圆中心深部脑白质，胼胝体及内囊等处。

　　病例 1：男，12 岁，外伤后意识不清 1 小时入院，一直呈植物状态，20 天后复查示：脑内多发血肿，右额及左额顶部硬膜下血肿。（2018-01-11）

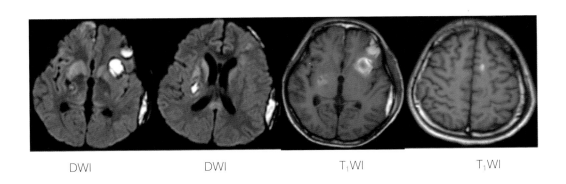

| DWI | DWI | T₁WI | T₁WI |

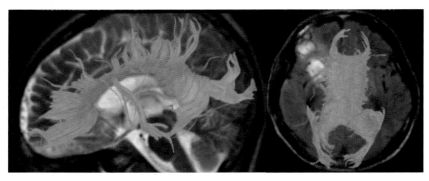

左侧面观　　　　　　　　　　　上面观

■ 胼胝体

脑挫裂伤导致神经纤维束受损较重，胼胝体发出到皮层纤维束部分中断，两侧胼胝体毯部纤维束明显减少。

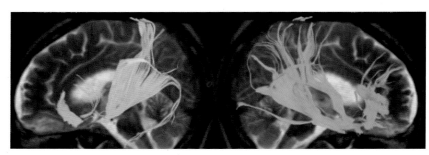

左侧面观　　　　　　　　　　　右侧面观

■ 左侧下额枕束 ■ 右侧下额枕束

两侧下额枕束于外囊区全部中断。

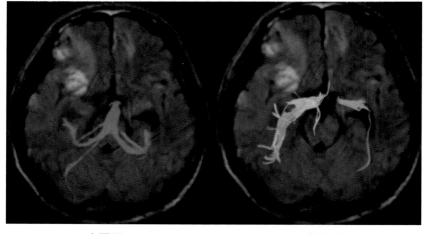

上面观　　　　　　　　　　　上面观

■ 穹窿联合 ■ 前联合

穹窿联合及前联合均有不同程度受损。

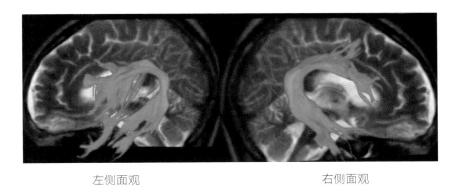

左侧面观　　　　　　　　　　　右侧面观

■ 钩束 ■ 弓状束

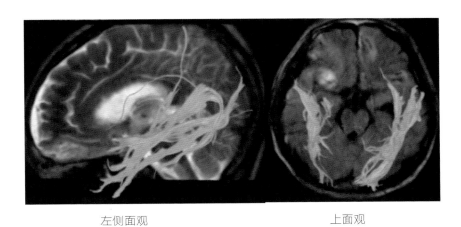

左侧面观　　　　　　　　　　　上面观

■ 下纵束

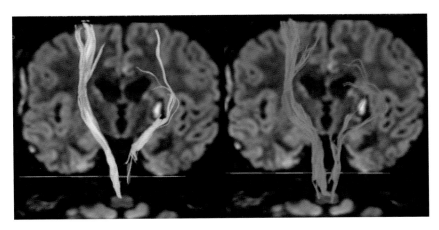

■ 皮质脊髓束 ■ 胼胝体侧束

因脑挫裂伤导致右侧皮质脊髓束完全中断，右侧胼胝体侧束大部分中断。

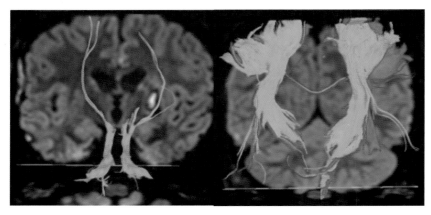

■ 皮质齿状核束 ■ 中央后回纤维束 ■ 中央前回纤维束

右侧中央前后回纤维束中，到达脑干纤维束全部中断、破坏。两侧皮质齿状核束大部分中断。

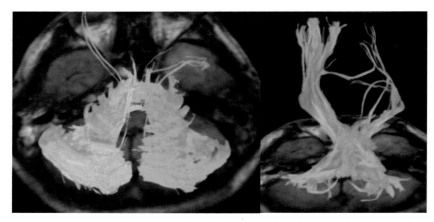

■ 左侧小脑纤维束 ■ 右侧小脑纤维束 ■ 小脑中脚 ■ 投射纤维

小脑弓状纤维受损较轻，但小脑与大脑连接的纤维束大部分中断。右侧投射纤维束较对侧明显减少。

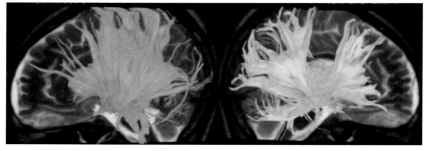

左侧面观　　　　　　　　右侧面观
■ 左侧内囊走行纤维 ■ 右侧内囊走行纤维

右侧内囊走行纤维束因挫裂伤导致局部神经断裂，局部可见血肿。

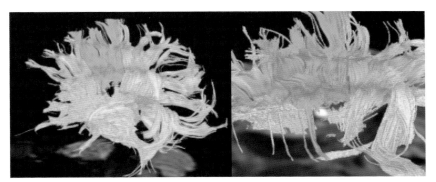

左侧面观 　　　　　　　　　　　左侧面观

■ 右侧内囊走行纤维 ■ 断裂的投射纤维

外伤后 9 个月复查，患者苏醒，一直康复治疗，走路不稳，言语迟钝。

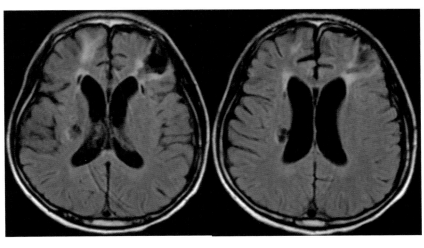

FLAIR 　　　　　　　　　　　FLAIR

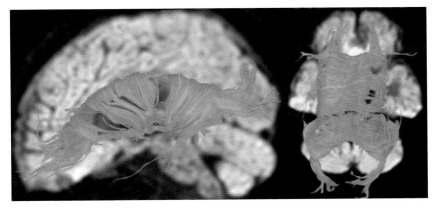

左侧面观 　　　　　　　　　　　上面观

■ 胼胝体

患者脑室出现增大，胼胝体到达皮层纤维束全部断裂，代偿性向下生长。

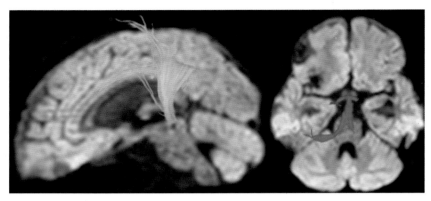

左侧面观　　　　　　　　　　　上面观

■ 后联合

出现后联合纤维束，两侧穹窿脚全部断裂。

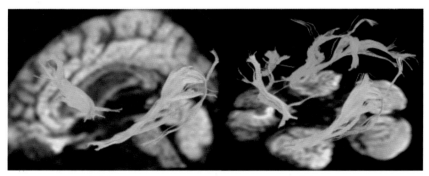

左侧面观　　　　　　　　　　　左侧面观

■ 左侧下额枕束　■ 右侧下额枕束

两侧下额枕束依旧断裂。

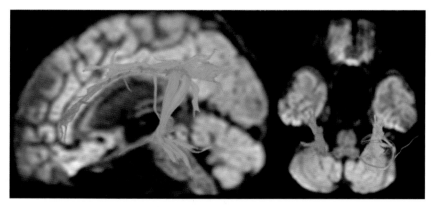

左侧面观　　　　　　　　　　　上面观

■■ 扣带束　■ 左侧海马纤维束　■ 右侧海马纤维束

扣带束代偿性向下生长。两侧海马纤维束脑网络连接减少。

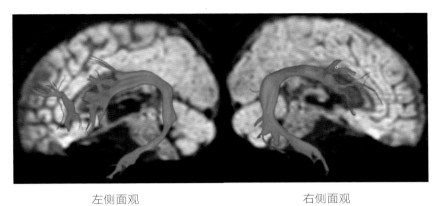

左侧面观 右侧面观

■ 钩束 ■ 弓状束

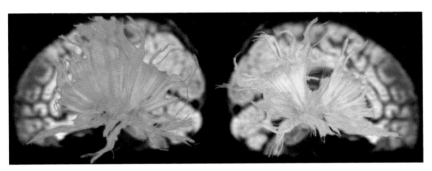

左侧面观 右侧面观

■ 左侧内囊走行纤维 ■ 右侧内囊走行纤维

右侧内囊区走行纤维束依旧断裂，脑室增大，神经纤维束向外膨隆。

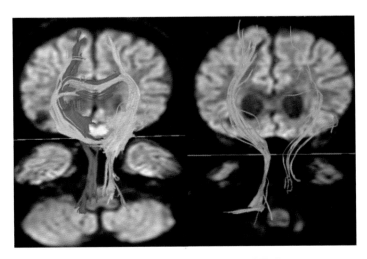

后面观 后面观

■ 丘脑前辐射 ■ 皮质小脑束

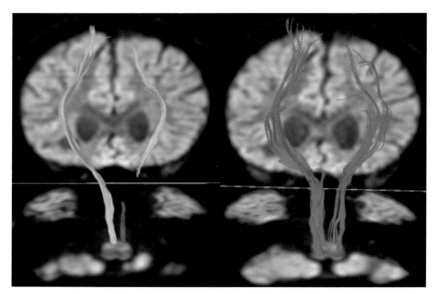

后面观　　　　　　　　　　后面观

■ 皮质脊髓束　■ 胼胝体侧束

右侧皮质脊髓束完全断裂，右侧胼胝体侧束较前有所恢复。

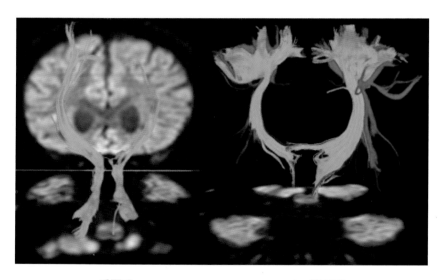

后面观　　　　　　　　　　前面观

■ 皮质齿状核束　■ 中央后回纤维束　■ 中央前回纤维束

右侧中央前后回纤维束到达脑干纤维束依然中断。两侧皮质齿状核束较前有所恢复。

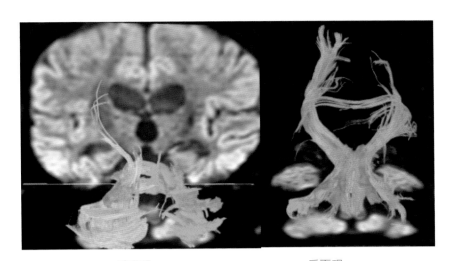

后面观　　　　　　　　后面观

■ 左侧小脑纤维束　■ 右侧小脑纤维束　■ 小脑中脚　■ 投射纤维

　　小脑弓状纤维破坏较前明显，与大脑连接的纤维束依旧中断。右侧投射纤维束较前有所增多，并且部分纤维束越过中线，到达对侧大脑半球。

第八章 脑血管疾病

第一节 脑动静脉畸形 DTI 成像分析

脑动静脉畸形（arteriovenous mal formation，AVM）是一种先天性局部脑血管发生学上的变异。病变部位脑动静脉之间无毛细血管床，由一条或多条供血动脉、畸形血管团及引流静脉组成。可发生于颅内任何部位，以大脑中动脉分布区最为常见，约 85% 发生于幕上，15% 发生于颅后窝，绝大多数单发，多发者可见于遗传性出血性毛细血管扩张症（Rendau-Osier-Weber）综合征和脑 - 视网膜动静脉瘤综合征（Wyburn-Mason 综合征）。可发生于任何年龄，男略多于女，是儿童期颅内出血的常见原因，临床表现常为抽搐、反复头痛、进行性神经功能障碍、脑积水等。

病例 1：患者以头痛伴恶心 7 天入院，临床诊断为动静脉畸形。

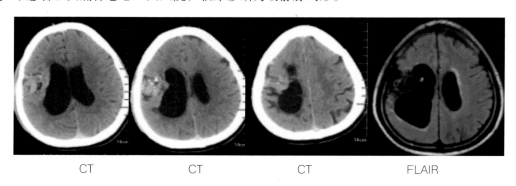

CT　　　　　CT　　　　　CT　　　　　FLAIR

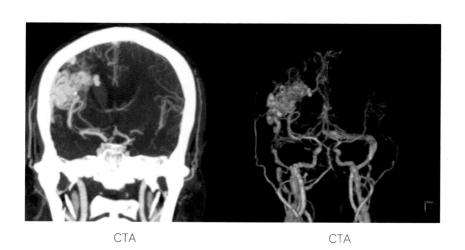

CTA　　　　　　　　　　　CTA

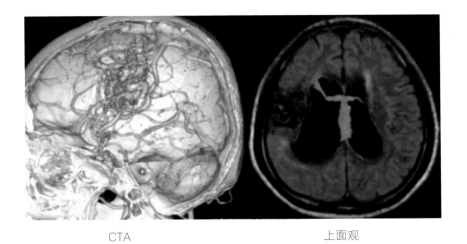

CTA   上面观

■ 穹窿联合

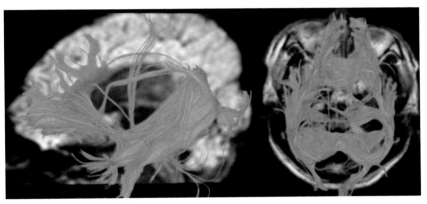

左侧面观   上面观

■ 胼胝体

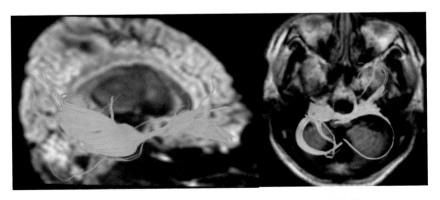

右侧面观   上面观

■ 右侧下额枕束 ■ 后联合

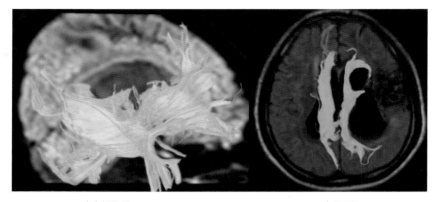

右侧面观　　　　　　　　　　　　　　上面观

■ 右侧内囊走行纤维　■ 扣带束

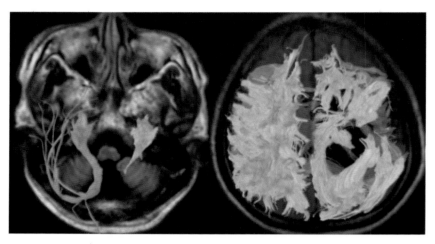

上面观　　　　　　　　　　　　　　上面观

■ 左侧海马纤维束　■ 右侧海马纤维束　■ 弓状纤维

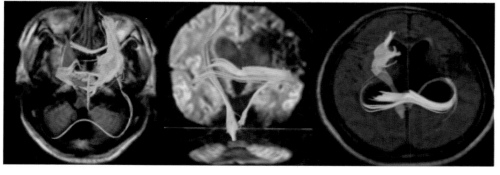

上面观　　　　　　　　后面观　　　　　　　　上面观

■ 丘脑前辐射　■ 皮质脊髓束

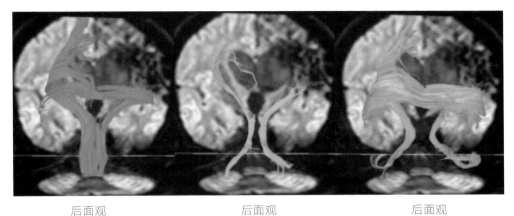

后面观　　　　　　　　后面观　　　　　　　　后面观

■ 胼胝体侧束　■ 皮质齿状核束　■ 皮质小脑束

　　胼胝体体部神经纤维束受损明显，局部缺失、断裂；后联合、右侧扣带束、右侧海马纤维束、右侧弓状纤维破坏明显，右侧投射纤维局部缺失，未达皮层；右侧皮层脊髓束、皮质小脑束、胼胝体侧束于动静脉畸形后方到达对侧大脑半球，右侧皮质齿状核束断裂。

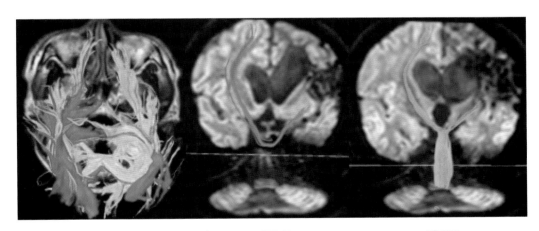

上面观　　　　　　　　后面观　　　　　　　　后面观

■ 枕叶联络纤维　■ 顶叶联络纤维　■ 桥连纤维　■ 脊髓丘脑束

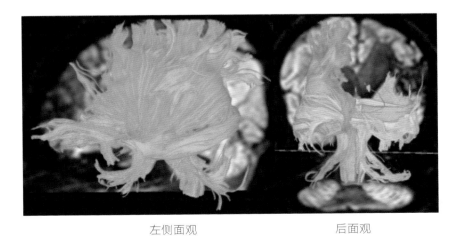

左侧面观　　　　　　　　后面观

■ 左侧内囊走行纤维　■ 右侧内囊走行纤维

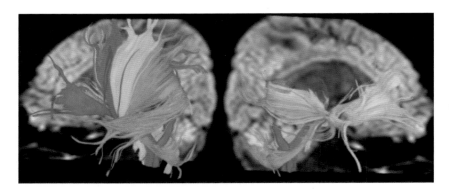

左侧面观　　　　　　　　　右侧面观

■ 皮质脊髓束　■ 皮质小脑束　■ 皮质齿状核束　■ 胼胝体侧束　■ 丘脑前辐射　■ 脊髓小脑束

右侧投射纤维于动静脉畸形周围中断，部分纤维束到达对侧大脑半球。

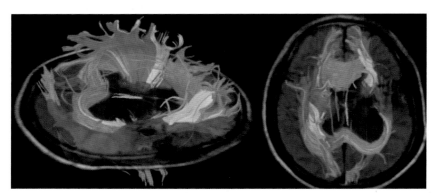

右侧面观　　　　　　　　　上面观

■ 胼胝体　■ 皮质脊髓束　■ 皮质小脑束　■ 皮质齿状核束

■ 胼胝体侧束　■ 丘脑前辐射　■ 脊髓小脑束

病例2：男，11岁，突发脑出血后1个月，左侧肢体活动不灵活，临床诊断为动静脉畸形。

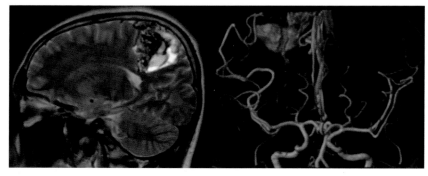

T₂　　　　　　　　　　MRA

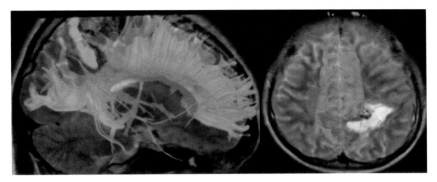

右侧面观　　　　　　　　　上面观

■ 胼胝体

右侧胼胝体体部纤维束局部中断、破坏，两侧胼胝体毯部纤维束减少。

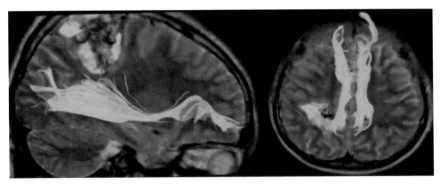

右侧面观　　　　　　　　　上面观

■ 右侧下额枕束 ■ 扣带束

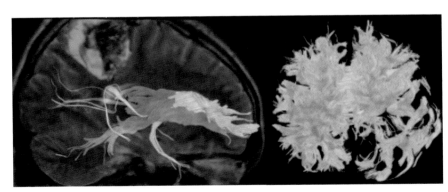

右侧面观　　　　　　　　　上面观

■ 丘脑前辐射 ■ 弓状纤维

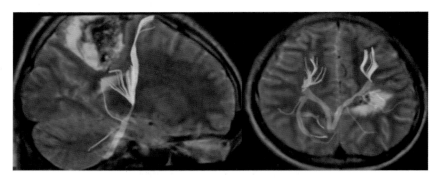

右侧面观　　　　　　　　上面观

■ 皮质脊髓束

　　右侧皮质脊髓束部分纤维束于动静脉畸形前方到达皮层，部分中断。右顶弓状纤维中断、破坏。明确皮质脊髓束与病灶的关系，可以术中重点保护该区域，并且做到小切口、小骨窗、低损伤、全切除。

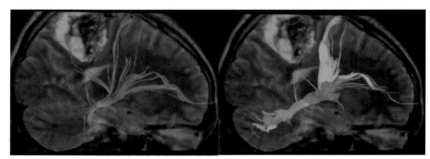

右侧面观　　　　　　　　右侧面观

■ 胼胝体侧束　■ 皮质齿状核束

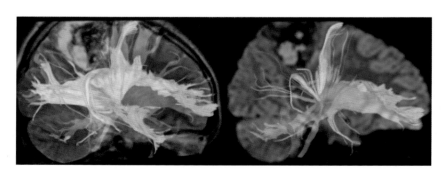

右侧面观　　　　　　　　右侧面观

■ 右侧内囊走行纤维　■ 胼胝体侧束　■ 皮质齿状核束
■ 皮质小脑束　■ 脊髓小脑束　■ 丘脑前辐射

病例 3：男，12 岁，头晕伴左侧肢体力弱半个月，左下肢明显，神志清楚。

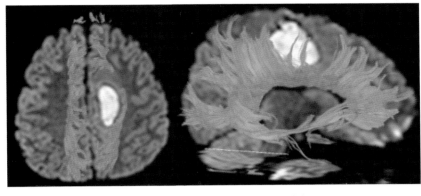

上面观   右侧面观
■ 胼胝体

上图显示脑出血位于额叶，胼胝体神经纤维束受压，并向外移位，局部神经纤维束有断裂。

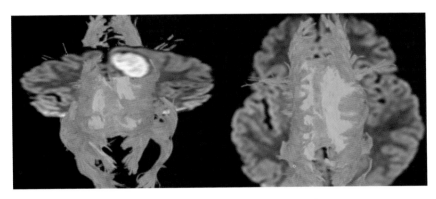

上面观   上面观
■ 胼胝体 ■ 扣带束

右额脑出血累及胼胝体及扣带束，扣带束受压移位并也有纤维束断裂。

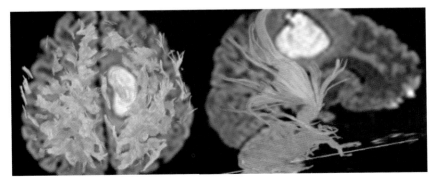

上面观   右侧面观
■ 投射纤维 ■ 右侧小脑半球纤维束 ▢ 弓状纤维

　　右顶皮层弓状纤维受压移位，血肿内部也见少量已经断裂的残存弓状纤维；投射纤维受压并向外后方移位，未见破坏，所以患者没有运动功能障碍。

　　该患者 3 年后再次出现脑出血，患者突发意识不清 2 小时再次入院。

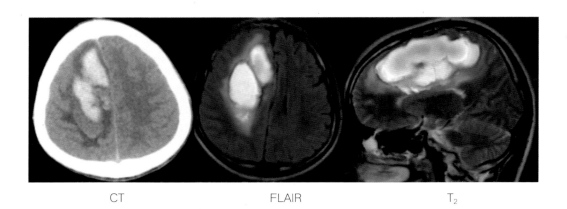

CT   FLAIR   T₂

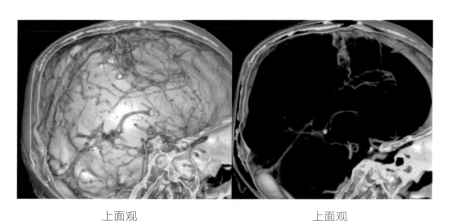

上面观   上面观

胼 CTA 显示动静脉畸形，并与上矢状窦关系密切

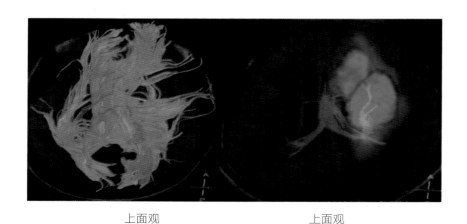

上面观   上面观

■ 胼胝体　■ 穹窿联合

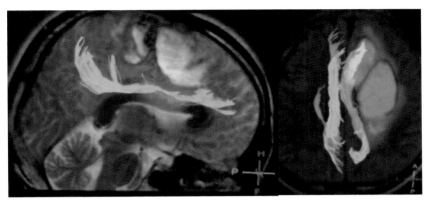

右侧面观　　　　　　　　上面观

■ 扣带束

胼胝体右侧纤维束受压、移位、破坏明显，右侧穹窿脚及扣带束受压移位。

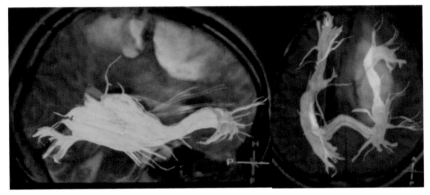

右侧面观　　　　　　　　上面观

■ 左侧下额枕束　■ 右侧下额枕束

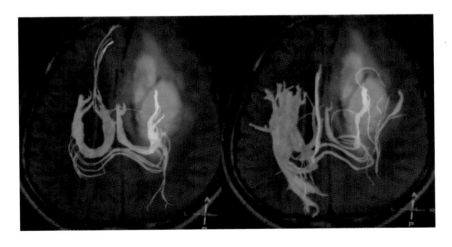

上面观　　　　　　　　上面观

■ 上额枕束　■ 下纵束

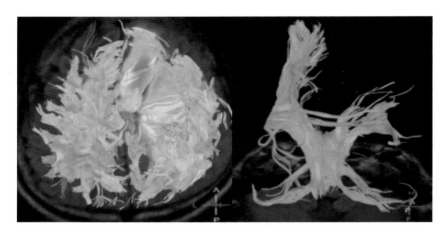

上面观 　　　　　　　　　　　后面观

■ 弓状纤维　■ 投射纤维

右侧上、下额枕束、下纵束、投射纤维、弓状纤维均有不同程度受压、移位、破坏。

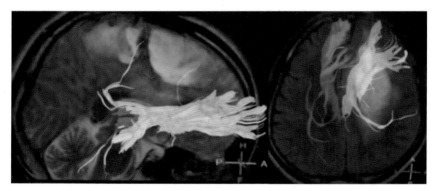

右侧面观 　　　　　　　　　　上面观

■■ 丘脑前辐射

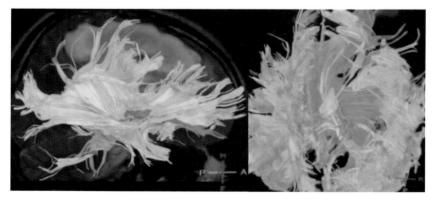

右侧面观 　　　　　　　　　　上面观

■ 右侧内囊走行纤维　■ 弓状纤维　■ 胼胝体

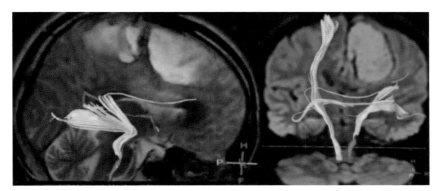

右侧面观　　　　　　　　　　　后面观

■■ 皮质脊髓束

右侧丘脑前辐射受压移位，未见明显破坏；右侧投射纤维局部中断；右侧皮质脊髓束于脑桥完全中断，未到达皮层，部分纤维束跨过中线（通过胼胝体）到达对侧大脑半球。右侧皮质小脑束，胼胝体侧束、皮质齿状核束于出血下方中断，交叉的皮质小脑束于脑桥部分中断。

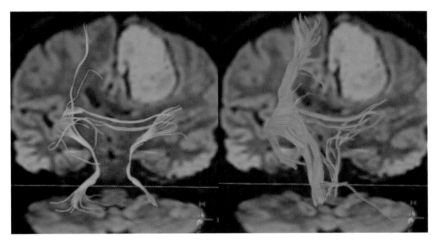

■ 皮质小脑束　■ 胼胝体侧束

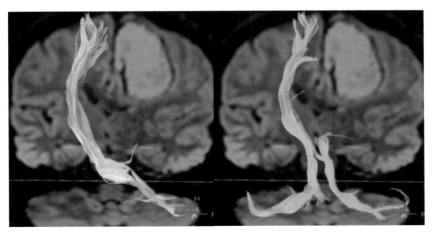

后面观　　　　　　　　　　　后面观

■ 交叉的皮质小脑束　■ 皮质齿状核束

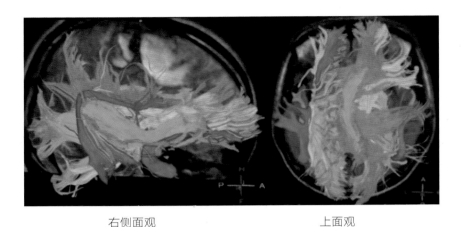

右侧面观　　　　　　　　　　　上面观

■ 皮质脊髓束 ■ 皮质小脑束 ■ 皮质齿状核束 ■ 胼胝体侧束 ■ 丘脑前辐射
■ 胼胝体 ■ 扣带束 ■ 左侧下额枕束 ■ 右侧下额枕束 ■ 下纵束

第二节　海绵状血管瘤 DTI 成像分析

海绵状血管瘤是由紧密并排的、不成熟的海绵状血管间隙聚合而成，其间无正常的神经组织，由于血管造影检查时常无异常血管团的发现，故将其归类于隐匿型血管畸形。可发生于脑内任何部位，以额叶、颞叶最常见，幕下以小脑和脑桥多见。可为家族性或散发性，单发或多发，可见于任何年龄组，无性别差异。海绵状血管瘤主要临床表现为癫痫、颅内出血、神经功能障碍和头痛。有的海绵状管瘤逐渐增大，产生占位效应而导致神经功能障碍逐渐加重，临床病程变异较大。

病例 1：女，7 岁，1 个半月前脑出血，右侧肢体运动障碍，现右手灵活性差。临床诊断海绵状血管瘤。

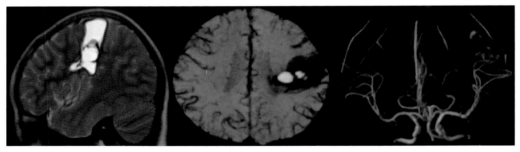

T₂　　　　　　　　　　SWI　　　　　　　　　　MRA

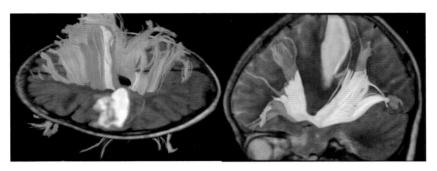

左侧面观　　　　　　　　　左侧面观

■ 胼胝体　■ 皮质脊髓束　■ 皮质小脑束　■ 皮质齿状核束
■ 胼胝体侧束　■ 左侧下额枕束

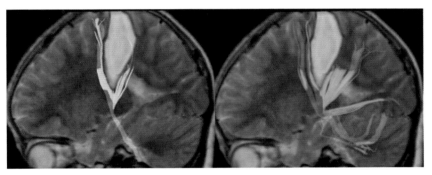

左侧面观　　　　　　　　　左侧面观

■ 皮质脊髓束　■ 皮质小脑束

　　左额颞海绵状血管瘤伴出血累及投射纤维，皮质脊髓束、皮质小脑束于血肿前后方上行，部分纤维束中断。

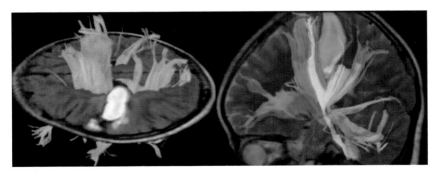

左侧面观　　　　　　　　　左侧面观

■ 左侧内囊走行纤维　■ 皮质脊髓束　■ 皮质小脑束
■ 皮质齿状核束　■ 胼胝体侧束　■ 丘脑前辐射

左额颞叶海绵状血管瘤合并出血导致投射纤维受压移位，部分中断。

病例2：男，4岁，主因头痛3天入院，左基底节区海绵状血管瘤伴出血，术后肢体感觉、运动、智力正常。

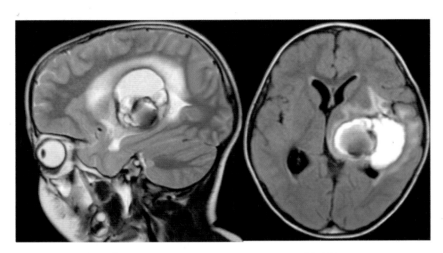

T₂   FLAIR

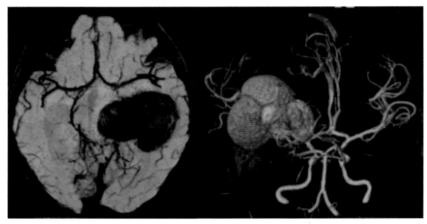

SWI   MRA

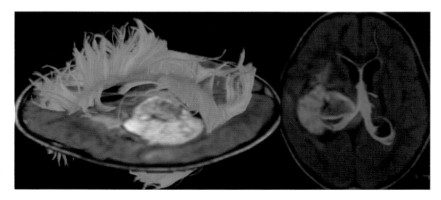

左侧面观   上面观

■ 胼胝体 ■ 穹窿联合

左侧基底节区海绵状血管瘤伴出血，压迫胼胝体毯部移位，左侧穹窿脚受压移位，部分中断。

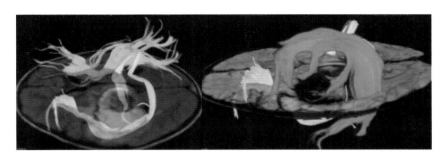

左侧面观　　　　　　　　　　左侧面观
■ 左侧下额枕束 ■ 右侧下额枕束 ■ 弓状束

左侧下额枕束受压移位，弓状束位于病变外侧。

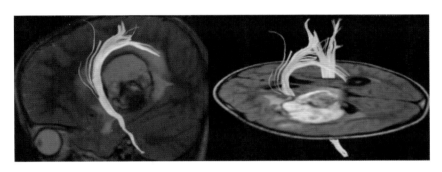

左侧面观　　　　　　　　　　左侧面观
■ 皮质脊髓束

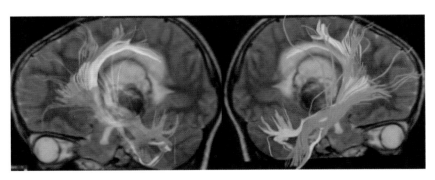

左侧面观　　　　　　　　　　右侧面观
■ 皮质脊髓束 ■ 皮质小脑束 ■ 皮质齿状核束 ■ 胼胝体侧束

投射纤维位于病变前方上行到达皮层，术前精准定位，术中给予了重点保护该区域，术后患者恢复良好，运动及感觉正常。

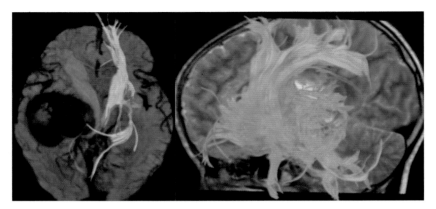

上面观　　　　　　　　　　左侧面观

■■丘脑前辐射 ■左侧内囊走行纤维

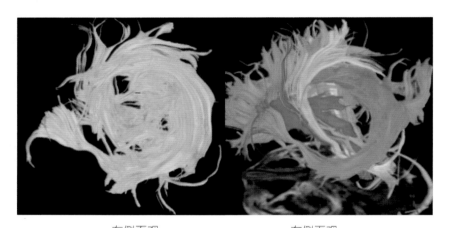

左侧面观　　　　　　　　　　左侧面观

■病变周围断裂神经 ■胼胝体 ■丘脑前辐射 ■皮质脊髓束

■皮质小脑束 ■皮质齿状核束 ■胼胝体侧束 ■交叉皮质小脑束

左侧丘脑前辐射受压移位，海绵状血管瘤周围神经纤维束破坏明显。

病例3：患者左面部及右胸部、下肢麻木半个月，临床诊断为脑干海绵状血管瘤。

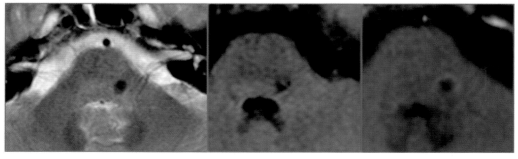

T₂WI　　　　　　　　T₁WI　　　　　　　FLAIR

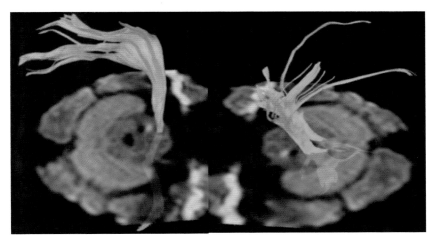

右侧面观　　　　　　左侧面观

■ 皮质脊髓束 ■ 皮质齿状核束

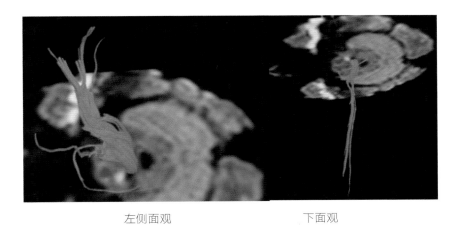

左侧面观　　　　　　下面观

■ 胼胝体侧束

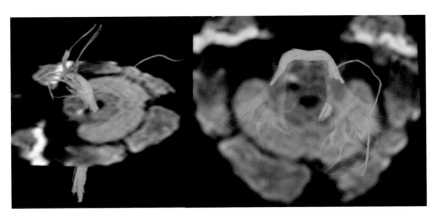

左侧面观　　　　　　上面观

■ 脊髓丘脑束 ■ 小脑中脚

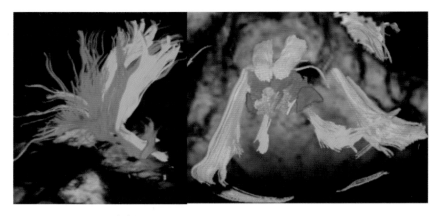

左侧面观　　　　　　　　　　下面观

■ 皮质脊髓束 ■ 皮质小脑束 ■ 皮质齿状核束 ■ 胼胝体侧束 ■ 脊髓小脑束 ■ 脊髓丘脑束

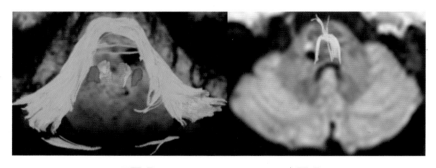

下面观　　　　　　　　　　上面观

■ 小脑中脚 ■ 脊髓小脑束 ■ 脊髓丘脑束 ■ Wernekink连合

脑干海绵状血管瘤位于左侧皮质脊髓束后方，小脑中脚内侧，胼胝体侧束、Wernekink连合及脊髓丘脑束前方，左侧胼胝体侧束部分纤维束断裂。

病例4：患者主因头晕，走路跑偏，左手麻木入院，术后左侧肢体运动如常。临床诊断海绵血管瘤伴出血。

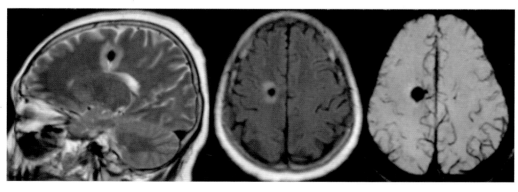

T₂WI　　　　　　　　　FLAIR　　　　　　　　SWI

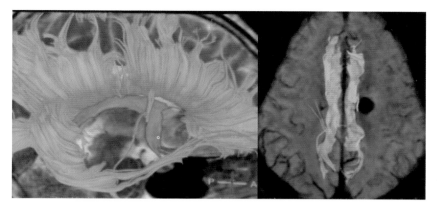

右侧面观 　　　　　　　上面观
■ 胼胝体 ■ 穹窿联合 ■ 扣带束

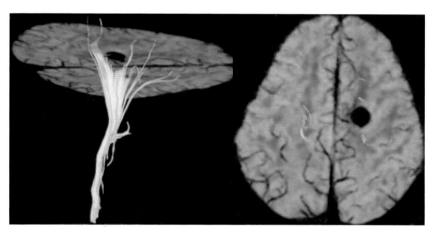

右侧面观 　　　　　　　上面观
■ 皮质脊髓束

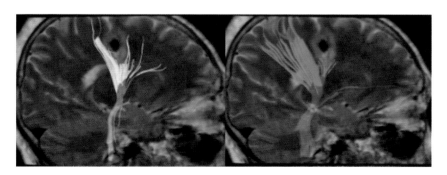

右侧面观 　　　　　　　右侧面观
■ 皮质脊髓束 ■ 胼胝体侧束

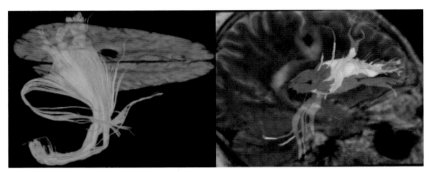

右侧面观　　　　　　　　右侧面观

■ 皮质小脑束 ■ 丘脑前辐射

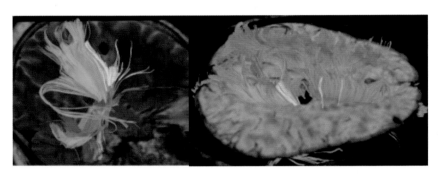

右侧面观　　　　　　　　右侧面观

■ 胼胝体 ■ 皮质脊髓束 ■ 皮质小脑束 ■ 皮质齿状核束 ■ 胼胝体侧束 ■ 脊髓小脑束

　　右侧半卵圆中心海绵状血管瘤位于投射纤维走行区，皮质脊髓束、皮质小脑束走行于病变后方，术中给予了保护，术后恢复良好。

第九章 小儿颅内肿瘤

脑肿瘤是颅内一大类肿瘤的总称，临床治疗手段很多，例如手术、放疗、化疗等，但很多脑肿瘤患者的预后仍然很差，影像学检查可以提供术前无创性诊断，并对肿瘤的治疗、随访、判断预后有着重要意义。脑肿瘤神经成像的目标核要求也越来越多样化，不仅涉及诊断和鉴别诊断，对肿瘤的分级、制订治疗方案、精确手术计划、放疗计划、监测肿瘤复发有着重要意义。MRI 检查组织对比度高并且无创，DTI 技术的临床应用，对脑肿瘤患者的治疗将会产生实质性的影响。

第一节 星形细胞瘤 DTI 成像分析

星形细胞瘤是指以星形胶质细胞所形成的肿瘤，是儿童最常见的中枢神经系统肿瘤——神经胶质瘤，具有良性肿瘤的生物学特点，为世界卫生组织（WHO）Ⅰ级，10 年生存率高达 94%，是神经胶质瘤中预后最好的。据文献报道星形细胞肿瘤占颅内肿瘤的 13%~26%，占胶质瘤 21.2%~51.6%，男性多于女性。星形细胞肿瘤可发生在中枢神经系统的任何部位，一般成年多见于大脑半球和丘脑底节区，儿童多见于幕下。幕上者多见于额叶及颞叶，顶叶次之，枕叶最少。亦可见于视神经、丘脑和第三脑室旁；幕下者则多位于小脑半球和第四脑室，亦可见于小脑蚓部和脑干。

星形细胞瘤为浸润性生长肿瘤，多数肿瘤切除后有复发可能，且复发后肿瘤可演变成间变性星形细胞瘤或多形性胶质母细胞瘤。

病例 1：男，11 岁，发作性左侧肢体抖动 1 个月余，临床诊断为小脑胶质瘤。

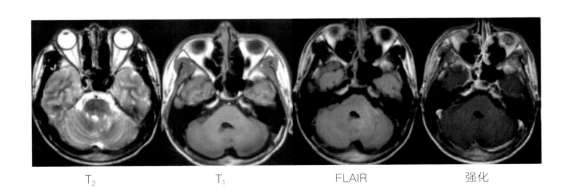

| T₂ | T₁ | FLAIR | 强化 |

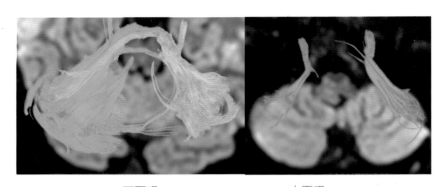

下面观　　　　　　　　　　　上面观

■ 左侧小脑半球纤维束　■ 右侧小脑半球纤维束　■ 三叉神经

左侧小脑半球纤维束及三叉神经、小脑皮质齿状核纤维束、小脑中脚局部破坏。

弥漫性星形细胞瘤是分化良好，但呈弥漫、浸润性生长的原发性星形细胞起源的脑肿瘤，为 WHO Ⅱ 级，占星形细胞瘤 10%~15%。肿瘤好发于青年人，峰值年龄为 20~40 岁，有恶变为间变性星形细胞瘤，甚至胶质母细胞瘤的趋势。额叶、颞叶最常见，约 20% 可累及深部灰质结构、丘脑及基底节。儿童和青少年以脑干受累最多见，如出现强化，则提示肿瘤进展为高级别肿瘤。

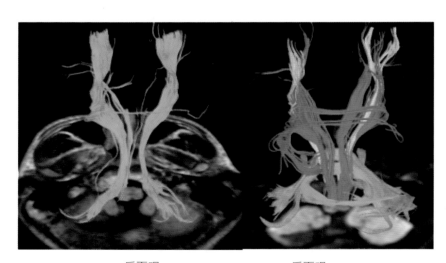

后面观　　　　　　　　　　　后面观

■ 皮质脊髓束　■ 皮质齿状核束　■ 胼胝体侧束　■ 小脑中脚

病例 2：头痛，语言障碍 1 个月余。

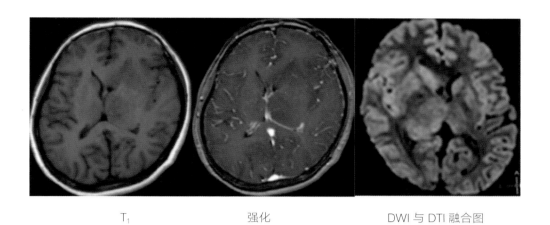

T₁　　　　　　　　强化　　　　　　　DWI 与 DTI 融合图

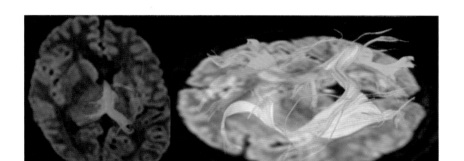

上面观　　　　　　　　　　　左侧面观

■ 穹窿联合　■ 左侧下额枕束　■ 右侧下额枕束

左侧穹窿脚破坏中断，左侧下额枕束受压移位，部分纤维束中断。

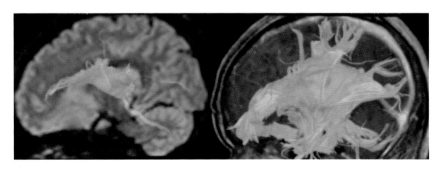

左侧面观　　　　　　　　　　左侧面观

■ 左侧丘脑前辐射　■ 左侧内囊走行纤维

左侧内囊走行纤维受压内移、抬高，部分纤维束中断破坏。

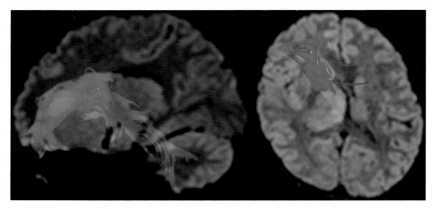

左侧面观　　　　　　　　上面观

■ 丘脑前辐射

左侧丘脑前辐射受压移位。

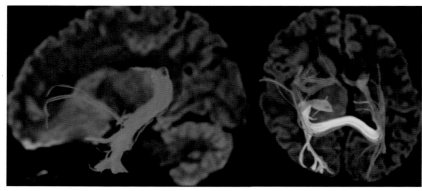

左侧面观　　　　　　　　上面观

■ 颞叶丘脑束　■ 视神经　■ 视辐射

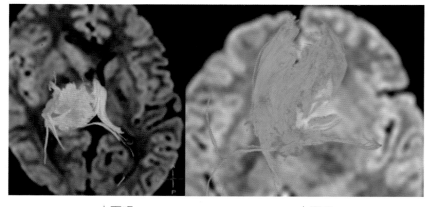

上面观　　　　　　　　上面观

■■ 肿瘤破坏的神经纤维束

左侧丘脑内大量神经纤维束中断、破坏。

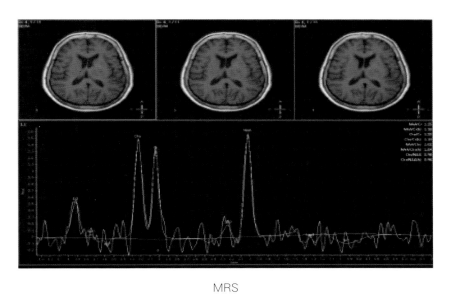

MRS

病例3：患儿，男，23个月，发现左手活动不灵活入院。MRI强化检查提示桥脑、右侧大脑脚及丘脑占位（明显强化）。

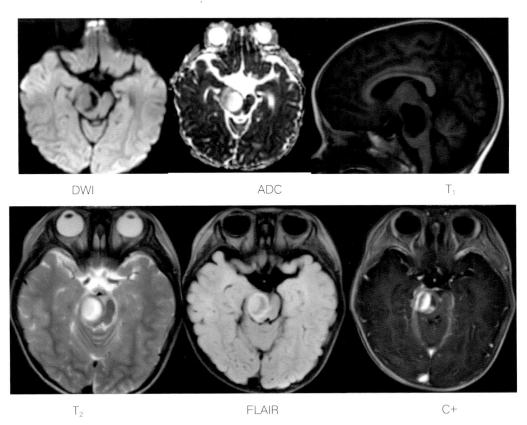

| DWI | ADC | T₁ |

T₂   FLAIR   C+

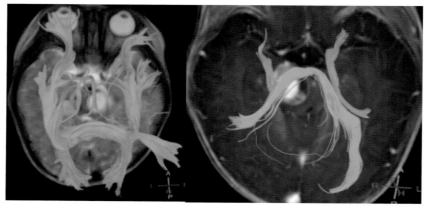

上面观　　　　　　　　下面观

■ 胼胝体压部纤维束　■ 小脑中脚　■ 三叉神经

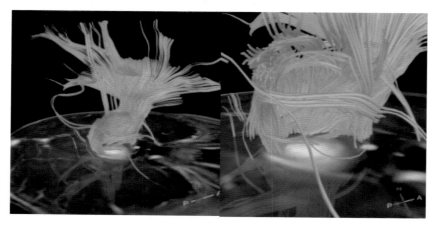

右侧面观　　　　　　　右侧面观

■ 投射纤维

右侧小脑中脚受压，部分纤维束中断；右侧大脑脚走行投射纤维明显受压移位、中断。

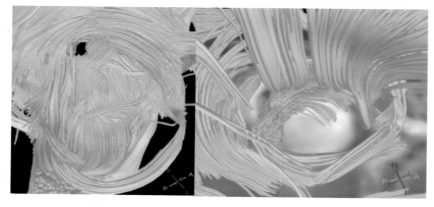

右侧面观　　　　　　　右侧面观

■■ 肿瘤压迫神经纤维导致断裂

肿瘤周围走行神经纤维束破坏明显，神经纤维束具有很强的可塑性及代偿功能，如果病史较长，临床症状相对较轻。

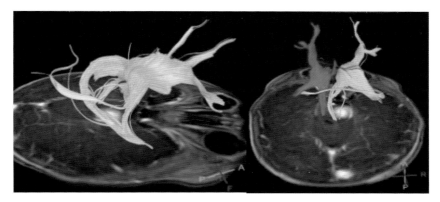

右侧面观　　　　　　　　　　后面观

■■ 丘脑前辐射

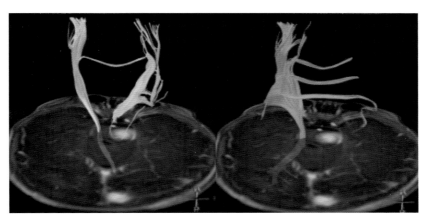

后面观　　　　　　　　　　后面观

■ 皮质脊髓束　■ 皮质小脑束

右侧丘脑前辐射脑干段受压移位，右侧皮质脊髓束破坏中断，右侧皮质小脑束未引出。

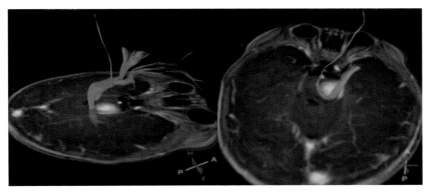

右侧面观　　　　　　　　　　后面观

■ 胼胝体侧束　■ 桥连纤维

右侧胼胝体侧束及桥连纤维均明显破坏中断，纤维束未达皮层。

第二节 胶质瘤 DTI 成像分析

脑胶质瘤系发生于脑部最常见的一类肿瘤。依其细胞构成不同又可分为星形母细胞瘤、星形细胞瘤、多形性胶质母细胞瘤、少突胶质细胞瘤、神经母细胞瘤、室管膜母细胞瘤、室管膜细胞瘤等。此类肿瘤生长部位、恶性程度不同。恶性脑胶质瘤是临床上常见的一类颅脑肿瘤，其发病率在颅脑肿瘤中高达 60%。

一、基底节区胶质瘤 DTI 成像分析

病例 1：男，7 岁，无临床症状，术后恢复良好。左侧放射冠区可见不规则形囊实性混杂异常信号，局限性凸向左侧脑室。见斑点状及小斑片状异常强化，病理诊断为胶质瘤Ⅲ级。

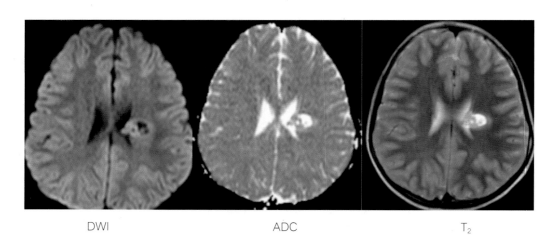

DWI   ADC   T$_2$

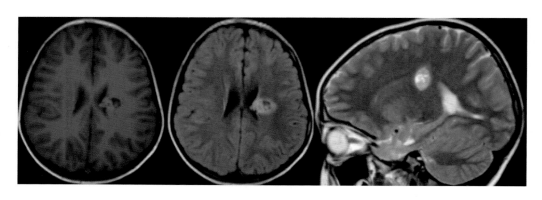

T$_1$ FLAIR   T$_2$

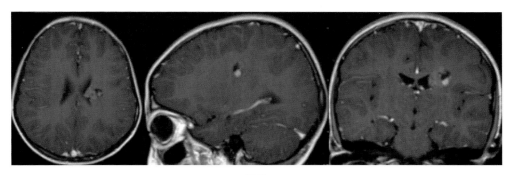

强化

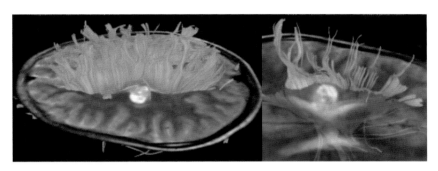

左侧面观　　　　　　　　　　右侧面观

■ 胼胝体 ■ 岛叶纤维束

病变位于胼胝体下方，与投射纤维关系密切，局部受压移位。

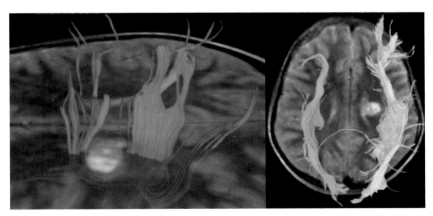

左侧面观　　　　　　　　　下面观

■ 上纵束　■ 左侧下额枕束　■ 右侧下额枕束

上纵束受压移位，于肿瘤前方、下方、后方走行。

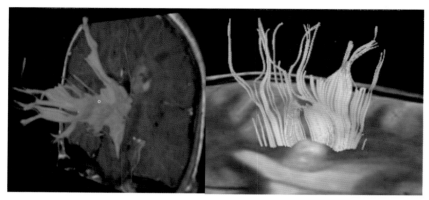

前面观 右侧面观

■■ 丘脑前辐射 ■ 皮质脊髓束

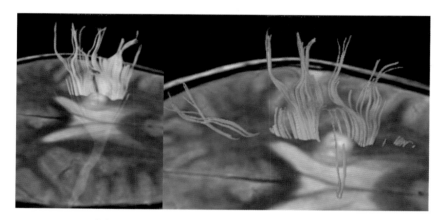

右侧面观 右侧面观

■ 皮质脊髓束 ■ 皮质小脑束

左侧皮质脊髓束及皮质小脑束受压移位，少量纤维束中断。

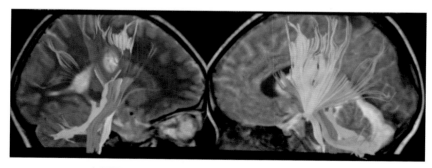

右侧面观 左侧面观

■ 皮质脊髓束 ■ 皮质小脑束 ■ 胼胝体侧束 ■ 皮质齿状核束

　　肿瘤位于投射纤维内侧，胼胝体下方，投射纤维局部受压向外膨隆，术前给予DTI神经纤维束精准定位，规划入路，术后恢复良好，无并发症出现。

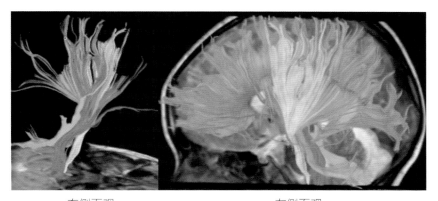

右侧面观　　　　　　　　　　左侧面观

■ 皮质脊髓束　■ 皮质小脑束　■ 胼胝体侧束　■ 皮质齿状核束　■ 胼胝体

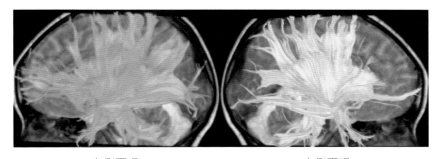

左侧面观　　　　　　　　　　右侧面观

■ 左侧内囊走行纤维　■ 右侧内囊走行纤维

病例 2：男，12 岁，左下肢无力 10 天入院，病理诊断为右侧基底节区胶质瘤Ⅲ级。

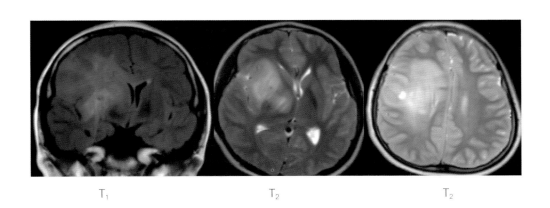

T₁　　　　　　　　　　T₂　　　　　　　　　　T₂

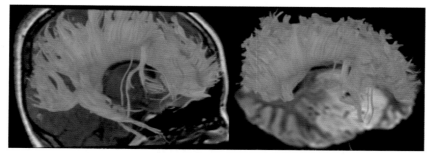

右侧面观　　　　　　　　　　右侧面观

■ 胼胝体

右侧基底节区胶质瘤，胼胝体受压，局部变形。

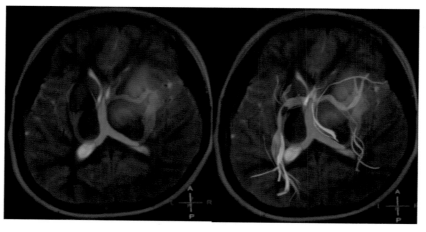

上面观　　　　　　　　　　上面观

■ 穹窿联合　■ 前联合

肿瘤压迫右侧穹窿脚及前联合，使之移位，未见明显破坏。

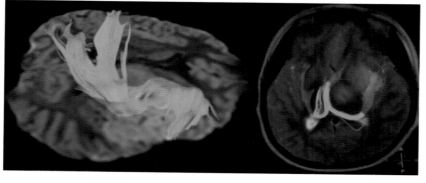

右侧面观　　　　　　　　　　上面观

■ 右侧下额枕束　■ 上额枕束

右侧下额枕束与肿瘤关系密切，神经纤维束可见破坏。右侧上额枕束受压移位。

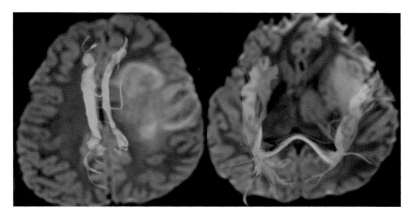

上面观 上面观

■ 扣带束 ■ 下纵束

右侧扣带束、下纵束受压分别向上方及外侧移位。

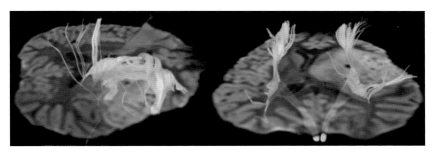

右侧面观 后面观

■ 丘脑前辐射 ■ 皮质脊髓束

右侧丘脑前辐射位于肿瘤内侧，受压内移；右侧皮质脊髓束位于肿瘤后方，未见明显破坏。

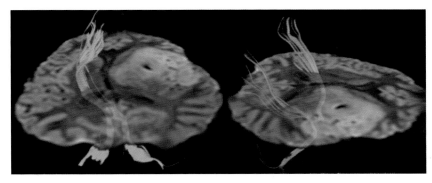

后面观 右侧面观

■ 皮质齿状核束 ■ 皮质小脑束

右侧皮质小脑束及右侧皮质齿状核束位于肿瘤后方，受压移位，部分纤维束中断、破坏。

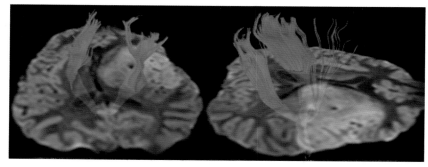

前面观　　　　　　　　　　　右侧面观

■ 桥连纤维

右侧桥连纤维位于肿瘤后方，受压移位。

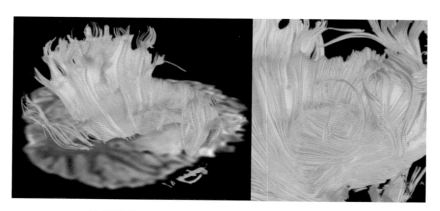

右侧面观　　　　　　　　　　右侧面观

■ 右侧内囊走行纤维

右侧内囊走行纤维束局部可见破坏并受压内移。

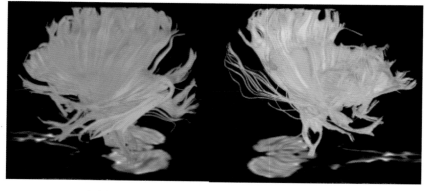

左侧面观　　　　　　　　　　右侧面观

■ 左侧内囊走行纤维　■ 右侧内囊走行纤维

病例3：男，9岁，进行性右下肢无力，反应迟钝。左额颞、基底节区占位并囊性变。

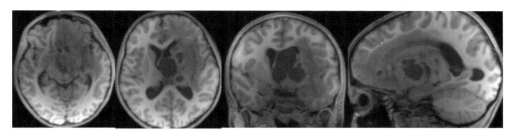

T₁

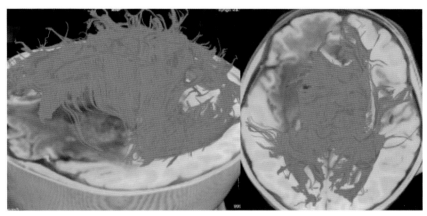

左侧面观　　　　　　　　　　　上面观

■ 胼胝体

胼胝体左侧神经纤维束受压移位，破坏明显，由于肿瘤导致脑室扩大，胼胝体发出到皮层纤维束减少。

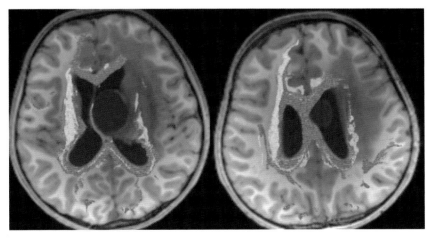

上面观　　　　　　　　　　　上面观

■ 胼胝体　■ 左侧内囊走行纤维　　右侧内囊走行纤维　■ 穹窿联合　■ 扣带束

左侧胼胝体及投射纤维较左侧明显减少。

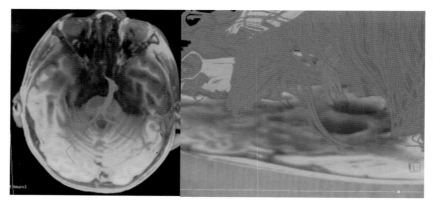

上面观　　　　　　　　　　　左侧面观

■ 胼胝体　■ 穹窿联合　■ 扣带束

右侧穹窿脚破坏中断。

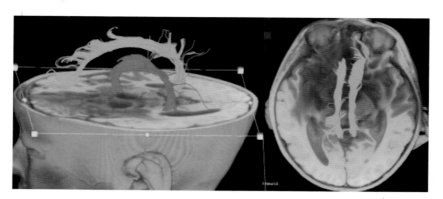

左侧面观　　　　　　　　　　　上面观

■ 穹窿联合　■ 扣带束

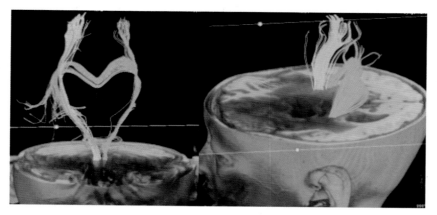

前面观　　　　　　　　　　　左侧面观

■ 皮质脊髓束

左侧皮质脊髓束受压后移，部分纤维束（通过胼胝体）到达对侧大脑半球。

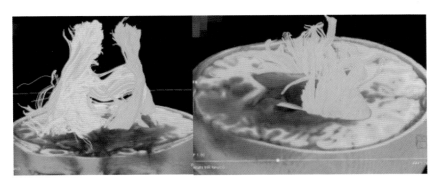

前面观　　　　　　　　　　　左侧面观

■ 左侧内囊走行纤维　■ 右侧内囊走行纤维

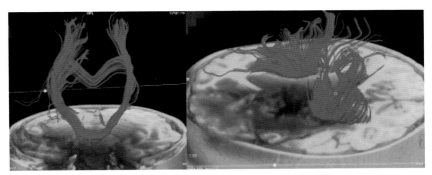

前面观　　　　　　　　　　　左侧面观

■ 桥连纤维

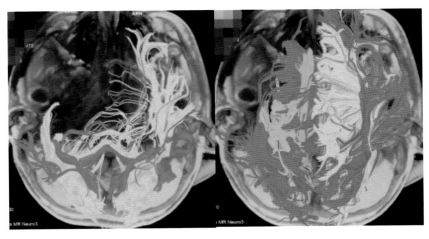

上面观　　　　　　　　　　　上面观

■ 胼胝体　■ 左侧内囊走行纤维　■ 右侧内囊走行纤维

■ 穹窿联合　■ 扣带束　■ 枕叶联络纤维　■ 顶叶联络纤维

左侧投射纤维受压后移,部分中断、破坏。左侧顶枕叶联络纤维明显破坏,脑网络连接减少,并受压移位。

二、左颞叶胶质瘤 DTI 成像分析

病例:男,11 岁,头痛 3 天,病理诊断为左颞叶胶质瘤Ⅲ级。

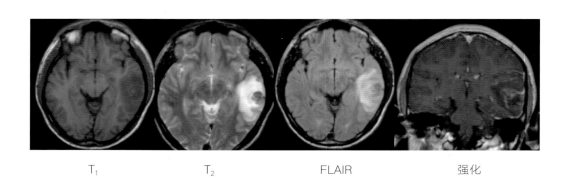

| T₁ | T₂ | FLAIR | 强化 |

左颞叶胶质瘤破坏胼胝体左侧毯部。左侧弓状束、弓状纤维也有受累。

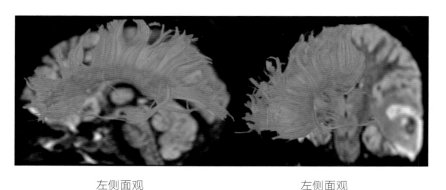

左侧面观　　　　　　　左侧面观

■ 胼胝体

左颞叶胶质瘤破坏胼胝体左侧毯部。左侧弓状束、弓状纤维也有受累。

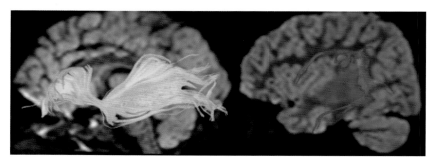

左侧面观　　　　　　　左侧面观

■ 左侧下额枕束　■ 弓状束

肿瘤位于下额枕束、弓状束外侧，呈浸润性生长，导致周围神经纤维束破坏。

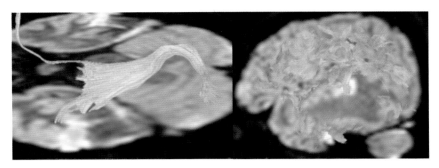

左侧面观　　　　　　　　　　　左侧面观

■ 断裂的联络纤维　■ 弓状纤维

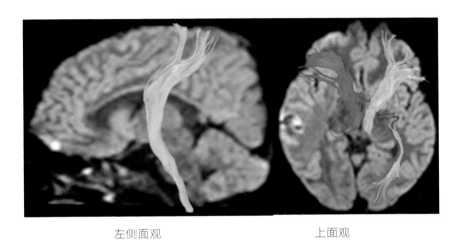

左侧面观　　　　　　　　　　　上面观

■ 皮质脊髓束　■■ 丘脑前辐射

左侧皮质脊髓束受压迁移，未见破坏。

三、囊性胶质瘤 DTI 成像分析

病例：男，11 岁，阵发性头痛 1 个月，病理诊断为囊性胶质瘤 Ⅰ 级。

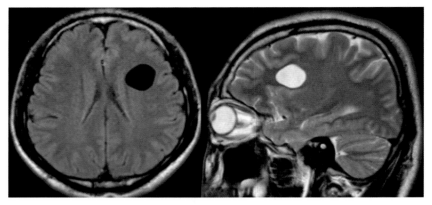

FLAIR　　　　　　　　　　　T₂

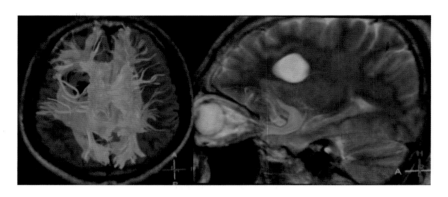

上面观　　　　　　　　　　左侧面观

■ 胼胝体

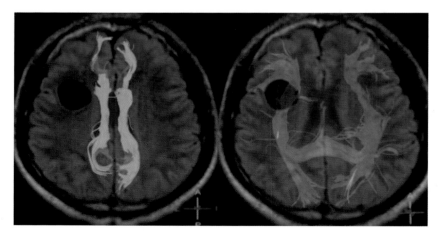

上面观　　　　　　　　　　上面观

■ 扣带束　■ 左侧下额枕束　■ 右侧下额枕束

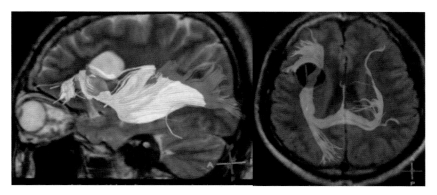

左侧面观　　　　　　　　　　　　上面观

■ 左侧下额枕束　■ 右侧下额枕束

左额囊性占位，胼胝体部分纤维束受压移位。左侧钩束、扣带束、下额枕束未见破坏中断。

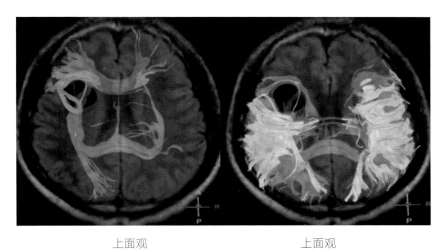

上面观　　　　　　　　　　　　上面观

■ 左侧下额枕束　■ 胼胝体　■ 弓状纤维

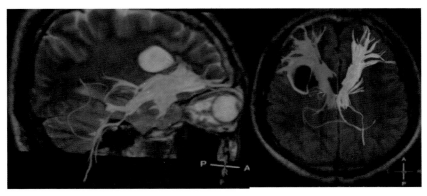

右侧面观　　　　　　　　　　　　上面观

■ 丘脑前辐射

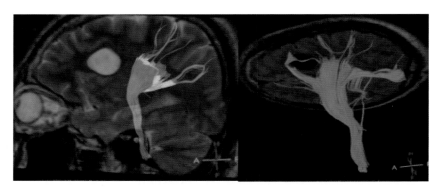

左侧面观　　　　　　　　　　左侧面观

■ 皮质脊髓束　■ 胼胝体侧束

左额病变周围弓状纤维推压移位，左侧丘脑前辐射受压，局部变形。左侧皮质脊髓束及胼胝体侧束受压。

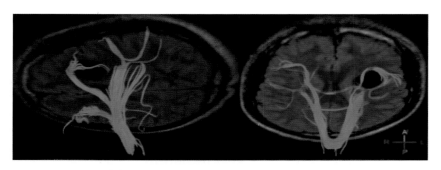

左侧面观　　　　　　　　　　前面观

■ 桥连纤维

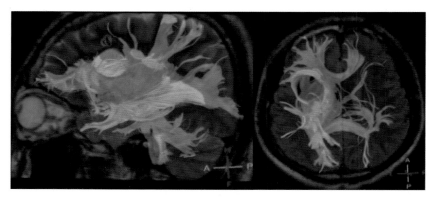

左侧面观　　　　　　　　　　上面观

■ 左侧内囊走行纤维

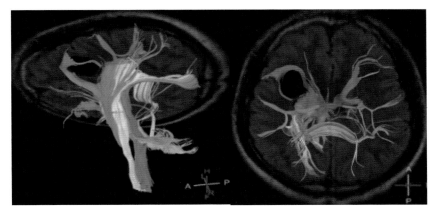

左侧面观　　　　　　　　　　　　　上面观

■ 皮质脊髓束　■ 皮质小脑束　■ 皮质齿状核束　■ 胼胝体侧束　■ 桥连纤维

左侧囊性胶质瘤周围神经纤维束主要以受压、推挤、移位为主，神经纤维束破坏较轻，部分纤维束变形。

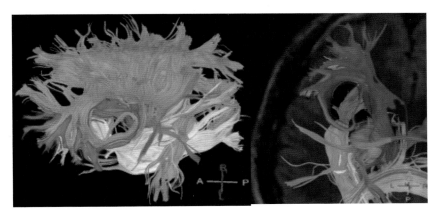

左侧面观　　　　　　　　　　　　　上面观

■ 胼胝体　■ 皮质脊髓束　■ 皮质小脑束　■ 皮质齿状核束
■ 胼胝体侧束　■ 丘脑前辐射　■ 左侧下额枕束　■ 桥连纤维

四、脑干胶质瘤 DTI 成像分析

病例：男，12 岁，右侧小脑半球及脑干胶质瘤术后 2 年 4 个月，走路不稳，精神差，临床诊断为弥漫性内生型脑桥胶质瘤（diffuse intrinsic pontine glioma，DIPG）。

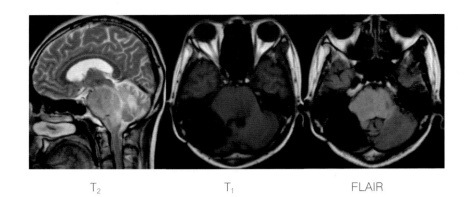

T₂   T₁   FLAIR

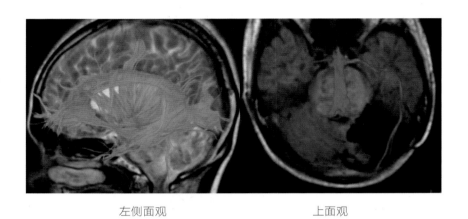

左侧面观   上面观

■ 胼胝体 ■ 穹窿联合

脑干胶质瘤造成梗阻性脑积水，脑室增大，胼胝体发出到皮层纤维断裂，代偿性向下生长。

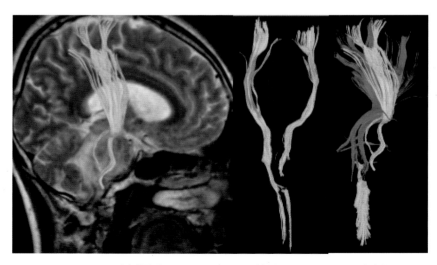

右侧面观   前面观   右侧面观

■ 皮质脊髓束 ■ 胼胝体侧束 ■ 断裂的胼胝体侧束

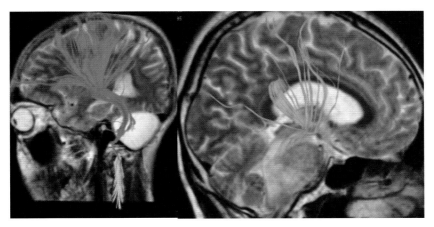

左侧面观　　　　　　　　右侧面观

■ 胼胝体侧束　■ 断裂的胼胝体侧束　■ 皮质小脑束

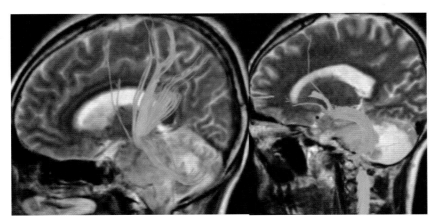

左侧面观　　　　　　　　左侧面观

■ 皮质小脑束　■ 脊髓丘脑束

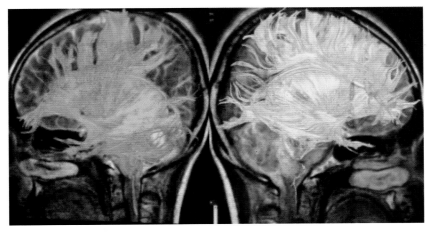

左侧面观　　　　　　　　右侧面观

■ 左侧内囊走行纤维　■ 右侧内囊走行纤维

脑干部位肿瘤侵蚀神经纤维束，造成皮质脊髓束、胼胝体侧束、脊髓丘脑束的不连续。

五、视神经胶质瘤 DTI 成像分析

病例：男，12 岁，视力明显减退，临床诊断为视神经胶质瘤。

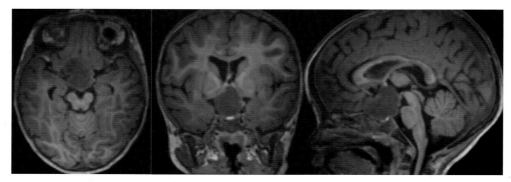

T₁ 与 DTI 融合图

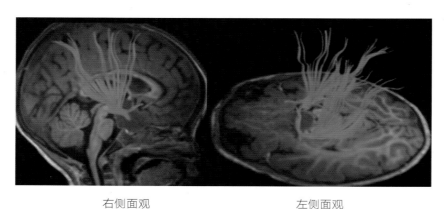

右侧面观　　　　　　　　　左侧面观

■ 视束

视神经胶质瘤压迫视束，向两侧移位，视束神经连续性差。

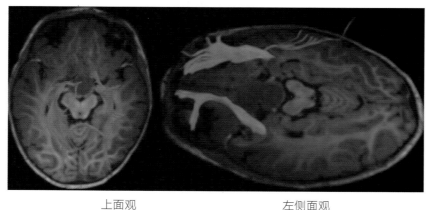

上面观　　　　　　　　　左侧面观

■ 视束　■ 钩束

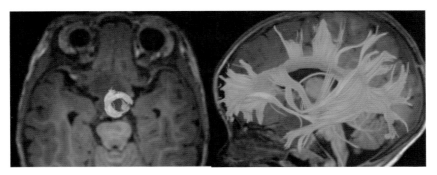

上面观 　　　　　　　左侧面观

▣ 肿瘤周围断裂纤维束 ▣ 胼胝体

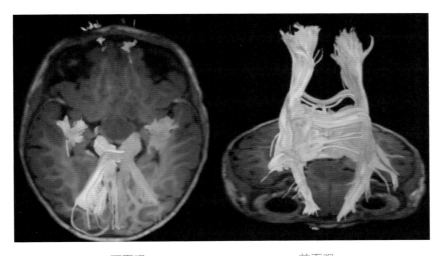

下面观 　　　　　　　前面观

▣ 左侧内囊走行纤维 ▣ 右侧内囊走行纤维

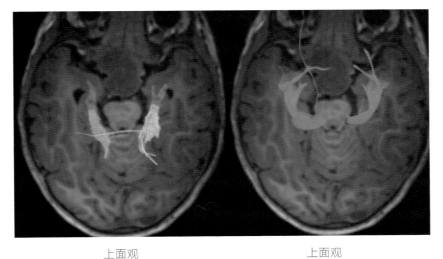

上面观 　　　　　　　上面观

▣ 左侧海马纤维束 ▣ 右侧海马纤维束 ▣ 颞叶丘脑束

六、生殖细胞瘤DTI成像分析

病例1：男，1岁，左侧肢体进行性无力，右侧基底节区占位，病理诊断为混合型生殖细胞瘤。

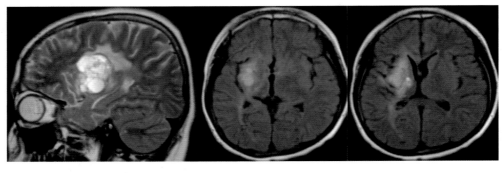

T₂　　　　　　　　FLAIR　　　　　　　　FLAIR

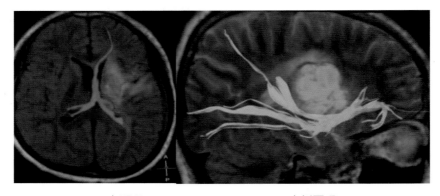

上面观　　　　　　　　右侧面观

■ 穹窿联合　■ 右侧下额枕束

右侧基底节区占位破坏右侧穹窿脚及右侧下额枕束，造成神经纤维束不连续、中断。

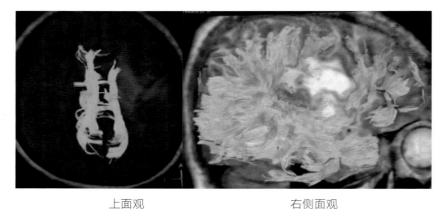

上面观　　　　　　　　右侧面观

■ 扣带束　■ 弓状纤维

右额颞弓状纤维破坏明显。

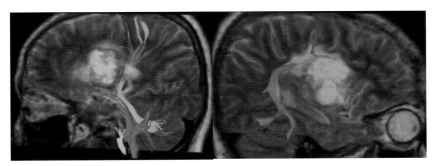

左侧面观　　　　　　　　　　　　右侧面观

■ 皮质脊髓束　■ 皮质小脑束　■ 皮质齿状核束　■ 胼胝体侧束　■ 脊髓小脑束　■ 弓状束

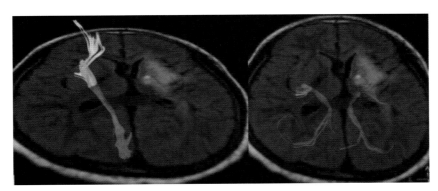

后面观　　　　　　　　　　　　后面观

■ 皮质脊髓束　■ 皮质小脑束

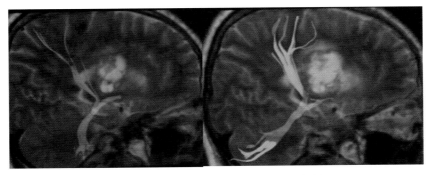

右侧面观　　　　　　　　　　　　右侧面观

■ 胼胝体侧束　■ 皮质齿状核束

　　右侧皮质脊髓束不连续、中断。有的皮质小脑束、胼胝体侧束、皮质齿状核束部分中断；右侧弓状束受压抬高、后移。

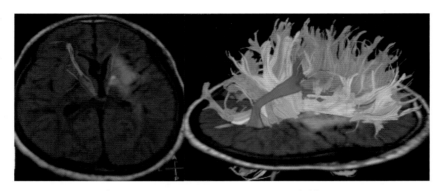

上面观　　　　　　　　　　　　　　右侧面观

■ 桥连纤维 ■ 胼胝体 ■ 弓状束 ■ 右侧下额枕束 ■ 丘脑前辐射 ■ 下纵束

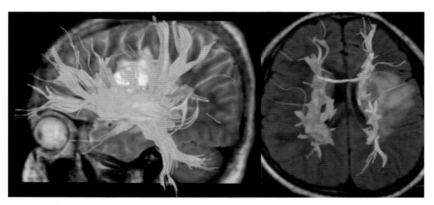

左侧面观　　　　　　　　　　　　　　上面观

■ 左侧内囊走行纤维 ■ 右侧内囊走行纤维

肿瘤位于胼胝体下外侧，主要破坏联络纤维和投射纤维。

病例 2：女，9 岁，因右上肢活动障碍 50 余天，右下肢跛行 1 周入院。神志清楚，精神反应可，右侧肢体活动障碍，肌力 4⁺级，右侧踝阵挛阳性，巴氏征（＋）。左侧肢体活动可，肌力、肌张力正常，生理发射存在，左侧基底节区占位不均匀强化。临床诊断为生殖细胞瘤。

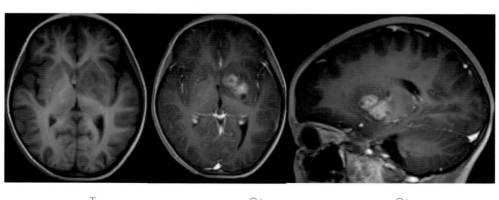

T₁　　　　　　　　　　　　C+　　　　　　　　　　　　C+

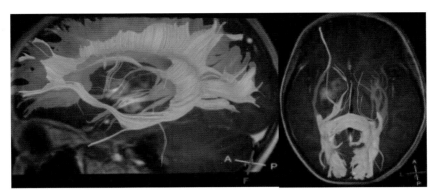

左侧面观　　　　　　　　上面观

■ 胼胝体　■ 胼胝体压部纤维束

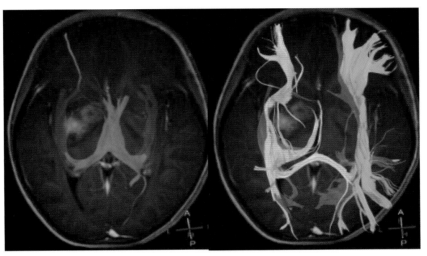

上面观　　　　　　　　上面观

■ 穹窿联合　■ 左侧下额枕束　■ 右侧下额枕束

左侧胼胝体毯部纤维束减少，左侧穹窿脚及下额枕束受压。

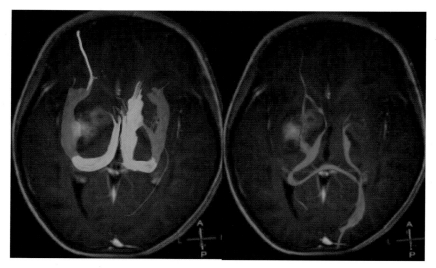

上面观　　　　　　　　　　上面观

■ 上额枕束 ■ 上纵束

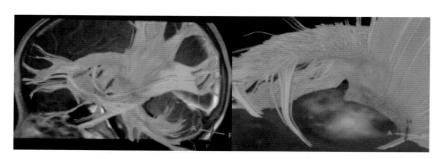

左侧面观　　　　　　　　　左侧面观

■ 投射纤维

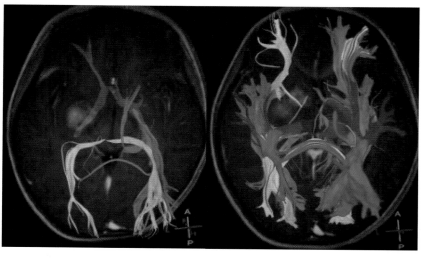

上面观　　　　　　　　　　上面观

■ 视辐射 ■ 视神经 ■ 枕叶联络纤维 ■ 顶叶联络纤维

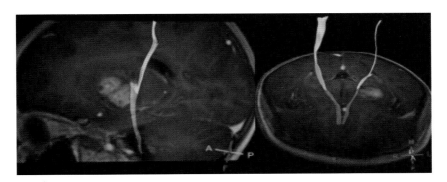

■ 皮质脊髓束

　　左侧上额枕束、上纵束受压改变；肿瘤周围左侧投射纤维受压移位，部分破坏中断。左侧视束局部侵犯，神经纤维束有中断。左顶叶联络纤维较对侧减少；左侧皮质脊髓束部分中断。

七、乳头状胶质神经元肿瘤 DTI 成像分析

　　病例：男，7 岁，体检发现，无临床症状。病理显示符合乳头状胶质神经元肿瘤，WHO Ⅰ级。

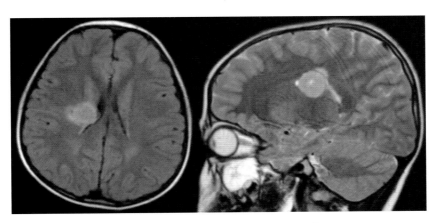

FLAIR　　　　　　　　　　T₂

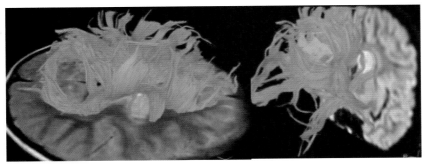

右侧面观　　　　　　　　右侧面观

■ 胼胝体 ■ 扣带束

肿瘤位于胼胝体下外侧，部分纤维束受压移位。

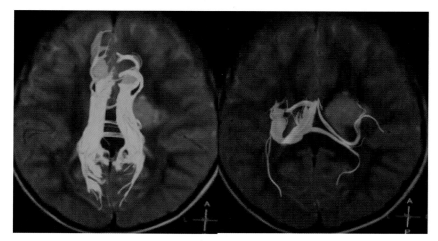

上面观　　　　　　　　上面观

■ 扣带束 ■ 上额枕束

右侧扣带束受压轻度左移，右侧上额枕束受压，纤维束减少。

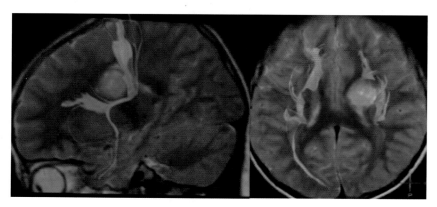

左侧面观　　　　　　　　上面观

■ 上纵束 ■ 岛叶纤维束

肿瘤压迫右侧上纵束及右侧岛叶纤维束，部分纤维束移位、破坏。

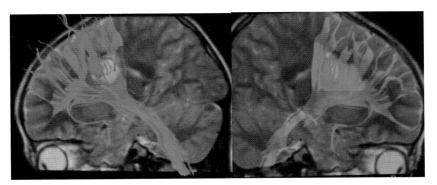

左侧面观　　　　　　　右侧面观

■ 胼胝体侧束

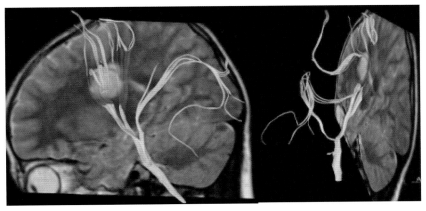

左侧面观　　　　　　　后面观

■ 皮质脊髓束

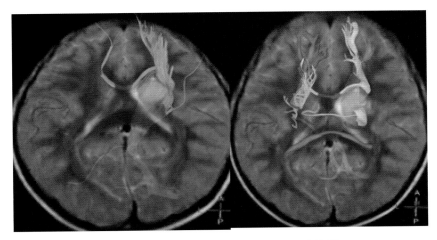

上面观　　　　　　　　上面观

■ 皮质小脑束　■ 丘脑前辐射

肿瘤位于投射纤维走行区，右侧皮质脊髓束、皮质小脑束、胼胝体侧束、丘脑前辐射等受压移位。

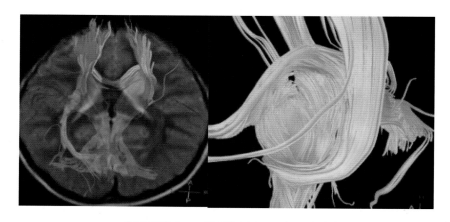

■ 皮质脊髓束　　■ 胼胝体侧束　　■ 皮质小脑束
■ 皮质齿状核束　　■ 脊髓小脑束　　■ 肿瘤周围神经纤维束

第三节　表皮囊肿 DTI 成像分析

颅内胆脂瘤又称表皮样囊肿，是常见的外胚层肿瘤，好发于桥小脑角区、鞍上池及第四脑室等部位，患者多在 30~40 岁出现无特征性临床症状。颅内胆脂瘤是中枢神经系统常见囊性肿瘤，约占颅内肿瘤的 1.5%。根据其发病位置可分为硬脑膜内和硬脑膜外囊肿，硬脑膜内囊肿多位于桥小脑三角池、鞍上或鞍旁、中颅窝以及小脑延髓池，亦可见脉络组织，常位于侧脑室颞角，偶见于第四脑室；硬脑膜外囊肿较少见。

胆脂瘤起源于颅内的胚层上皮细胞，在胚胎发育 3~5 周当神经管脱离外胚层而闭合时，这些残留包埋在颅内，成为日后发生胆脂瘤的病理起源。肿瘤外层为纤维结缔组织包围，镜下观察肿瘤中心部分大部分为细胞碎屑，常含脂肪、胆固醇结晶。胆脂瘤一般无特殊症状和体征，首发症状以头痛为多；因肿瘤生长缓慢，病程长者可达数十年；肿瘤累及部位较广泛，亦可出现视力下降、共济失调、偏瘫及颅神经损害、癫痫发作，这与肿瘤发生的部位亦有密切关系。

病例：男，12 岁，右侧面部麻木 2 个月，临床诊断为右侧桥小脑角区表皮样囊肿。

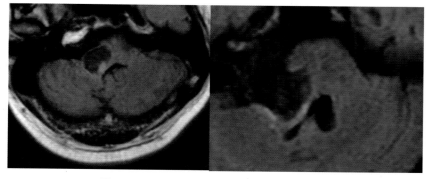

FLAIR　　　　　　　　　　　　FLAIR

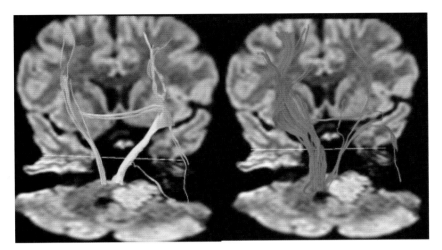

后面观　　　　　　　　　　后面观

■ 皮质脊髓束　■ 胼胝体侧束

右侧桥小脑脚区胆脂瘤压迫脑干，使右侧皮质脊髓束、胼胝体侧束受压移位。

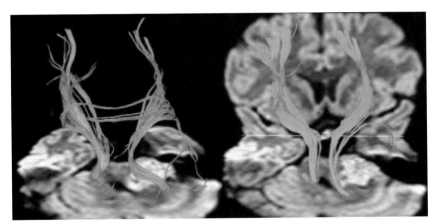

后面观　　　　　　　　　　后面观

■ 皮质小脑束　■ 皮质齿状核束

右侧桥小脑区胆脂瘤压迫右侧皮质小脑束及右侧皮质齿状核束移位并抬高。

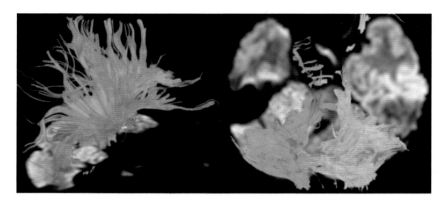

右侧面观　　　　　　　　　　上面观

■ 左侧内囊走行纤维　■ 左侧小脑半球纤维束　■ 右侧小脑半球纤维束

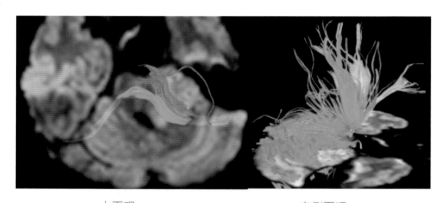

上面观　　　　　　　　　　右侧面观

■■ 小脑中脚　■ 左侧小脑半球纤维束　■ 右侧小脑半球纤维束

右侧投射纤维、右侧小脑中脚、右侧小脑半球均受压移位、变形。

第四节　豆状核囊性占位 DTI 成像分析

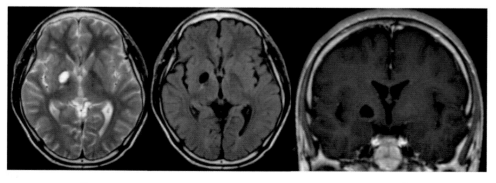

T₂　　　　　　　　　FLAIR　　　　　　　　强化

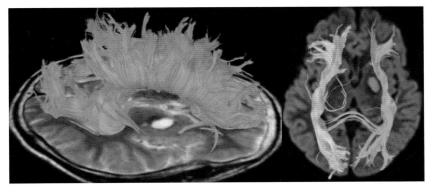

右侧面观　　　　　　　　　　　　上面观

■ 胼胝体　■ 左侧下额枕束　■ 右侧下额枕束

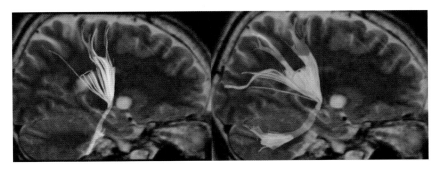

右侧面观　　　　　　　　　　　　右侧面观

■ 皮质脊髓束　■ 皮质小脑束

　　豆状核囊性占位位于胼胝体下方。投射纤维外侧。联络纤维的内侧，皮质脊髓束及皮质小脑束前方，右侧交叉的皮质小脑束部分纤维束断裂。

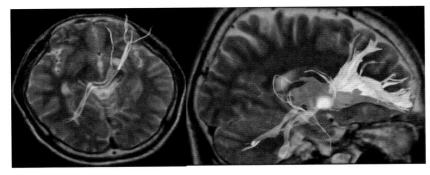

上面观　　　　　　　　　　　　右侧面观

■ 交叉皮质小脑束　■ 丘脑前辐射

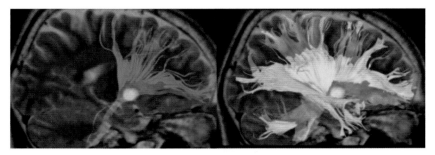

右侧面观　　　　　　　　右侧面观

■ 桥连纤维 ■ 右侧内囊走行纤维

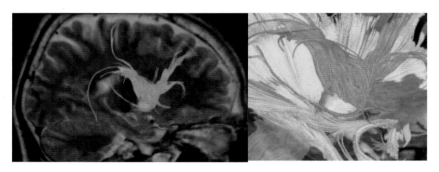

右侧面观　　　　　　　　右侧面观

■ 岛叶纤维束 ■ 右侧内囊走行纤维

囊性占位与右侧岛叶纤维束关系密切，部分纤维束断裂。

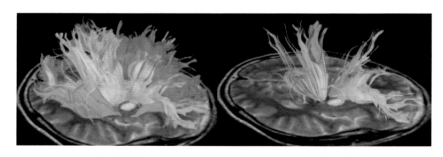

右侧面观　　　　　　　　右侧面观

■ 胼胝体 ■ 右侧下额枕束 ■ 下纵束 ■ 右侧内囊走行纤维 ■ 皮质脊髓束 ■ 皮质齿状核束

第十章 脑室增大 DTI 成像分析

　　颅内蛛网膜下隙或脑室内的脑脊液异常积聚，使其一部分或全部异常扩大称为脑积水，脑脊液生理异常可导致脑室系统异常扩张、水分增加，某些疾病也可导致脑室的扩张。脑脊液（cerebro spinal fluid，CSF）由脉络丛分泌，流入蛛网膜下隙，通过蛛网膜颗粒回收进入静脉系统，循环通路上的任何点发生阻塞、过度分泌、吸收障碍都会导致脑积水发生。例如大脑内结构性因素、炎症、血管功能障碍、离子和水转运失调等。①结构性因素（先天性和获得性）：例如导水管狭窄、神经管缺陷、肿瘤。②炎症过程：多见于早产儿脑室内出血和新生儿脑膜炎。③血管功能障碍：静脉顺应性降低可能是交通性脑积水的主要原因。特发性静脉流出受阻、静脉窦塌陷、颅底静脉血栓形成、颅面骨发育不全造成颅底静脉出口狭窄，另外静脉压增高也可导致脑积水。④离子和水转运失调：脑脊液分泌过多也可引起脑积水，常继发于脉络丛增生或脉络丛肿瘤。

一、脑室轻度增大 DTI 成像分析

　　病例：女，8岁，忘事、遗忘症3年，神清、神经系统无阳性体征。

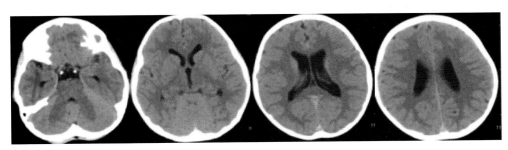

CT

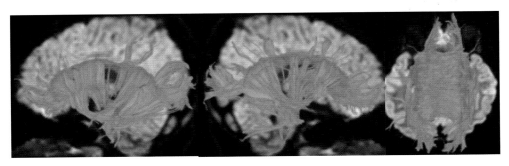

左侧面观　　　　　　　右侧面观　　　　　　　上面观

■ 胼胝体

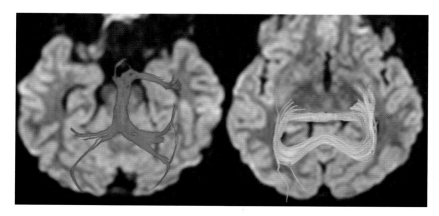

上面观 上面观

■ 穹窿联合 ■ 后联合

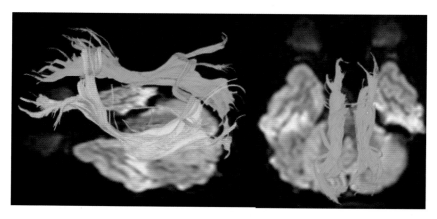

左侧面观 上面观

■ 扣带束 ■ 左侧下额枕束 ■ 右侧下额枕束

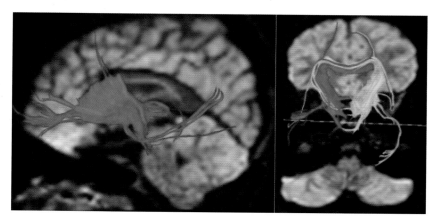

左侧面观 后面观

■■ 丘脑前辐射

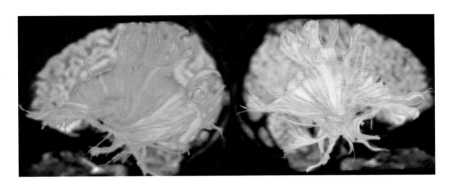

左侧面观　　　　　　　　右侧面观

■ 左侧内囊走行纤维　■ 右侧内囊走行纤维

　　脑室轻度增大，对神经纤维束的影响也很明显，尤其是胼胝体，脑室向两侧张力增大，导致胼胝体发出到皮层纤维束断裂，代偿性向下生长；两侧穹窿脚也会因侧脑室三角区的增大导致断裂；脑室增大导致后联合比同龄人更加发达、增粗。

二、侧脑室三角区增大 DTI 成像分析

　　病例：男，5 岁，脑室三角区增大。

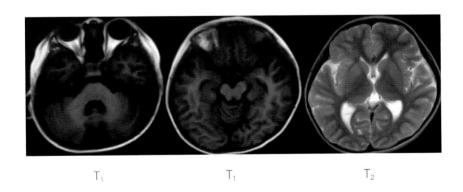

T₁　　　　　　　　T₁　　　　　　　　T₂

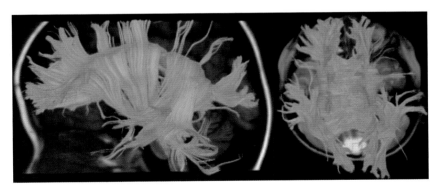

左侧面观　　　　　　　　上面观

■ 胼胝体

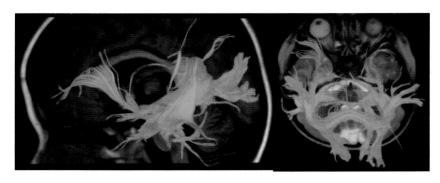

左侧面观　　　　　　　上面观

■ 胼胝体压部纤维束

　　侧脑室三角区增大对胼胝体压部纤维束影响明显，可导致断裂并向两侧膨隆；胼胝体纤维束发出到皮层的纤维也有不同程度断裂。

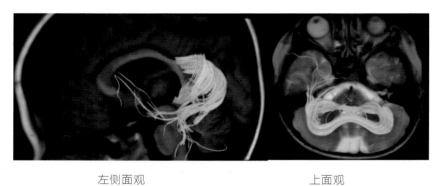

左侧面观　　　　　　　上面观

■ 后联合

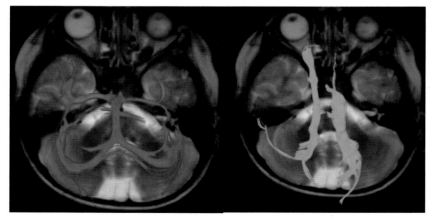

上面观　　　　　　　上面观

■ 穹窿联合 ■ 扣带束

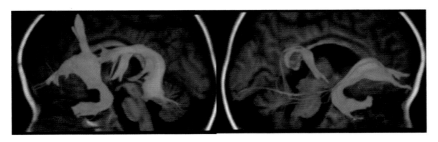

左侧面观 　　　　　　　　　 右侧面观

■ 钩束 ■ 弓状束

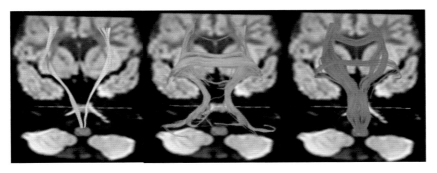

后面观 　　　　　 后面观 　　　　　 后面观

■ 皮质脊髓束 ■ 皮质小脑束 ■ 胼胝体侧束

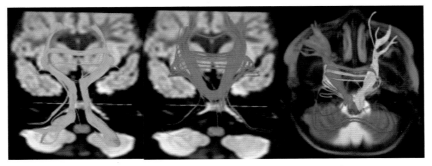

后面观 　　　　　 后面观 　　　　　 后面观

■ 皮质齿状核束 ■ 桥连纤维 ■ 丘脑前辐射

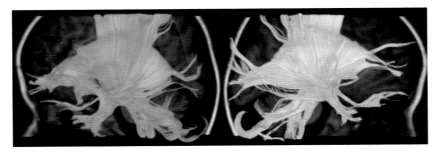

左侧面观 　　　　　　　　　 右侧面观

■ 左侧内囊走行纤维 　■ 右侧内囊走行纤维

侧脑室三角区增大，对投射纤维影响较小，主要影响胼胝体压部神经纤维束。

三、透明隔缺如 DTI 成像分析

病例：男，20 岁，偶尔头晕。

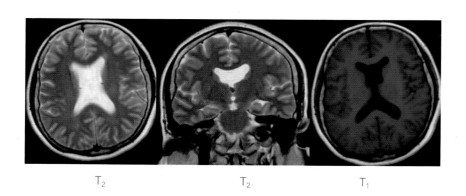

T₂ 　　　　　　　T₂ 　　　　　　　T₁

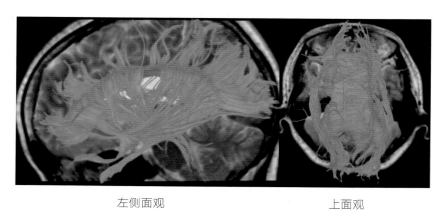

左侧面观 　　　　　　　上面观

■ 胼胝体

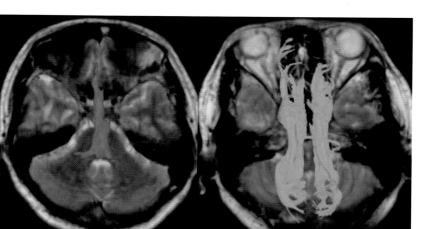

上面观 　　　　　　　上面观

■ 穹窿联合 ■ 扣带束

透明隔缺如脑室轻度增大，胼胝体和穹窿联合都有特征性改变。

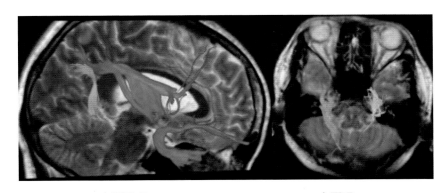

右侧面观　　　　　　　　　上面观

■ 钩束　■ 弓状束　■ 左侧海马纤维束　■ 右侧海马纤维束

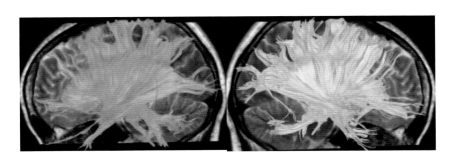

左侧面观　　　　　　　　　右侧面观

■ 左侧内囊走行纤维　■ 右侧内囊走行纤维

四、透明隔囊肿 DTI 成像分析

透明隔在侧脑室之间，两侧之间有狭窄的腔隙，透明隔腔的上方为胼胝体，下方为穹窿。透明隔腔、Verga 腔、透明隔囊肿和 Verga 腔囊肿统称为"透明隔腔"。若两侧侧脑室间的含液结构的两侧壁向两侧弯曲膨隆，且侧壁间的距离大于或等于 10mm，即为透明隔囊肿。

病例 1：女，12 岁，间断头疼半年。透明隔见囊样低密度影，边清，双侧脑室受压。

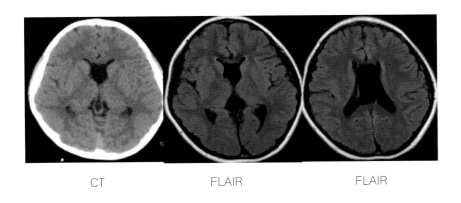

CT　　　　　　　FLAIR　　　　　　　FLAIR

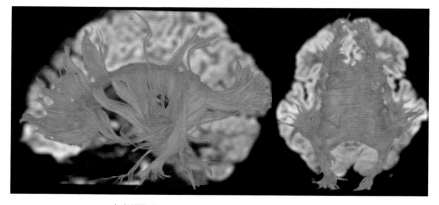

左侧面观 　　　　　　　　上面观

■ 胼胝体

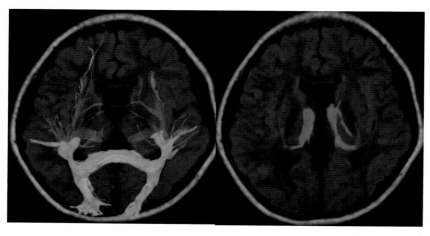

上面观 　　　　　　　　上面观

■ 胼胝体压部纤维束 ■ 穹窿联合

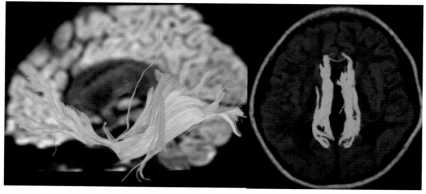

左侧面观 　　　　　　　　上面观

■ 左侧下额枕束 ■ 扣带束

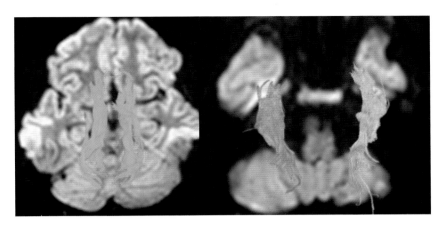

上面观　　　　　　　　　　上面观

■ 扣带束　■ 左侧海马纤维束　■ 右侧海马纤维束

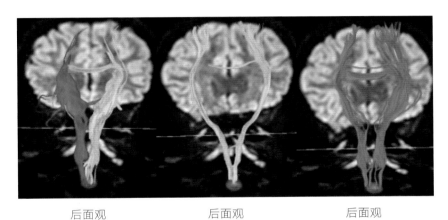

后面观　　　　　　后面观　　　　　　后面观

■ 丘脑前辐射　■ 皮质脊髓束　■ 胼胝体侧束

胼胝体出现特征性改变，穹窿联合分为左右各半。

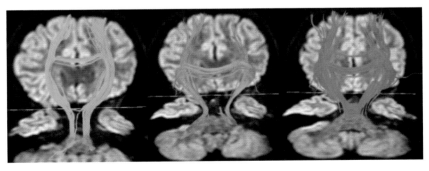

后面观　　　　　　后面观　　　　　　后面观

■ 皮质齿状核束　■ 皮质小脑束　■ 桥连纤维

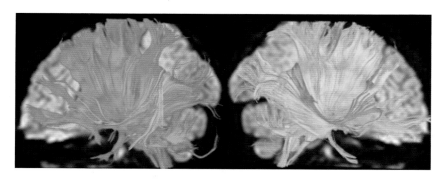

左侧面观   右侧面观

■ 左侧内囊走行纤维　■ 右侧内囊走行纤维

五、蛛网膜囊肿 DTI 成像分析

后颅窝蛛网膜囊肿是后颅窝蛛网膜分裂呈两叶包裹而形成含有脑脊液的囊肿，不与第四脑室相通，且无小脑蚓发育异常。与颅内其他部位的蛛网膜囊肿一样，多数为蛛网膜先天发育异常所致，少数可由颅脑外伤、感染、术后蛛网膜粘连所致。

病例 1：头痛 2 个月入院，临床诊断为后颅窝蛛网膜囊肿。

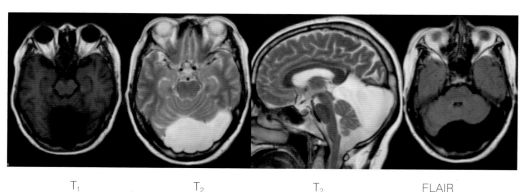

T_1 T_2 T_2 FLAIR

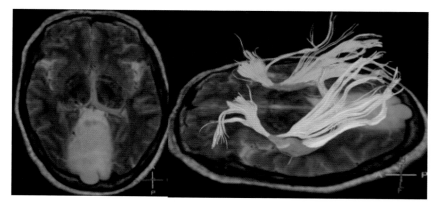

上面观   左侧面观

■ 穹窿联合　■ 左侧下额枕束　■ 右侧下额枕束

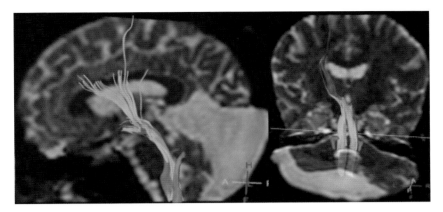

左侧面观　　　　　　　　　　后面观

■ 脊髓小脑束　■ 脊髓丘脑束

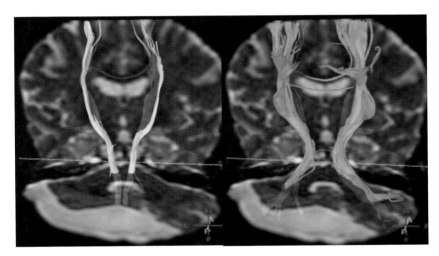

后面观　　　　　　　　　　后面观

■ 皮质脊髓束　■ 皮质小脑束

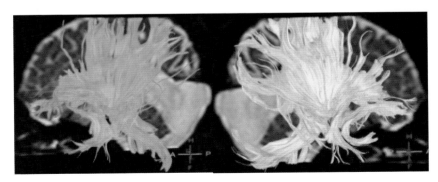

左侧面观　　　　　　　　　　右侧面观

■ 左侧内囊走行纤维　■ 右侧内囊走行纤维

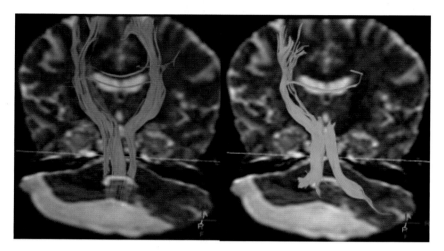

后面观　　　　　　　　　　后面观

■ 皮质齿状核束　■ 胼胝体侧束

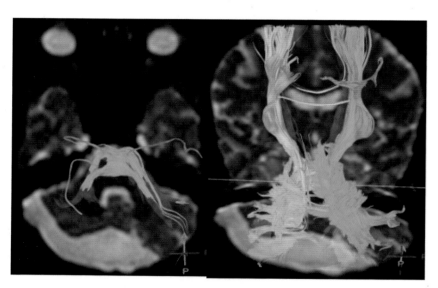

上面观　　　　　　　　　　后面观

■ 小脑中脚　■ 左侧小脑半球纤维束　■ 右侧小脑半球纤维束

　　患者后颅窝蛛网膜囊肿导致小脑内走行神经纤维束部分发育不良，两侧皮质小脑束、左侧小脑中脚、左侧皮质齿状核束及两侧小脑内弓状纤维均发育较差。

　　蛛网膜囊肿，属于先天性良性脑囊肿病变，是由于发育期蛛网膜分裂异常所致。囊壁多为蛛网膜、神经胶质及软脑膜，囊内有脑脊液样囊液。囊肿位于脑表面、脑裂及脑池部，不累及脑实质。多为单发，少数多发。本病多无症状，体积大者可同时压迫脑组织及颅骨，可产生神经症状及颅骨发育改变。本症多见于儿童及青少年，男性较多，左侧较右侧多见。

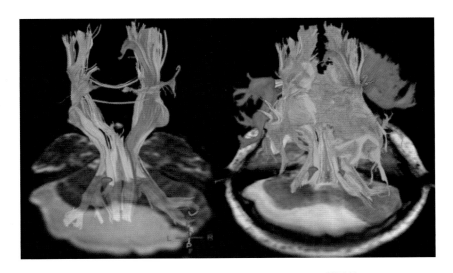

后面观 　　　　　　　　　　　后面观

■ 皮质小脑束　■ 皮质齿状核束　■ 小脑中脚　■ 丘脑小脑束　■ 脊髓丘脑束

■ 胼胝体　■ 扣带束　■ 钩束　■ 弓状束　■ 胼胝体侧束　■ 脊髓小脑束

病例 2：女，7 岁，头晕 4 天入院，左侧额颞顶部脑外间隙增宽，局部见囊状长 T1 长 T2 异常信号，边缘清，相应部位脑实质受压；中线结构轻度右偏，临床诊断为蛛网膜囊肿。

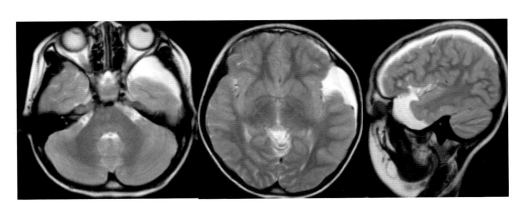

T₂

左侧面观　　　　　　　　　　上面观

■ 胼胝体　■ 穹窿联合

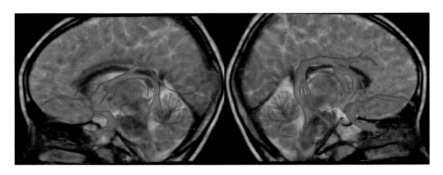

左侧面观　　　　　　　　右侧面观

■ 钩束　■ 弓状束

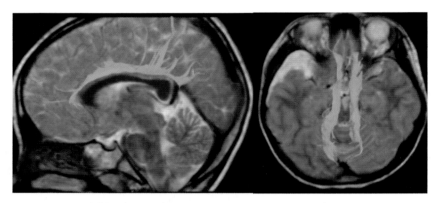

左侧面观　　　　　　　　上面观

■ 扣带束

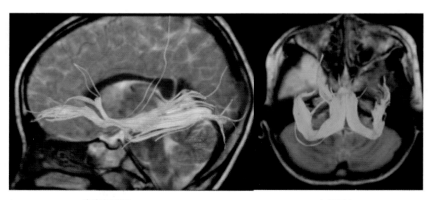

左侧面观　　　　　　　　上面观

■ 左侧下额枕束　■ 上额枕束

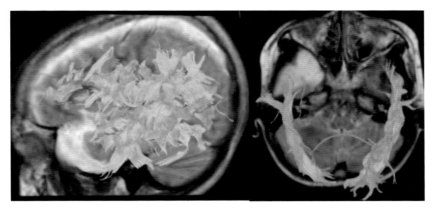

左侧面观   上面观

▦ 弓状纤维 ▦ 下纵束

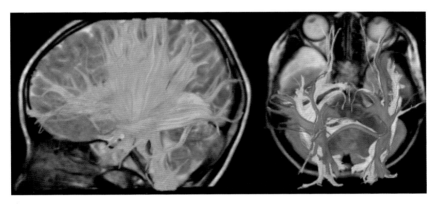

左侧面观   上面观

▦ 左侧内囊走行纤维 ▦ 枕叶联络纤维 ▦ 顶叶联络纤维

六、脑积水 DTI 成像分析

病例 1：女，2 岁，智力低下，头围增大，临床诊断为脑积水。

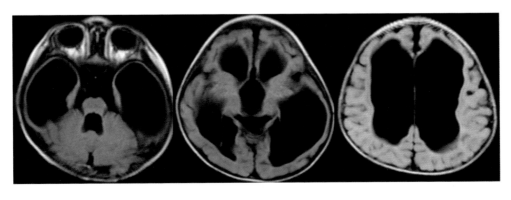

T_1 T_1 FLAIR

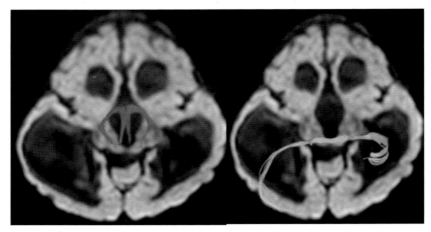

上面观   上面观

■ 穹窿联合　■ 后联合

脑室增大导致两侧穹窿脚断裂。

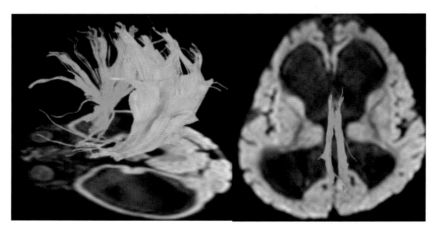

左侧面观   上面观

■ 左侧下额枕束　■ 右侧下额枕束　■ 扣带束

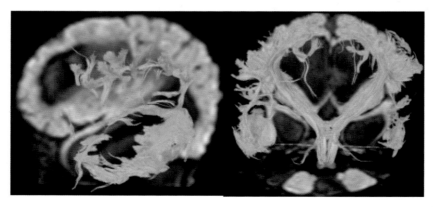

左侧面观   后面观

■ 弓状纤维

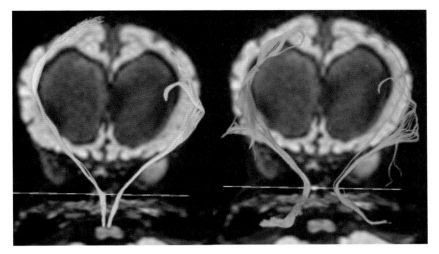

后面观　　　　　　　　　后面观

■ 皮质脊髓束　■ 皮质小脑束

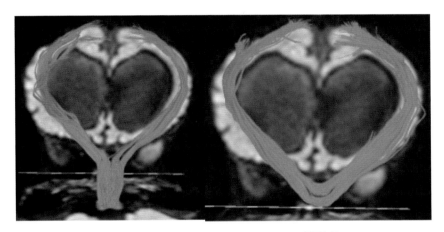

后面观　　　　　　　　　后面观

■ 胼胝体侧束　■ 桥连纤维

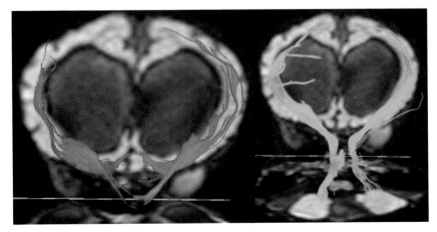

后面观　　　　　　　　　后面观

■ 皮质齿状核束　■ 丘脑前辐射

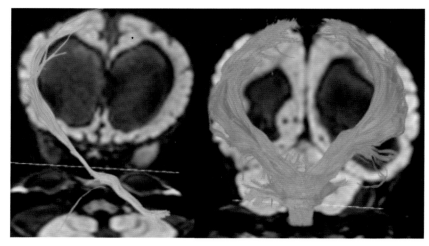

后面观　　　　　　　　　　后面观

■ 交叉的皮质小脑束 ■ 投射纤维 ■ 小脑中脚

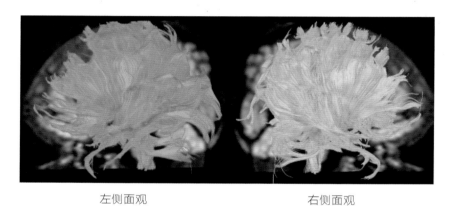

左侧面观　　　　　　　　　右侧面观

■ 左侧内囊走行纤维 ■ 右侧内囊走行纤维

　　重度脑积水对脑网络影响非常大，可以使认知、记忆能力下降。该患者下额枕束、扣带束、弓状纤维、投射纤维都有明显的中断、破坏。投射纤维呈抱球样改变。

　　病例 2：女，6 个月，智力低下，临床诊断为脑积水。

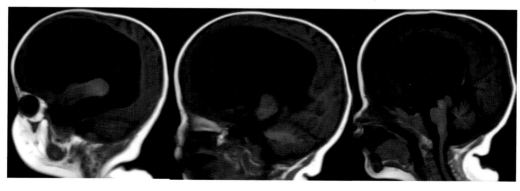

T₁　　　　　　　　T₁　　　　　　　　T₁

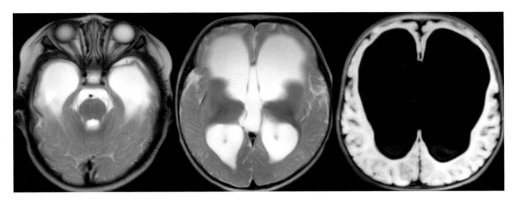

T₂ T₂ FLAIR

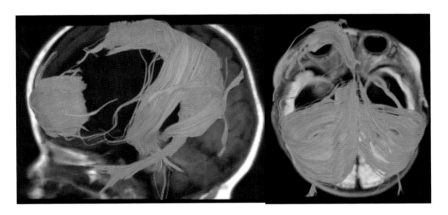

左侧面观 上面观

■ 胼胝体

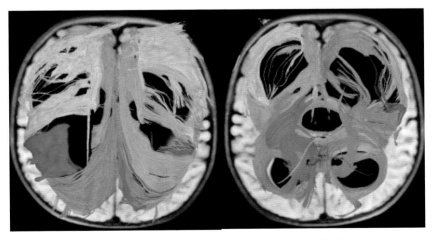

上面观 下面观

■■■■■ 胼胝体

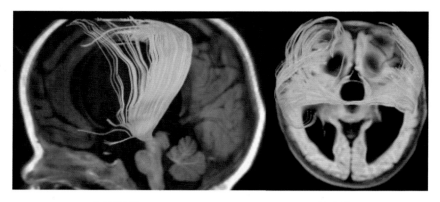

左侧面观　　　　　　　　　上面观
■ 前联合

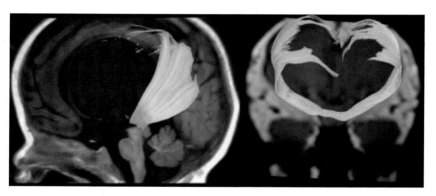

左侧面观　　　　　　　　　后面观
■ 后联合

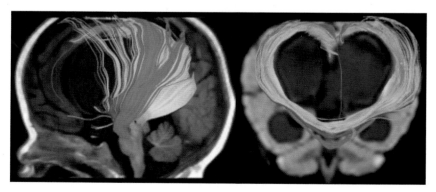

左侧面观　　　　　　　　　后面观
■ 前联合　■ 后联合　■ 桥连纤维　■ 代偿纤维束

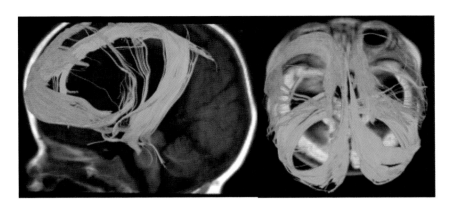

左侧面观　　　　　　　　　　　上面观

■■ 扣带束

重度脑积水导致胼胝体纤维束破坏严重，前联合及后联合代偿性增多、增粗。扣带束也失去正常形态，代偿性向两侧生长。

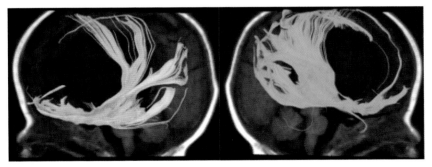

左侧面观　　　　　　　　　　　右侧面观

■ 左侧下额枕束　■ 右侧下额枕束

两侧下额枕束未到达额叶皮层，并断裂。

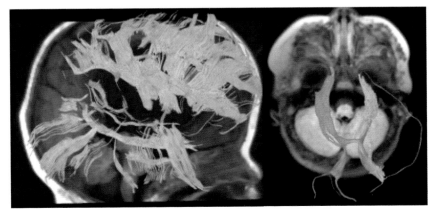

右侧面观　　　　　　　　　　　上面观

■ 弓状纤维　■ 左侧海马纤维束　　右侧海马纤维束

大脑表面弓状纤维拉伸变直，破坏明显；两侧海马脑网络连接减少。

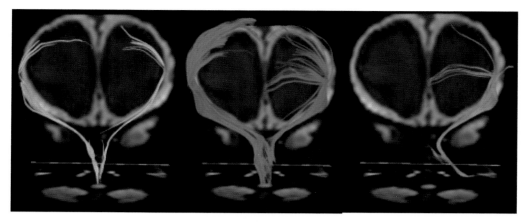

后面观　　　　　　　后面观　　　　　　　后面观

■ 皮质脊髓束 ■ 皮质小脑束 ■ 胼胝体侧束

两侧投射纤维呈抱球样改变。

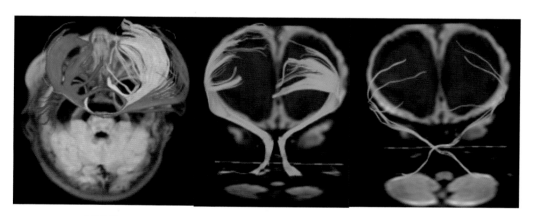

上面观　　　　　　　后面观　　　　　　　后面观

■■ 丘脑前辐射 ■ 交叉的皮质小脑束 ■ 皮质齿状核束

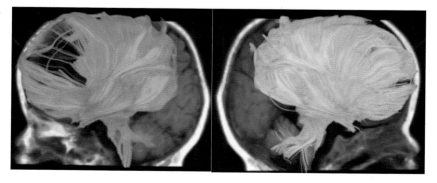

左侧面观　　　　　　　　　右侧面观

■ 左侧内囊走行纤维 ■ 右侧内囊走行纤维

通过胼胝体，两侧投射纤维联络增加，但局部也有破坏、缺失。

病例3：男，11岁，头晕、头痛，走路不稳。幕上脑室系统扩张，脑沟裂池无增宽，考虑梗阻性脑积水。

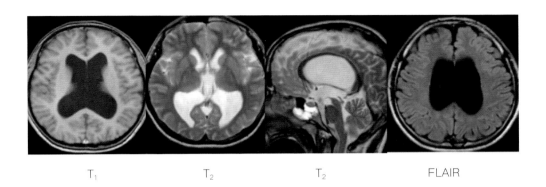

T₁	T₂	T₂	FLAIR

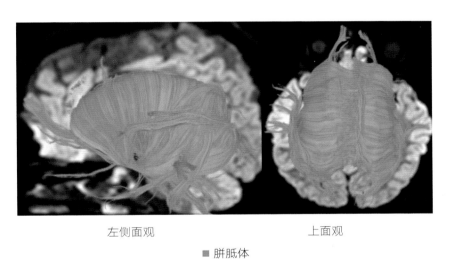

左侧面观　　　　　　　　　　上面观

■ 胼胝体

胼胝体出现脑积水特征性改变。

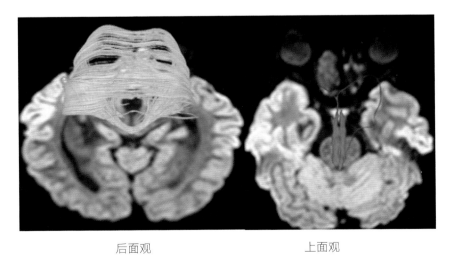

后面观　　　　　　　　　　上面观

■ 后联合 ■ 穹窿联合

后联合纤维束明显增多，两侧穹窿脚均断裂。

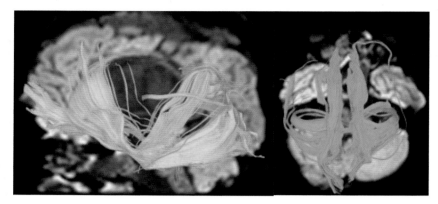

左侧面观　　　　　　　　　　　上面观

■ 扣带束　■ 左侧下额枕束

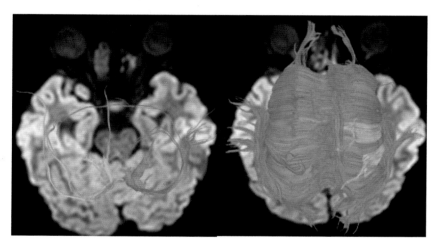

上面观　　　　　　　　　　　上面观

■ 左侧海马纤维束　■ 右侧海马纤维束

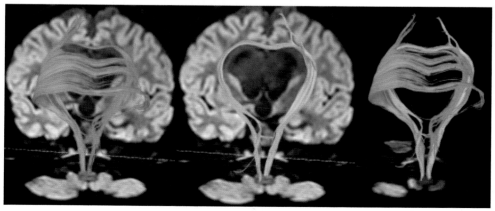

后面观　　　　　　后面观　　　　　　后面观

■ 皮质脊髓束

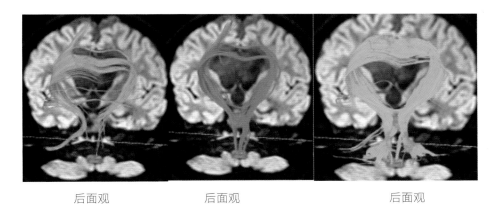

后面观　　　　　后面观　　　　　后面观

■ 皮质小脑束　■ 桥连纤维　■ 皮质齿状核束

两侧投射纤维联络增多，呈抱球样改变。

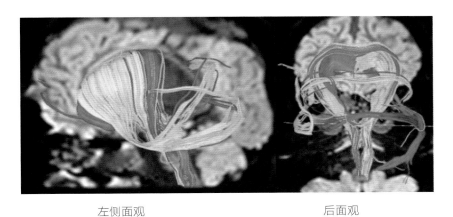

左侧面观　　　　　　　　　后面观

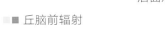 丘脑前辐射

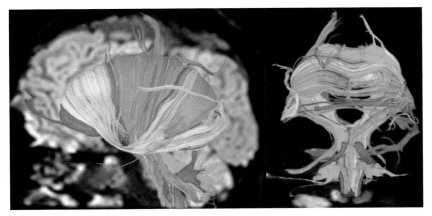

左侧面观　　　　　　　　　后面观

■ 皮质脊髓束　■ 皮质小脑束　■ 皮质齿状核束

■ 胼胝体侧束　■ 丘脑前辐射　■ 脊髓小脑束

第十一章 神经精神发育障碍 DTI 成像分析

一、儿童多动症 DTI 成像分析

病例：男，12岁，多动症病史5年。

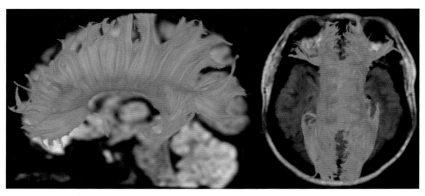

左侧面观　　　　　　　　　　　上面观
■ 胼胝体

由胼胝体压部发出的两侧胼胝体毯部，均发育不良，神经纤维束及脑网络连接减少。

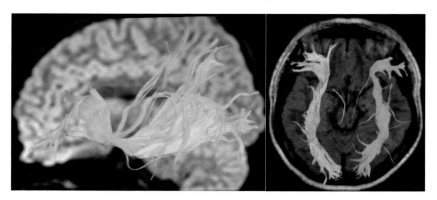

左侧面观　　　　　　　　　　　上面观
■ 左侧下额枕束　■ 右侧下额枕束

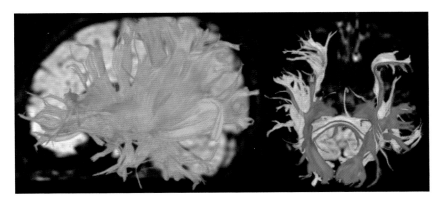

左侧面观　　　　　　　　　上面观

■ 左侧内囊走行纤维　■ 枕叶联络纤维　■ 顶叶联络纤维

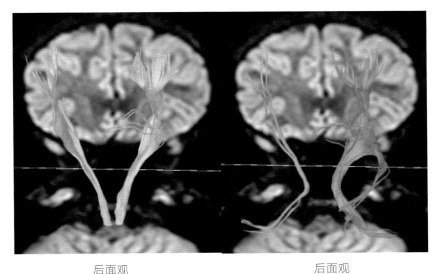

后面观　　　　　　　　　后面观

■ 皮质脊髓束　■ 皮质小脑束

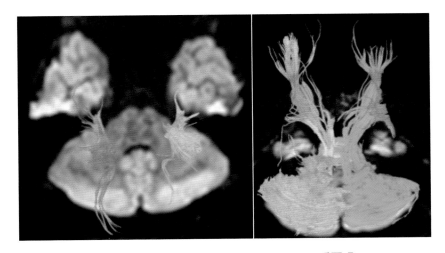

上面观　　　　　　　　　后面观

■ 左侧海马纤维束　■ 右侧海马纤维束　■ 左侧小脑半球纤维束　■ 右侧小脑半球纤维束

二、精神病患者 DTI 成像分析

病例 1：女，11 岁，精神异常。

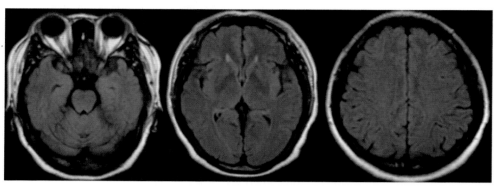

FLAIR   FLAIR   FLAIR

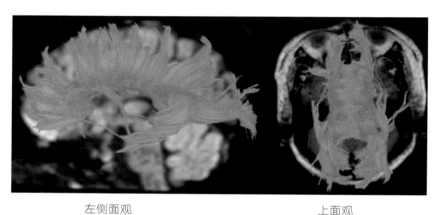

左侧面观   上面观

■ 胼胝体

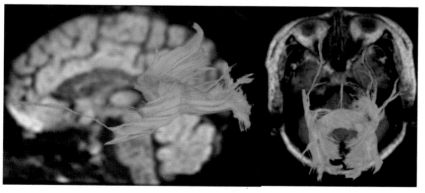

左侧面观   上面观

■ 胼胝体压部纤维束

两侧胼胝体毯部发育不良，连同海马纤维束脑网络连接减少。

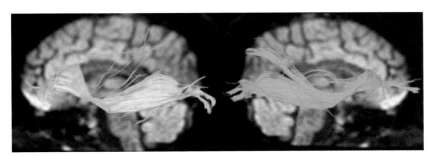

左侧面观　　　　　　　　右侧面观·
■ 左侧下额枕束　■ 右侧下额枕束

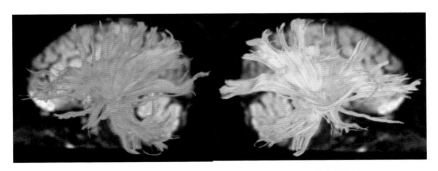

左侧面观　　　　　　　　右侧面观
■ 左侧内囊走行纤维　■ 右侧内囊走行纤维

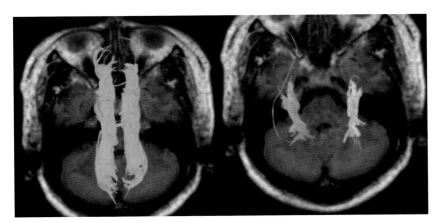

上面观　　　　　　　　上面观
■ 扣带束　■ 左侧海马纤维束　■ 右侧海马纤维束

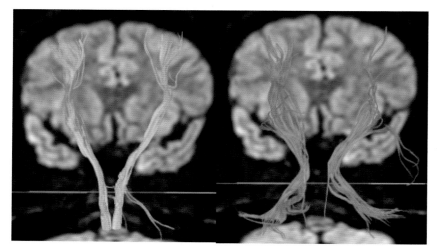

后面观 后面观

■ 皮质脊髓束 ■ 皮质小脑束

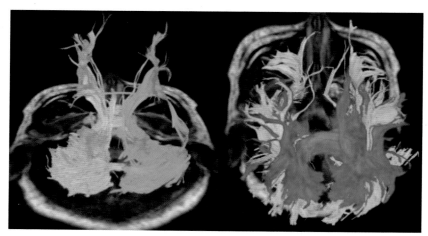

后面观 上面观

■ 左侧小脑半球纤维束 ■ 右侧小脑半球纤维束 ■ 枕叶联络纤维 ■ 顶叶联络纤维

病例 2：精神异常入院，磁共振常规序列检查未见异常。

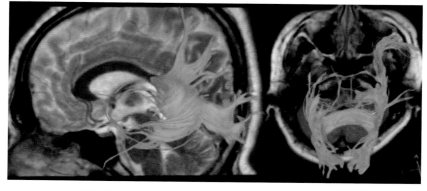

左侧面观 上面观

■ 胼胝体压部纤维束

左侧胼胝体毯部脑网络连接较对侧明显减少。

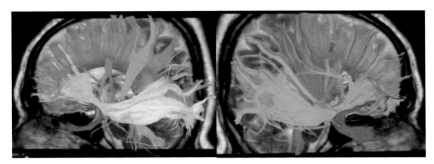

左侧面观   右侧面观

■ 胼胝体　■ 左侧下额枕束　■ 右侧下额枕束　■ 皮质齿状核束　■ 胼胝体侧束　■ 钩束

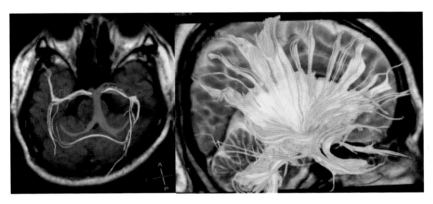

上面观   右侧面观

■ 穹窿联合　■ 前联合　■ 右侧内囊纤维束

三、孤独症患儿经颅磁治疗后 DTI 对比分析

病例：4 周岁，语言发育迟缓（最多能说两个字）；胆小，社会交往障碍，活动刻板重复；焦虑易冲动。之前未正规干预。一个月前在北京儿童医院诊断为孤独症轻型，在我科进行言语、行为训练、经颅磁治疗 28 天，症状减轻，能说三字短语，玩的内容较前丰富，面部表情较前丰富。

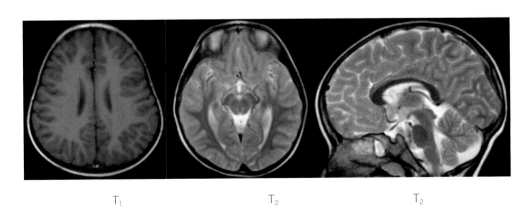

T₁   T₂   T₂

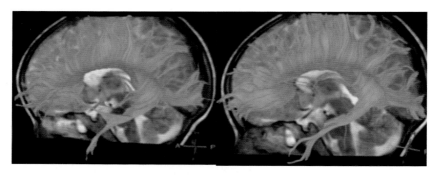

2020-10-25   2020-11-21

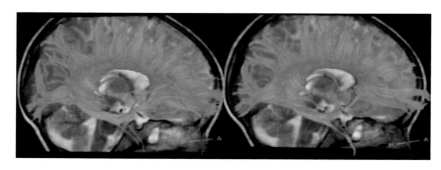

2020-10-25   2020-11-21

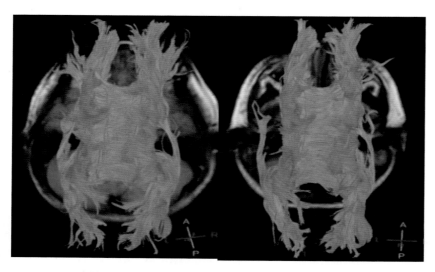

2020-10-25   2020-11-21

■ 胼胝体

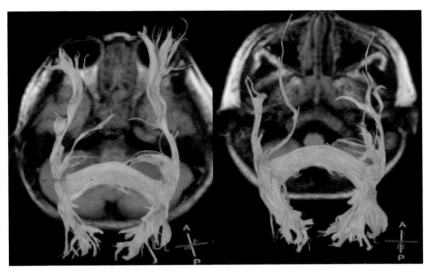

2020-10-25   2020-11-21

■ 胼胝体压部纤维束

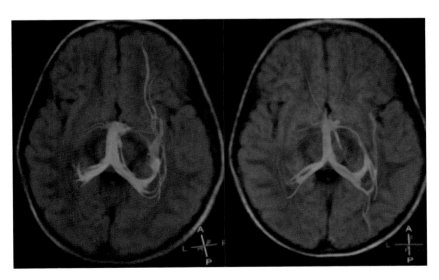

2020-10-25   2020-11-21

■ 穹窿联合

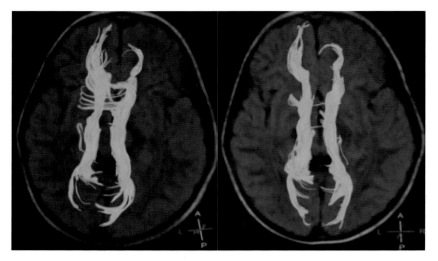

2020-10-25 2020-11-21

■ 扣带束

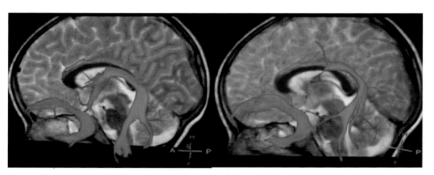

2020-10-25 2020-11-21

■ 钩束 ■ 弓状束

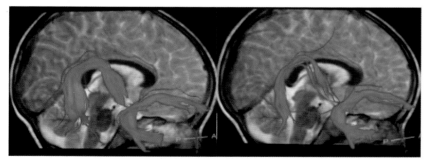

2020-10-25 2020-11-21

■ 钩束 ■ 弓状束

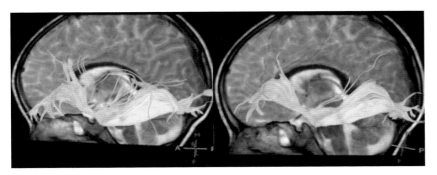

| 2020-10-25 | 2020-11-21 |

■ 左侧下额枕束

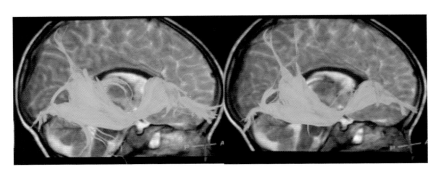

| 2020-10-25 | 2020-11-21 |

■ 右侧下额枕束

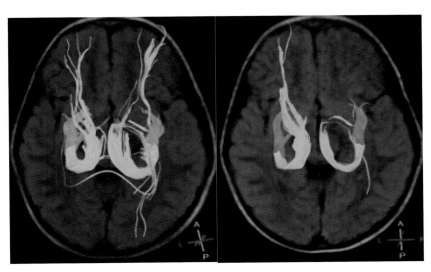

| 2020-10-25 | 2020-11-21 |

■ 上额枕束

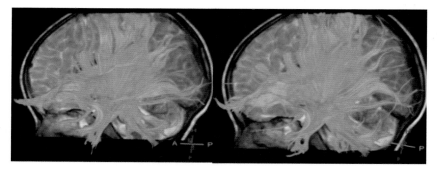

2020-10-25　　　　　　　　　　2020-11-21

■ 左侧内囊走行纤维

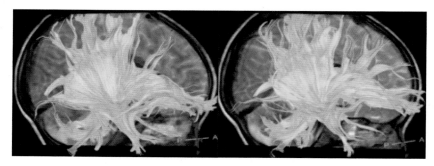

2020-10-25　　　　　　　　　　2020-11-21

■ 右侧内囊走行纤维

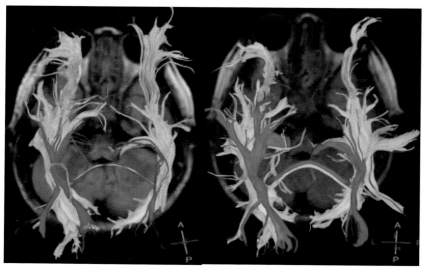

2020-10-25　　　　　　　　　　2020-11-21

■ 枕叶联络纤维　■ 顶叶联络纤维

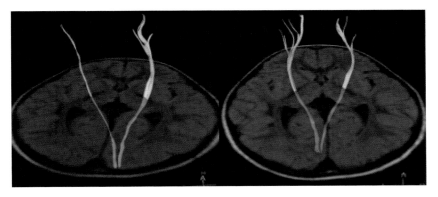

2020-10-25　　　　　　　　2020-11-21

■ 皮质脊髓束

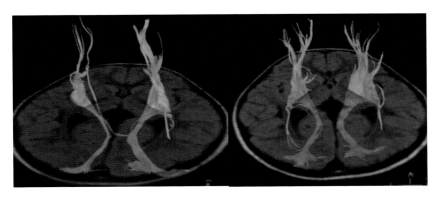

2020-10-25　　　　　　　　2020-11-21

■ 皮质小脑束

上述孤独症患儿经颅磁治疗后 DTI 对比分析以顶叶联络纤维、胼胝体压部脑网络改变较为明显。

第十二章 颅脑先天发育畸形 DTI 神经纤维束分析

颅脑先天发育畸形种类很多，往往是多种畸形同时并存。其中约 60% 查不出病因，20% 为遗传因素，10% 为自发性染色体突变，另外 10% 由环境因素如感染缺血或中毒等原因所致。由于颅脑先天发育畸形是器官形成多个阶段障碍的结果，因而系统地对颅脑先天畸形分类是十分困难的。

第一节 胼胝体发育不良 DTI 神经纤维束分析

一、胼胝体发育不良 DTI 成像分析

胼胝体发育不全（dysgenesis of the corpus callosum，DCC）属先天性颅脑畸形，是神经系统常见的先天性发育异常，包括胼胝体部分缺如或全部胼胝体和周围结构的缺如。临床无特殊症状，多与伴随畸形有关，重者可有智力障碍、癫痫和颅内压增高症状，甚至呈痉挛状态。约 50% 的胼胝体发育不全可合并其他畸形，例如灰质异位、脑裂畸形、脂肪瘤、脑膨出等。

胼胝体是大脑两半球间最大的联合纤维，并形成侧脑室的顶。它是从原始终板发生的前脑联合之一。胼胝体形成于胚胎的第 12~20 周。胚胎第 7~10 周时，终板背侧普遍性增厚，其上方形成联合块，后者诱导大脑半球轴突从一侧向另一侧生长，形成胼胝体。胼胝体各部分正常发育顺序为：膝、体、压部及嘴部。胚胎 74 天时可在胚胎上见到最早的胼胝体纤维，到 115 天胼胝体在形态上成熟。如果联合块不能诱导轴突从大脑半球一侧越过中线到达对侧大脑半球，则胼胝体就不能形成。最常见的是胼胝体和海马联合完全性发育不良，而前连合得以保留。在胼胝体所保留的纤维束中，只有 Probst 束，这是向前后方向投射，不越过中线的纤维束。由于没有胼胝体纤维的约束力。第三脑室顶向背侧抬高，室间孔明显扩大，使第三脑室和侧脑室形成一个"蝙蝠"形囊腔。侧脑室后角向中间方向扩大。在胼胝体部分发育不全中，最常见的是压部缺失，但体部和嘴部的任何一部分均可受累。

病例 1：男，2.5 岁，运动发育落后，眼睛斜视 2 年，胼胝体压部发育不良。

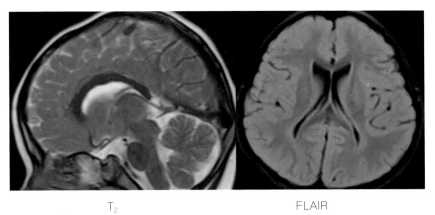

T₂   FLAIR

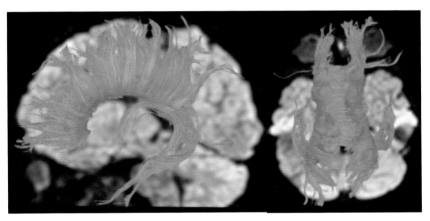

左侧面观   上面观

■ 胼胝体

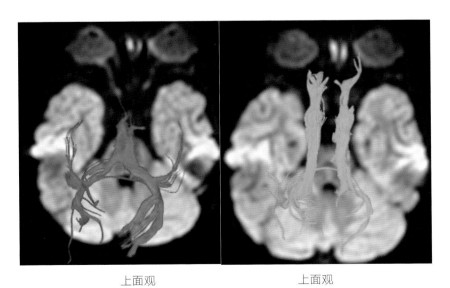

上面观   上面观

■ 穹窿联合 ■ 扣带束

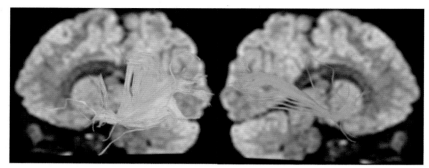

左侧面观 右侧面观

■ 左侧下额枕束 ■ 右侧下额枕束

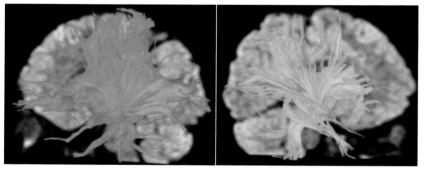

左侧面观 右侧面观

■ 左侧内囊走行纤维 ■ 右侧内囊走行纤维

两侧胼胝体后钳发育不良；两侧下额枕束形态异常，前端未到达皮层。

病例 2：胼胝体发育不良，局限脑萎缩。

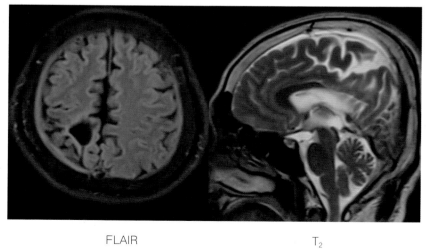

FLAIR T₂

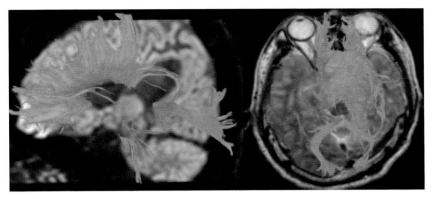

左侧面观　　　　　　　　　　上面观

■ 胼胝体

胼胝体体部及胼胝体毯部发育不良，局部神经纤维束缺失。

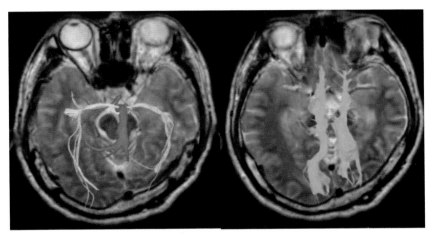

上面观　　　　　　　　　　　上面观

■ 穹窿联合　■ 前联合　■ 扣带束

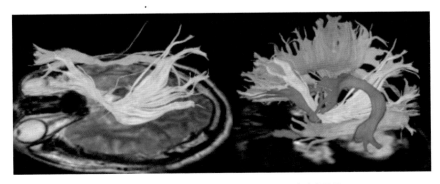

左侧面观　　　　　　　　　　左侧面观

■ 左侧下额枕束　■ 右侧下额枕束　■ 扣带束　■ 下纵束　■ 胼胝体　■ 钩束　■ 弓状束

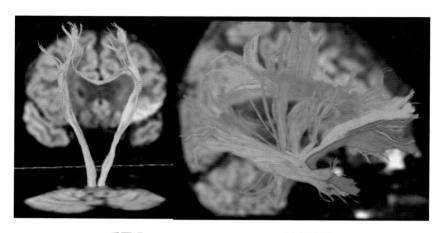

后面观　　　　　　　　右侧面观

■ 皮质脊髓束　■ 胼胝体　■ 扣带束　■ 右侧下额枕束　■ 下纵束　■ 钩束

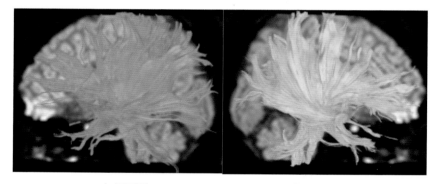

左侧面观　　　　　　　　右侧面观

■ 左侧内囊走行纤维　■ 右侧内囊走行纤维

病例 3：男，12 岁，右侧肢体麻木 4 小时，言语不利 7 天，胼胝体发育不全。

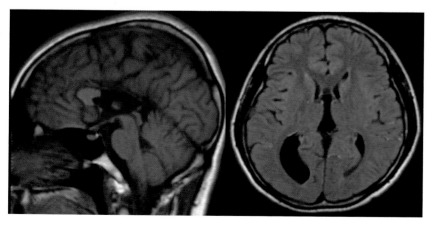

T₁　　　　　　　　FLAIR

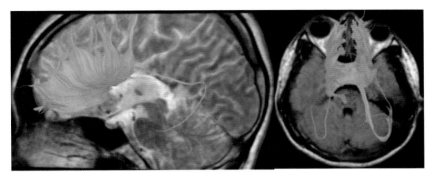

左侧面观　　　　　　　　　　上面观

■ 胼胝体

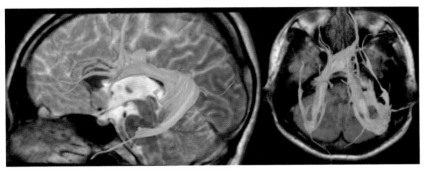

左侧面观　　　　　　　　　　上面观

■Probst 束

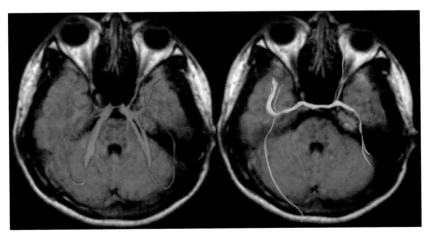

上面观　　　　　　　　　　上面观

■ 穹窿联合　　■ 前联合

胼胝体仅发育了嘴及膝部，体部及压部缺如，出现了Probst束；穹隆联合分为左右各一。

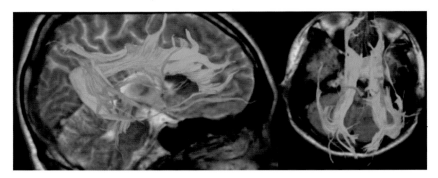

右侧面观　　　　　　　　　　上面观

■Probst束　■扣带束

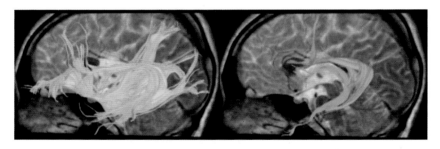

左侧面观　　　　　　　　　　左侧面观

■左侧下额枕束　■Probst束　■上额枕束

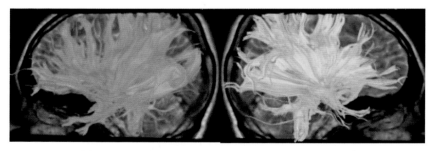

左侧面观　　　　　　　　　　右侧面观

■左侧内囊走行纤维　■右侧内囊走行纤维

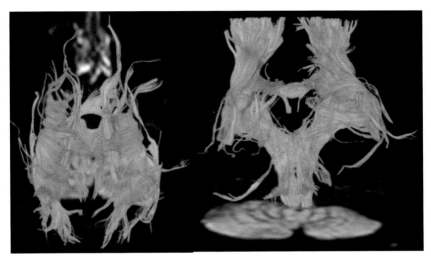

上面观　　　　　　　　　　　　后面观

■ 投射纤维 ■ Probst 束

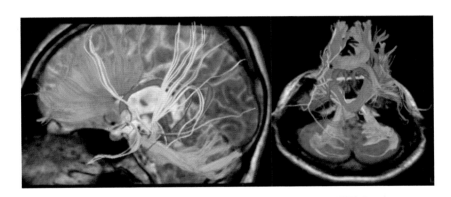

左侧后面观　　　　　　　　　　　　后面观

■ 胼胝体 ■ 交叉的皮质小脑束 ■ 皮质小脑束 ■ 桥连纤维 ■ 穹窿联合 ■■ 小脑中脚

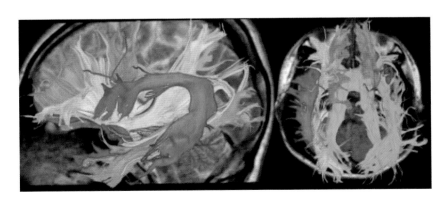

左侧面观　　　　　　　　　　　　上面观

■ 胼胝体 ■ 扣带束 ■ 左侧下额枕束 ■ 下纵束 ■ 钩束 ■ 弓状束

二、胼胝体缺如 DTI 成像分析

病例 1：男，12 岁，记忆力较差，胼胝体缺如。

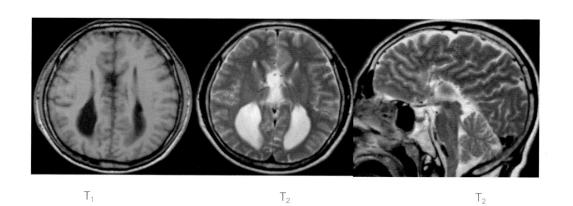

T₁   T₂   T₂

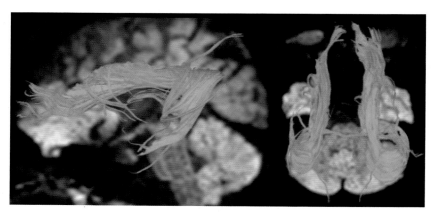

左侧面观   上面观

■Probst 束

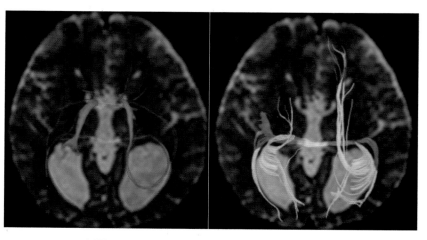

上面观   上面观

■ 穹窿联合   ■ 后联合

胼胝体缺如，出现了 Probst 束；穹窿联合分为左右各一；可见后联合发育粗大。

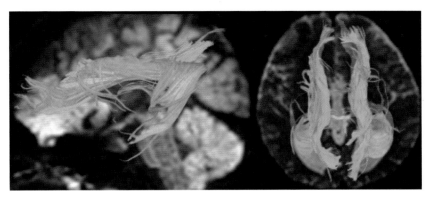

左侧面观 上面观

■Probst 束 ■ 扣带束

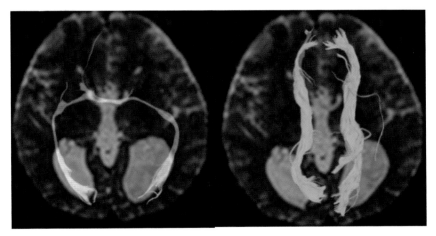

上面观 上面观

■ 右前联合 ■ 扣带束

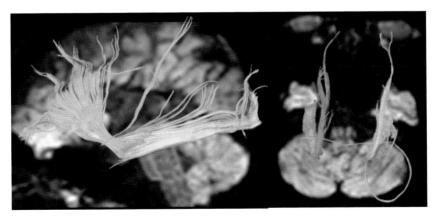

左侧面观 上面观

■ 左侧下额枕束 ■ 左侧海马纤维束 ■ 右侧海马纤维

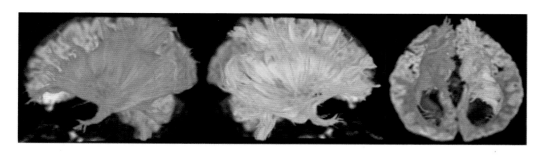

左侧面观　　　　　　　右侧面观　　　　　　　上面观

■ 左侧内囊走行纤维　■ 右侧内囊走行纤维

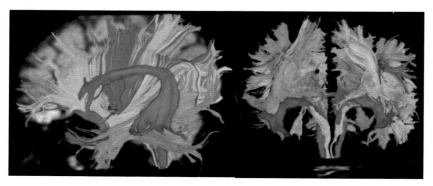

左侧面观　　　　　　　　　　前面观

■ 皮质脊髓束　■ 皮质小脑束　■ 皮质齿状核束　■ 胼胝体侧束

■ 左侧下额枕束　■ 右侧下额枕束　■ 下纵束　■ 钩束　■ 弓状束　■ Probst束

■ 左侧小脑半球纤维束　■ 右侧小脑半球纤维束　■ 枕叶联络纤维　■ 顶叶联络纤维

　　胼胝体发育不良可为完全或部分缺如，Probst束，这是向前后方向投射，不越过中线的纤维束。由于没有胼胝体纤维的约束力。第三脑室顶向背侧抬高。

　　病例2：男，12岁，主因"间断恶心、呕吐10余天，加重伴头晕乏力5天"入院，胼胝体缺如。

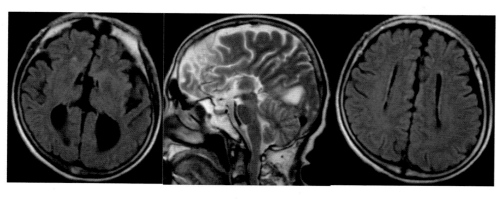

T$_1$　　　　　　　　　　T$_2$　　　　　　　　FLAIR

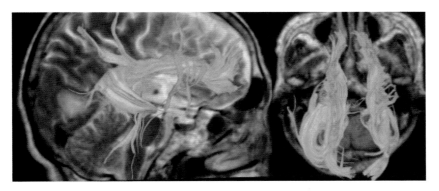

右侧面观 　　　　　　　　 上面观

■Probst 束

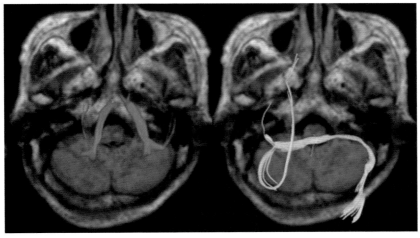

上面观 　　　　　　　　 上面观

■ 穹窿联合 ■ 后联合

胼胝体缺如，出现了 Probst 束；穹窿联合分为左右各一。

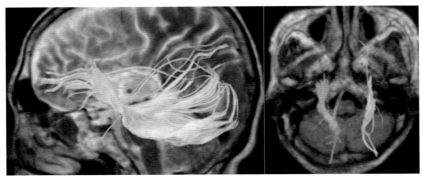

左侧面观 　　　　　　　　 上面观

■ 左侧下额枕束 ■ 左侧海马纤维束 ■ 右侧海马纤维束

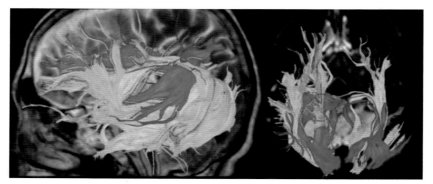

左侧面观　　　　　　　　　　　上面观

■ 枕叶联络纤维　■ 顶叶联络纤维

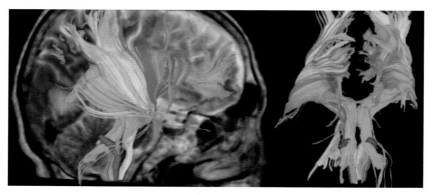

右侧面观　　　　　　　　　　　后面观

■Probst 束　■ 交叉的皮质小脑束　■ 皮质脊髓束　■ 皮质小脑束

■ 皮质齿状核束　■ 胼胝体侧束　■ 脊髓小脑束

第二节　脑回发育畸形 DTI 神经纤维束分析

一、多微脑回畸形 DTI 成像分析

多小脑回畸形又称多微脑回畸形，神经元移行到达皮质，但分布异常，形成多数细小的脑回，发生于妊娠 5~6 个月，为皮质分子层分离障碍所致。主要表现为皮质表面或内缘锯齿状、小而浅，且数目多的皱褶，也称为皮质发育不良。可累及各个脑叶，外侧裂附近为最好发的部位。常与其他神经元移行障碍相伴发，单独发病者少见。

病例 1：女，12 岁，发作性抽搐 10 年，加重 5 天。脑瘫、多微脑回、多微小脑回畸形。

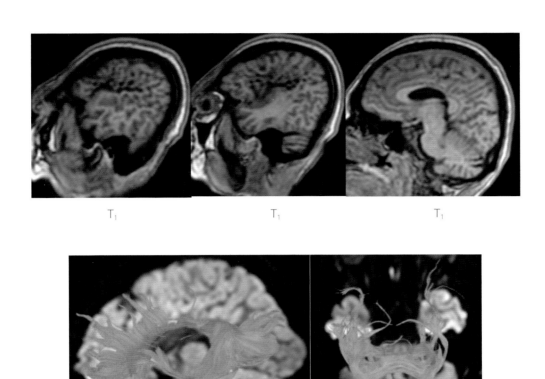

左侧面观　　　　　　　　　　　上面观

■ 胼胝体

胼胝体体部发育不良，神经纤维束未到达皮层。

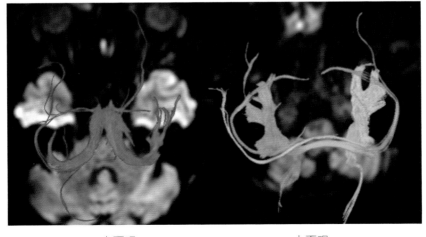

上面观　　　　　　　　　　　上面观

■ 穹窿联合 ■ 左侧海马纤维束 ▨ 右侧海马纤维束

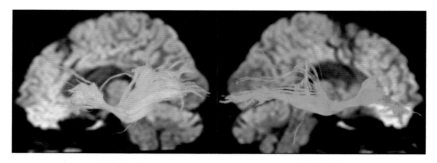

左侧面观　　　　　　　　　右侧面观

■ 左侧下额枕束

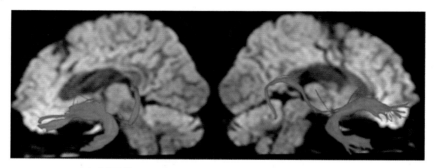

左侧面观　　　　　　　　　右侧面观

■ 钩束　■ 弓状束

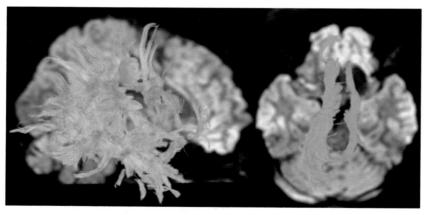

右侧面观　　　　　　　　　上面观

■ 弓状纤维　■ 扣带束

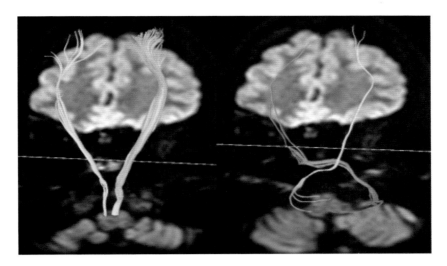

后面观   后面观

■ 交叉的皮质小脑束 ■ 皮质脊髓束

二、巨脑回畸形 DTI 成像分析

病例：女，12 岁，头痛伴阵发性意识不清、智力低下。

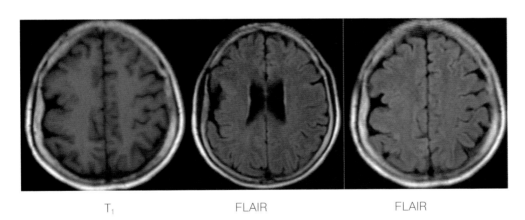

T₁   FLAIR   FLAIR

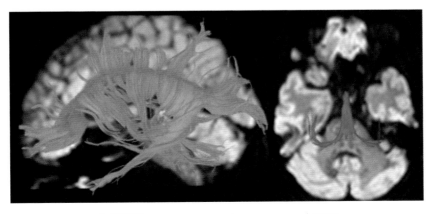

左侧面观   上面观

■ 胼胝体 ■ 穹窿联合

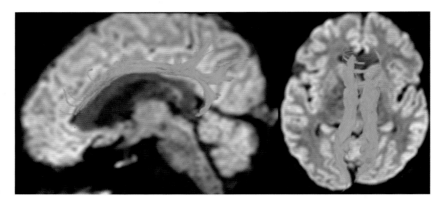

左侧面观   上面观

■ 扣带束

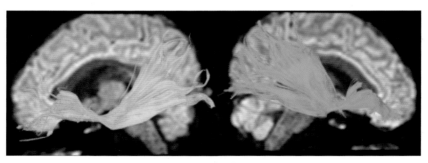

左侧面观   右侧面观

■ 左侧下额枕束   ■ 右侧下额枕束

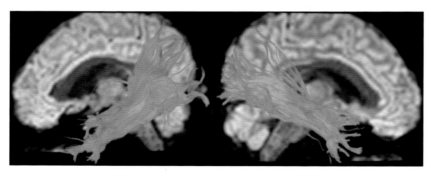

左侧面观   右侧面观

■ 下纵束

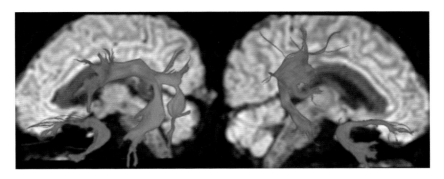

左侧面观　　　　　　　　　　　右侧面观

■ 钩束　■ 弓状束

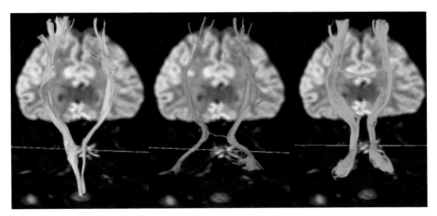

后面观　　　　　　后面观　　　　　　后面观

■ 皮质脊髓束　■ 皮质小脑束　■ 皮质齿状核束

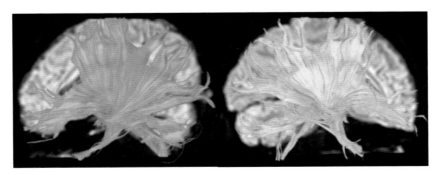

左侧面观　　　　　　　　　　　右侧面观

■ 左侧内囊走行纤维　■ 右侧内囊走行纤维

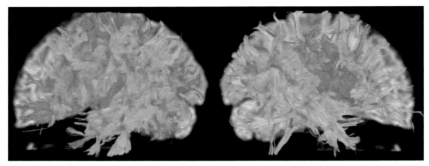

左侧面观   右侧面观

■ 左侧内囊走行纤维   ■ 右侧内囊走行纤维   ■ 弓状纤维

大脑表面弓状纤维发育不良，局部神经纤维束缺失。

第三节 脑灰质异位症 DTI 成像分析

脑灰质异位是指由于胚胎期神经迁移异常或室周基质内的神经母细胞凋亡失败导致皮质下神经元不能迁移到正常部位所引起的一种皮质发育畸形疾病。在胚胎发生过程中，脑发育的这几个阶段由一系列基因的时序性、空间性表达调控。任何有害因素都可能使这些基因表达异常、蛋白质功能改变而引起多种类型的皮质发育障碍，如果导致了神经母细胞在移行的过程中，未能及时准确地移行至脑的表面，而异常聚集在脑的其他部位，如深部白质区域或室管膜下等即形成脑灰质异位症。部分病例显示还具有家族性。

病例：主因头晕 4 小时，癫痫病史，灰质异位。

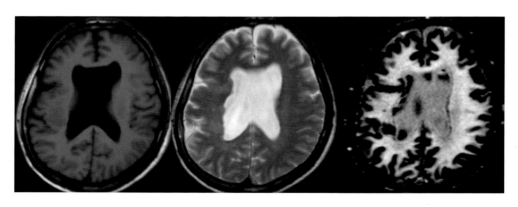

T₁   T₂   白质成像

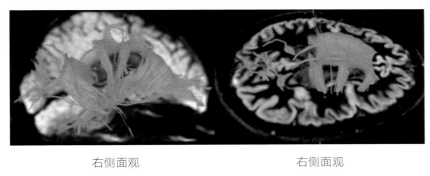

右侧面观 　　　　　　　　　 右侧面观

■ 胼胝体

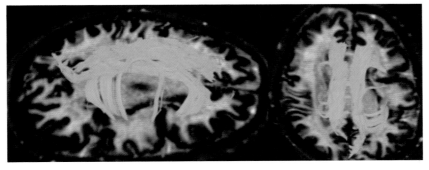

左侧面观 　　　　　　　　　 上面观

■ 扣带束

胼胝体发育不良大部分纤维束未到达皮层，局部有缺失；扣带束代偿性向下生长。

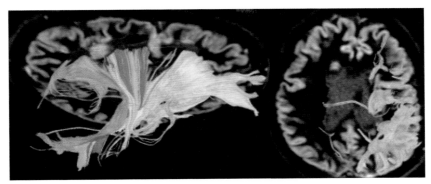

右侧面观 　　　　　　　　　 上面观

■ 皮质脊髓束 ■ 皮质齿状核束 ■ 皮质小脑束 ■ 胼胝体侧束 ■ 丘脑前辐射 ■ 弓状纤维

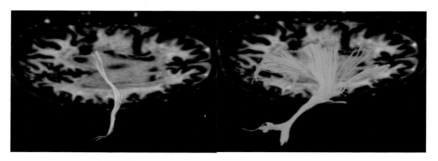

右侧面观　　　　　　　　右侧面观

■ 皮质脊髓束　■ 皮质齿状核束

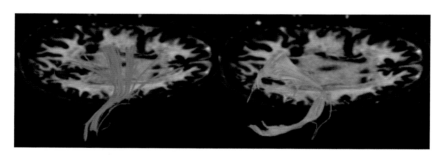

右侧面观　　　　　　　　右侧面观

■ 胼胝体侧束　■ 皮质小脑束

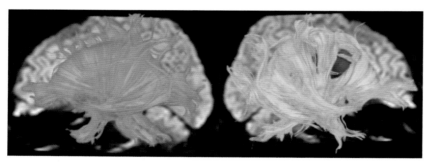

左侧面观　　　　　　　　右侧面观

■ 左侧内囊走行纤维　■ 右侧内囊走行纤维

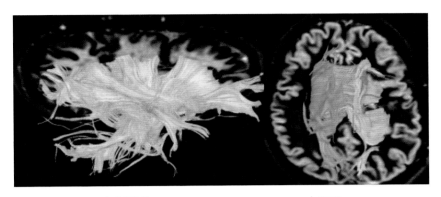

右侧面观　　　　　　　　　　　上面观

■ 左侧内囊走行纤维　■ 右侧内囊走行纤维

投射纤维绕过灰质异位区域到达皮层，局部神经纤维束有缺失。

第四节　脑裂畸形 DTI 成像分析

脑裂畸形是指衬有灰质的贯穿大脑的病理性裂隙。可发生于大脑半球的任何部位，以中央前回和中央后回区附近多见，可单侧、也可为双侧对称受累。根据是否与侧脑室相通，分为闭合型和开放型两种。闭合型脑裂畸形裂隙的两侧皮质靠近，裂隙呈闭合状，其内不含脑脊液，与侧脑室不相通；开放型脑裂畸形裂隙间形成腔，其大小不一，与侧脑室相通。脑皮质沿裂隙内折是脑裂畸形的特征表现。本病常伴有透明隔缺如、皮质局限性发育不良和小头畸形等。脑裂畸形的病因尚不明确，目前为人们接受的导致脑裂畸形的发病机制是节段性生发基质形成障碍或原始成神经细胞移行发生阶段性的障碍。即在胚胎神经元移行过程早期，由于遗传性或获得性等原因，导致生发基质（产生成神经细胞的部位）阶段性形成障碍，或已形成的成神经细胞不能正常移行，从而造成相应部位大脑半球内的裂隙状缺损出现。

病例 1：头晕 8 小时，癫痫病史，脑裂畸形。

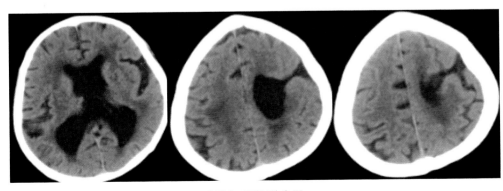

DTI 与 DWI 融合图

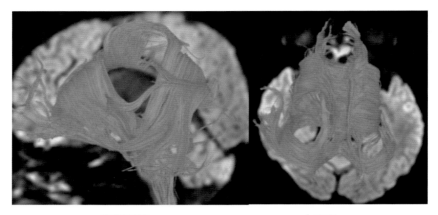

左侧面观   上面观

■ 胼胝体

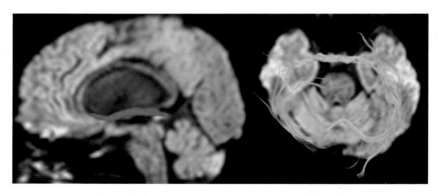

左侧面观   上面观

■ 穹窿联合　■ 前联合

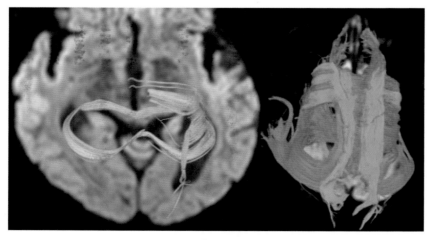

上面观   上面观

■ 后联合　■ 扣带束　■ 胼胝体

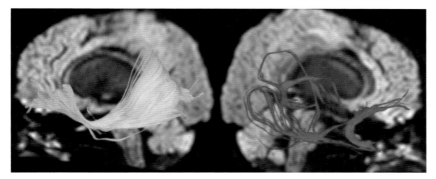

左侧面观 右侧面观

■ 左侧下额枕束 ■ 钩束 ■ 弓状束

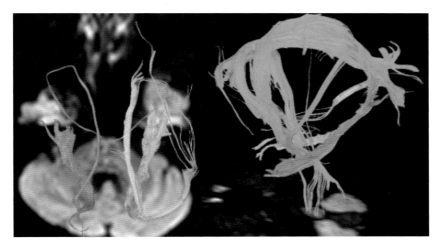

上面观 左侧面观

■ 左侧海马纤维束 ■ 右侧海马纤维束 ■ 扣带束

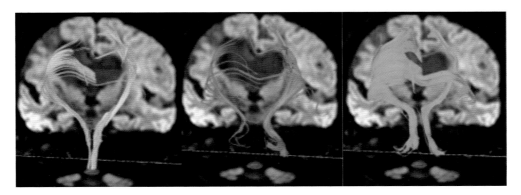

后面观 后面观 后面观

■ 皮质脊髓束 ■ 皮质小脑束 ■ 皮质齿状核束

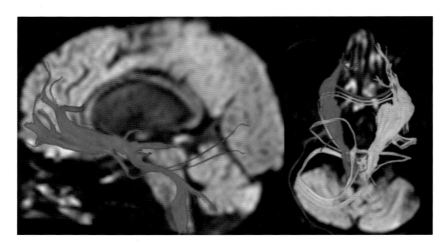

左侧面观　　　　　　　　　　上面观

■■ 丘脑前辐射

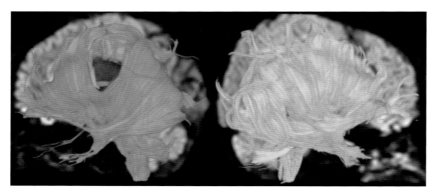

左侧面观　　　　　　　　　　右侧面观

■ 左侧内囊走行纤维　■ 右侧内囊走行纤维

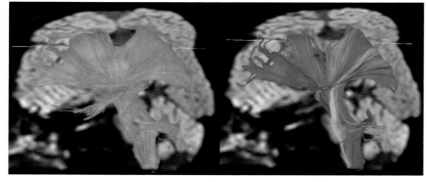

左侧面观　　　　　　　　　　左侧面观

■ 左侧内囊走行纤维　■ 皮质脊髓束　■ 皮质小脑束

■ 皮质齿状核束　■ 胼胝体侧束　■ 丘脑前辐射

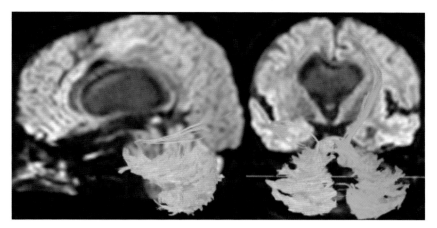

左侧面观　　　　　　　　　后面观

■ 左侧小脑半球纤维束 ■ 右侧小脑半球纤维束

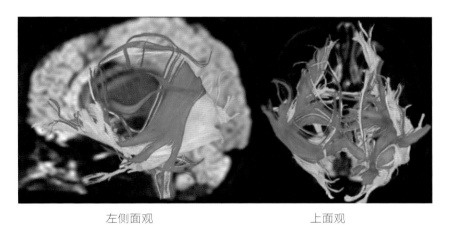

左侧面观　　　　　　　　　上面观

■ 枕叶联络纤维 ■ 顶叶联络纤维

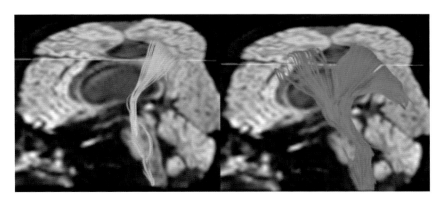

左侧面观　　　　　　　　　左侧面观

■ 皮质脊髓束 ■ 胼胝体侧束

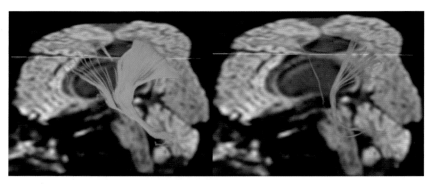

左侧面观　　　　　　　　　　　　左侧面观

■ 皮质小脑束　■ 皮质齿状核束

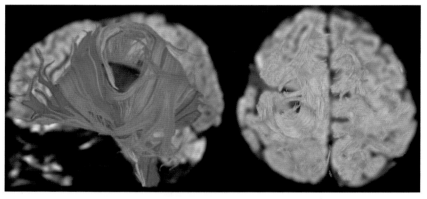

左侧面观　　　　　　　　　　　　上面观

■ 胼胝体　■ 皮质脊髓束　■ 丘脑前辐射　■ 皮质齿状核束　■ 脊髓小脑束　■ 弓状纤维

联合、投射纤维绕过脑裂畸形区域到达皮层，局部神经纤维束形态异常，弓状纤维局部缺失。

病例2：右侧颞部疼痛3天，智力低下，胼胝体缺如伴脑裂畸形。

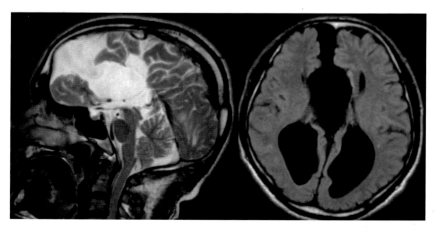

T₂　　　　　　　　　　　　FLAIR

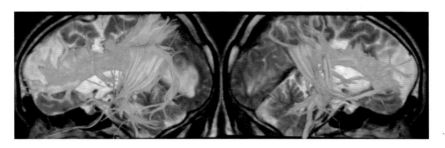

左侧面观　　　　　　右侧面观

■Probst 束

大脑内未见胼胝体神经纤维束，出现了粗大的 Probst 束，不越过中线。

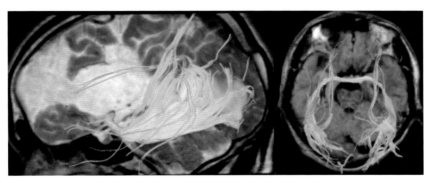

左侧面观　　　　　　上面观

■ 后联合　■ 前联合

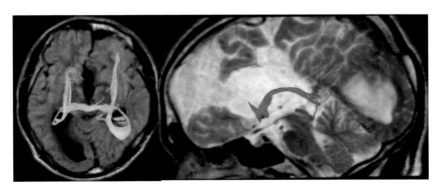

上面观　　　　　　左侧面观

■ 穹窿联合　■ 后联合

两侧前联合、后联合较发达，联络两侧大脑半球。两侧穹窿脚断裂，与脑室增大有关。

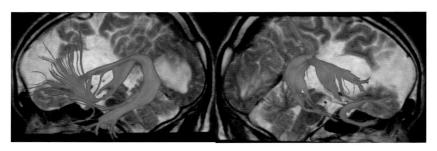

左侧面观　　　　　　　　右侧面观

■ 钩束　■ 弓状束

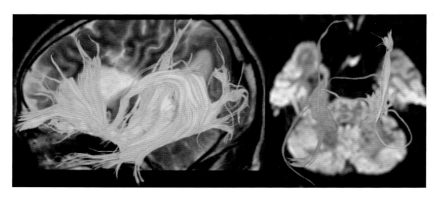

左侧面观　　　　　　　　上面观

■ 左侧下额枕束　■ 左侧海马纤维束　■ 右侧海马纤维束

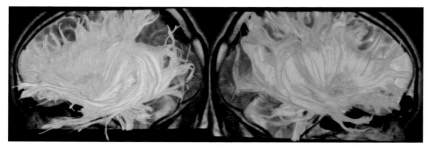

左侧面观　　　　　　　　右侧面观

■ 左侧内囊走行纤维　■ 右侧内囊走行纤维

两侧投射纤维呈抱球样改变，与脑室增大有关；虽没有胼胝体，但前联合、后联合、桥连纤维联络两侧大脑。

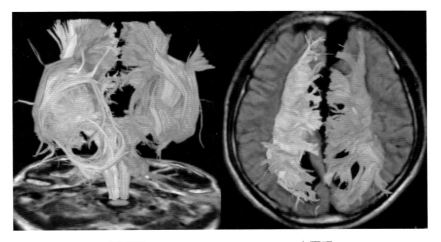

后面观　　　　　　　　　　上面观

■ 左侧内囊走行纤维　■ 右侧内囊走行纤维　■ Probst 束

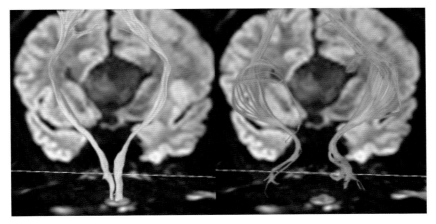

后面观　　　　　　　　　　后面观

■ 皮质脊髓束　■ 皮质小脑束

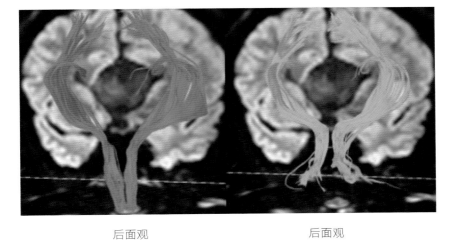

后面观　　　　　　　　　　后面观

■ 胼胝体侧束　■ 皮质齿状核束

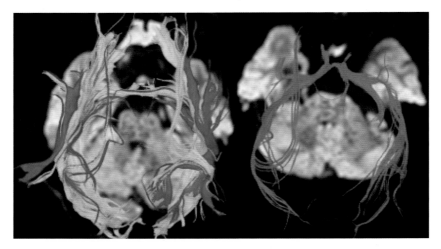

上面观 上面观

■ 枕叶联络纤维　■ 顶叶联络纤维　■ 视神经

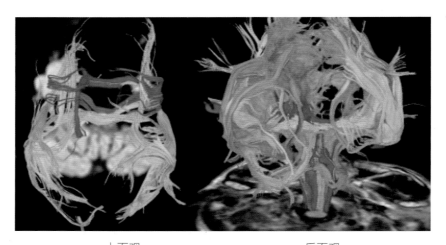

上面观 后面观

■ 后联合　■ 前联合　■ 穹窿联合　■ 皮质齿状核束　■ 脊髓小脑束

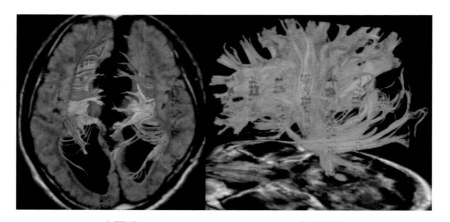

上面观 左侧面观

■ 皮质脊髓束　■ 皮质小脑束　■ 皮质齿状核束　■ 胼胝体侧束　■ 右侧内囊走行纤维　■Probst 束

第五节 脑性瘫痪 DTI 成像分析

一、语言发育迟缓 DTI 成像分析

病例 1：女，3 岁，语言迟钝、构音障碍。

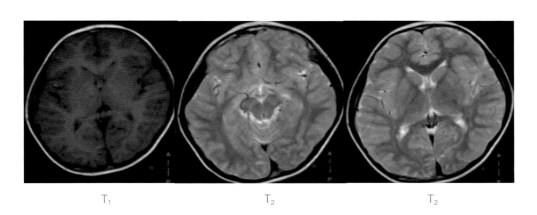

T_1 T_2 T_2

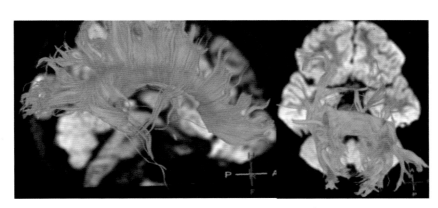

右侧面观   上面观

■ 胼胝体 ■ 胼胝体压部纤维束

右侧胼胝体毯部发育较差，脑网络连接减少。

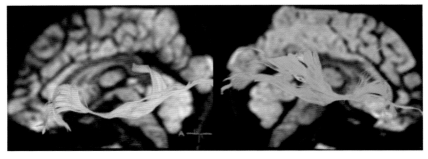

左侧面观   右侧面观

■ 左侧下额枕束 ■ 右侧下额枕束

两侧下额枕束部分纤维束未到达顶枕叶皮层。

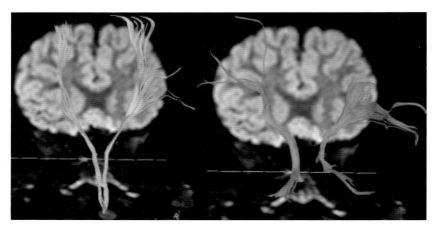

后面观　　　　　　　　　　　后面观

■ 皮质脊髓束　■ 皮质小脑束

右侧皮层脊髓束及两侧皮质小脑束形态及走行异常。

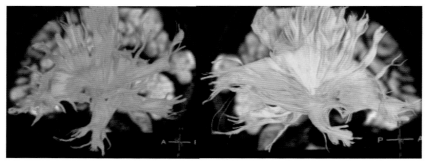

左侧面观　　　　　　　　　　右侧面观

■ 左侧内囊走行纤维　■ 右侧内囊走行纤维

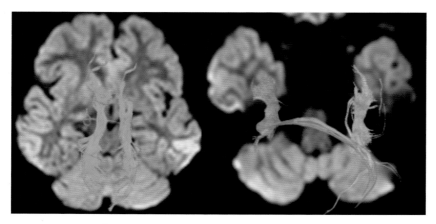

上面观　　　　　　　　　　　上面观

■ 扣带束　■ 左侧海马纤维束　■ 右侧海马纤维束

两侧扣带束发育不良。

病例 2：男，3 岁，语音发育迟缓。

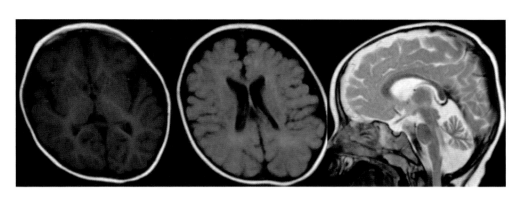

T₁	FLAIR	T₂

左侧面观 　　　　　　　　右侧面观

■ 胼胝体

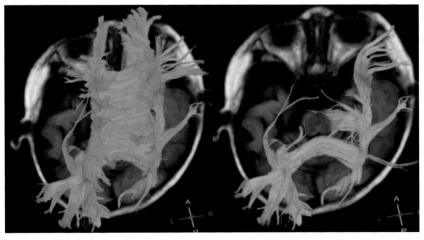

上面观 　　　　　　　　上面观

■ 胼胝体 ■ 胼胝体压部纤维束

左侧胼胝体毯部发育较差，有断裂，脑网络连接减少。

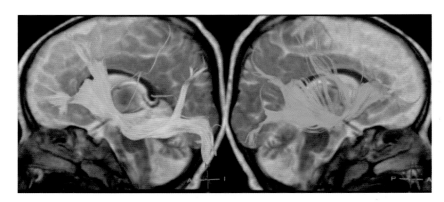

左侧面观　　　　　　　　　右侧面观

■ 左侧下额枕束 ■ 右侧下额枕束

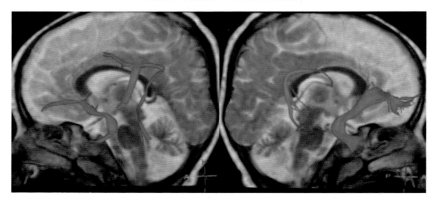

左侧面观　　　　　　　　　右侧面观

■ 钩束 ■ 弓状束

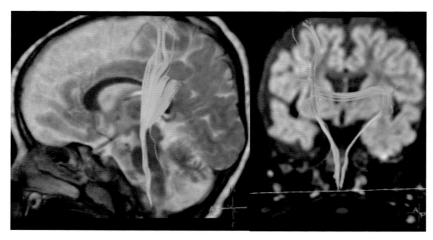

左侧面观　　　　　　　　　后面观

■ 皮质脊髓束

　　两侧下额枕束大部分纤维束未到达顶枕叶皮层。两侧钩束、弓状束发育较差，形态异常。右侧皮质脊髓束到达对侧大脑半球，未达皮层。

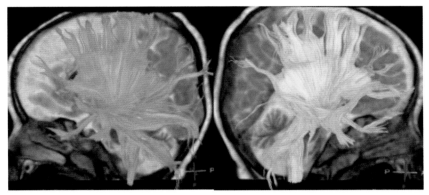

左侧面观　　　　　　　　　　右侧面观

■ 左侧内囊走行纤维　■ 右侧内囊走行纤维

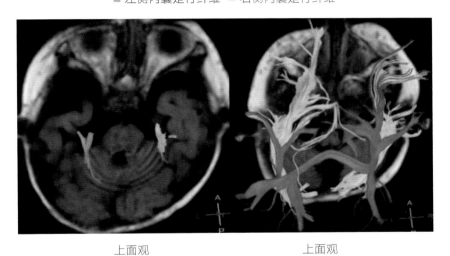

上面观　　　　　　　　　　上面观

■ 左侧海马纤维束　■ 右侧海马纤维束　■ 枕叶联络纤维　■ 顶叶联络纤维

顶叶联络纤维脑网络连接减少。

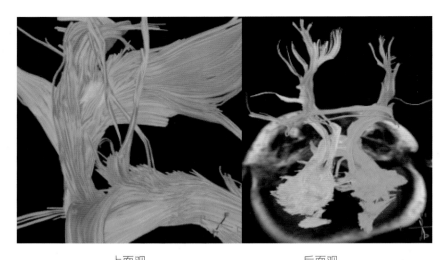

上面观　　　　　　　　　　后面观

■ 胼胝体压部纤维束　■ 左侧小脑半球纤维束　■ 右侧小脑半球纤维束

病例3：男，4岁，智力、语言发育落后，3岁半才走路平稳。

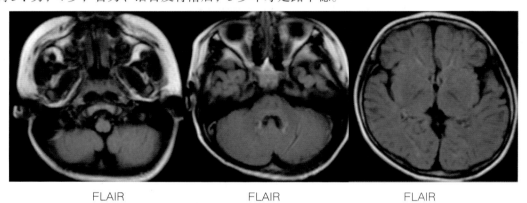

FLAIR　　　　　　　　FLAIR　　　　　　　　FLAIR

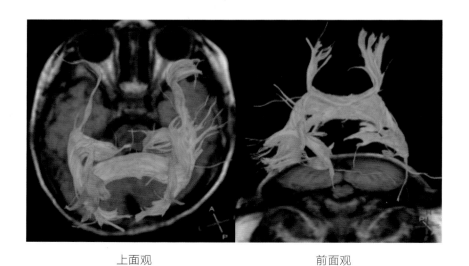

上面观　　　　　　　　　　前面观

■ 胼胝体压部纤维束

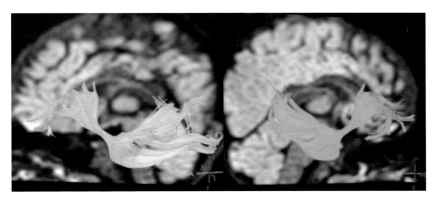

左侧面观 　　　　　　　 右侧面观

■ 左侧下额枕束　■ 右侧下额枕束

　　两侧胼胝体毯部到脑干的神经纤维束明显减少、中断，脑网络连接较同龄人差。两侧下额枕束到达顶枕叶皮层减少。

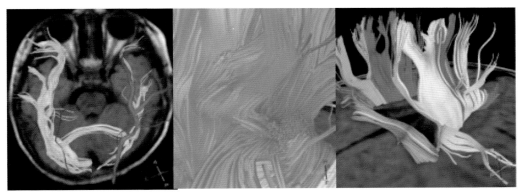

上面观 　　　　　　 左侧面观 　　　　　　 右侧面观

■ 枕叶联络纤维　■ 顶叶联络纤维　■ 胼胝体　■ 交叉的皮质小脑束

■ 皮质脊髓束　■ 皮质小脑束　■ 皮质齿状核束　■ 胼胝体侧束

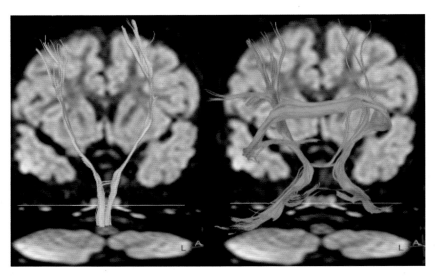

后面观　　　　　　　　　后面观

■ 右侧皮质脊髓束　■ 皮质小脑束

病例 4：语言发育落后 4 岁，仅发单音节字，走路协调性稍差，常规 MRI 序列检查未见异常。

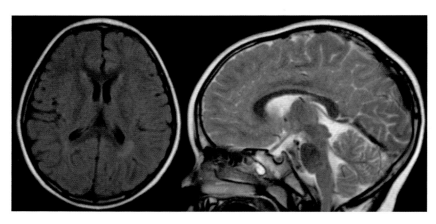

FLAIR　　　　　　　　　　T₂

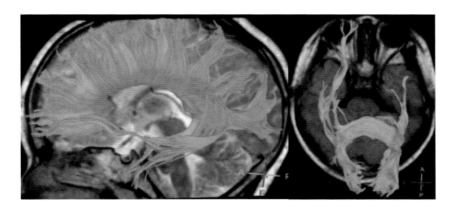

左侧面观   上面观

■ 胼胝体   ■ 胼胝体压部纤维束

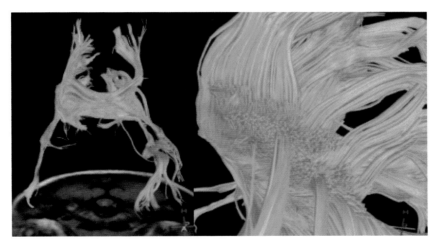

前面观   左侧面观

■ 胼胝体压部纤维束

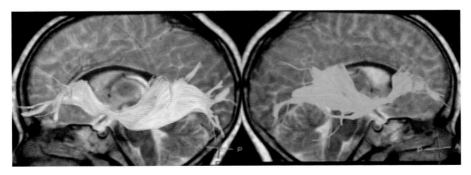

左侧面观   右侧面观

■ 左侧下额枕束   ■ 右侧下额枕束

两侧胼胝体毯部脑网络连接减少，到达脑干纤维束消失，可见中断。两侧下额枕束到达顶枕叶皮层纤维束减少。

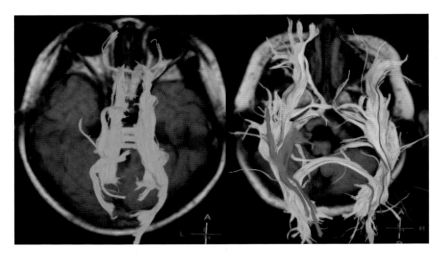

上面观　　　　　　　　　上面观

■■ 扣带束　■ 枕叶联络纤维　■ 顶叶联络纤维

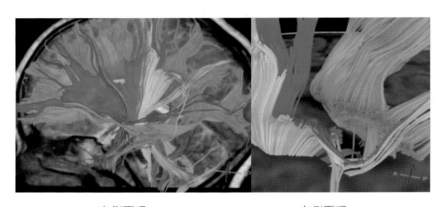

左侧面观　　　　　　　　　左侧面观

■ 交叉的皮质小脑束　■ 皮质脊髓束　■ 胼胝体侧束　■ 丘脑前辐　■ 胼胝体压部纤维束

两侧扣带束发育差，顶叶联络纤维稀疏。左侧投射纤维于内囊层面，侧脑室外侧可见部分中断。

二、运动发育迟缓 DTI 成像分析

病例 1：男，10 岁，左侧肢体运动差 14 年。

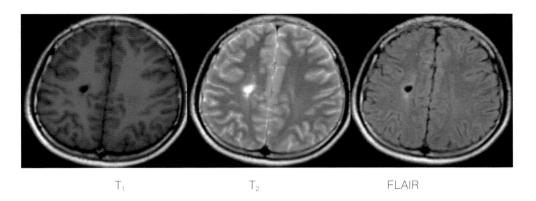

T₁   T₂   FLAIR

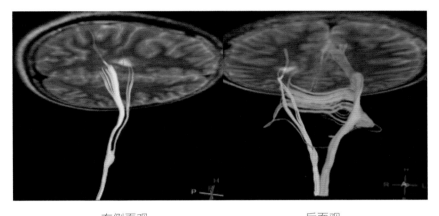

右侧面观   后面观

■ 右侧皮质脊髓束 ■ 左侧皮质脊髓束

　　右侧半卵圆中心皮质脊髓束走行区软化灶，右侧皮质脊髓束部分神经纤维束断裂，左侧部分皮质脊髓束越过中线到达患侧。

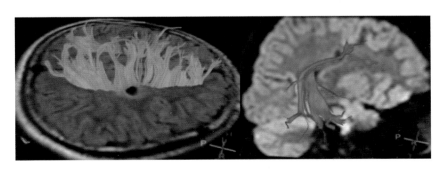

右侧面观   右侧面观

■ 胼胝体 ■ 弓状束

　　右侧半卵圆中心软化灶与胼胝体关系密切，但无神经纤维束受损；右侧弓状束部分纤维束中断。

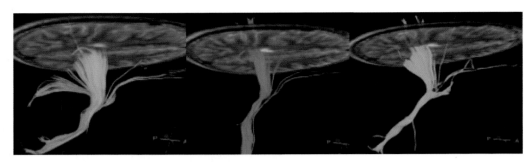

右侧面观　　　　　　　　右侧面观　　　　　　　　右侧面观

■ 皮质小脑束 ■ 胼胝体侧束 ■ 皮质齿状核束

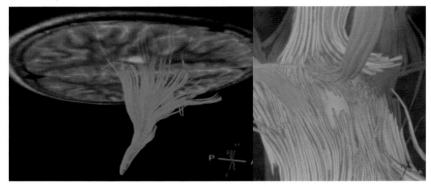

右侧面观　　　　　　　　右侧面观

■ 桥连纤维 ■ 病灶周围断裂的神经纤维束

右侧半卵圆中心软化灶，导致投射纤维局部中断、破坏。

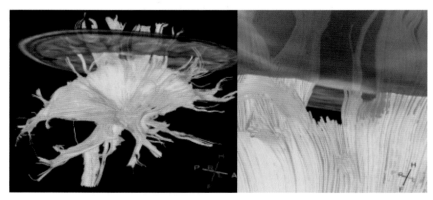

右侧面观　　　　　　　　右侧面观

■ 右侧内囊走形纤维束

右侧半卵圆中心软化灶导致右侧内囊走形纤维束局部断裂，未达皮层。

病例2：男，3岁，右侧肢体运动障碍，临床诊断为脑瘫。

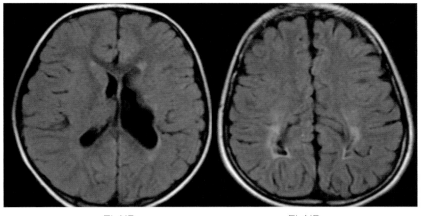

FLAIR   FLAIR

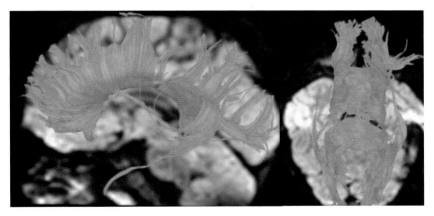

左侧面观   上面观

■ 胼胝体

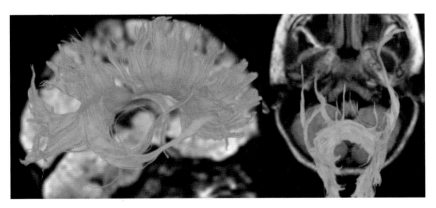

右侧面观   上面观

■ 胼胝体 ■ 胼胝体压部纤维束

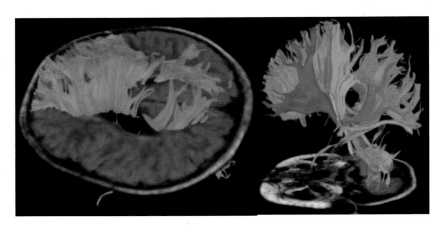

右侧面观   左侧面观

■ 胼胝体　■ 皮质脊髓束

两侧胼胝体毯部发育较差，脑网络连接减少，胼胝体体部部分纤维束中断、破坏。

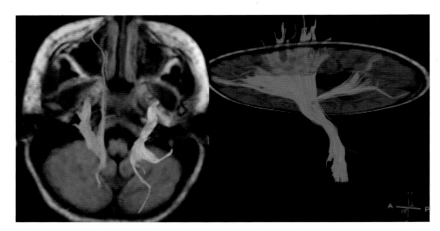

上面观   左侧面观

■ 左侧海马纤维束　■ 右侧海马纤维束　■ 胼胝体侧束

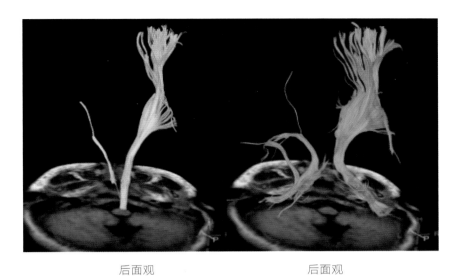

后面观　　　　　　　　　　后面观

■ 皮质脊髓束　■ 皮质小脑束

左侧皮质脊髓束及皮质小脑束发育异常，未到达皮层。

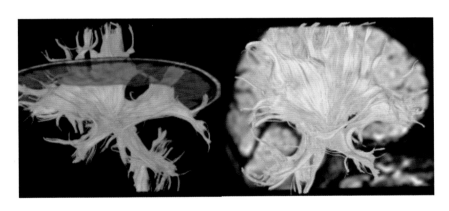

左侧面观　　　　　　　　　右侧面观

■ 左侧内囊走行纤维　■ 右侧内囊走行纤维

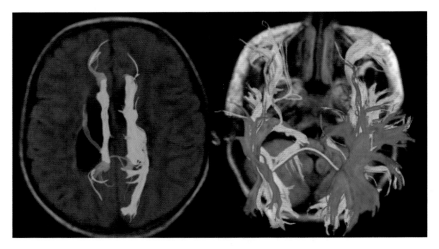

上面观　　　　　　　　　　　上面观

■ 扣带束　■ 枕叶联络纤维　■ 顶叶联络纤维

左侧投射纤维局部见缺失区，左侧扣带束发育不良。

病例3：30周出生早产儿，1岁多不会走路，检查示脑性瘫痪，3岁多会走路，走路呈剪刀步姿势，摇摆步态，双脚放不平，脚后跟不落地，2009年和2014年做肌腱延长术，第一次为双脚踝部，第二次为腘窝部，临床诊断为脑白质软化。

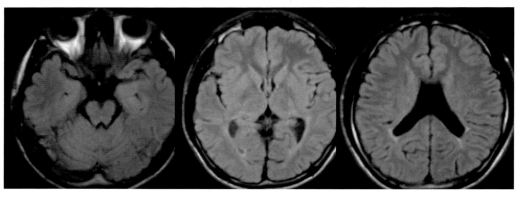

FLAIR　　　　　　　　　　　FLAIR　　　　　　　　　　　FLAIR

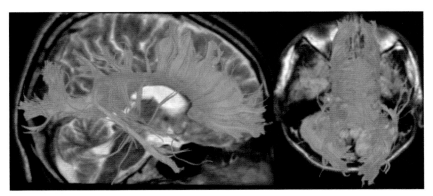

右侧面观　　　　　　　　　　　上面观

■ 胼胝体

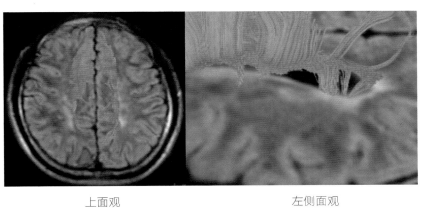

上面观　　　　　　　　　　　左侧面观

■ 胼胝体

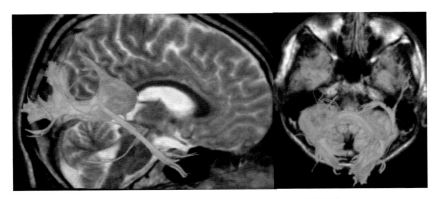

右侧面观　　　　　　　　　　　上面观

■ 胼胝体压部纤维束

两侧胼胝体毯部发育较同龄人明显差，脑网络连接减少，胼胝体体部有断裂的神经纤维束。

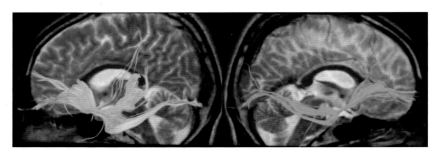

左侧面观　　　　　　　　右侧面观

■ 左侧下额枕束　■ 右侧下额枕束

两侧下额枕束大部分纤维束未到达顶枕叶皮层。

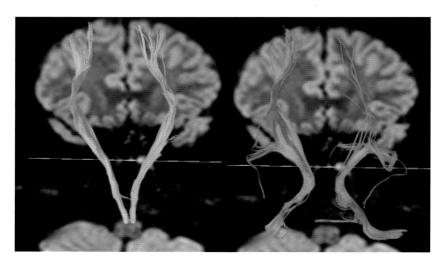

后面观　　　　　　　　后面观

■ 皮质脊髓束　■ 皮质小脑束

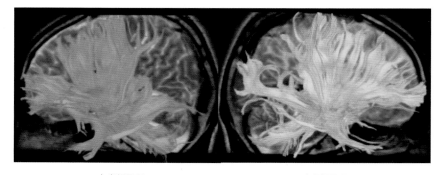

左侧面观　　　　　　　　右侧面观

■ 左侧内囊走行纤维　■ 右侧内囊走行纤维

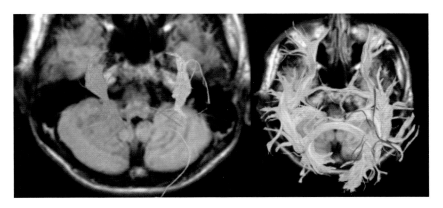

■ 左侧海马纤维束　■ 右侧海马纤维束　■ 枕叶联络纤维　■ 顶叶联络纤维

顶叶联络纤维较同龄人明显减少。

病例 4：女，12 岁，四肢瘫痪，皮质脊髓束发育不良。

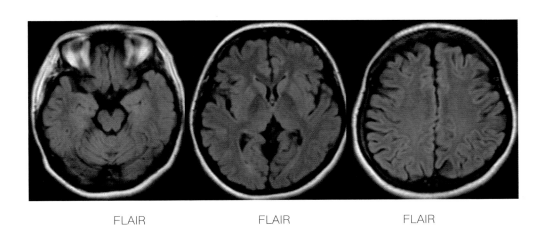

FLAIR　　　　　FLAIR　　　　　FLAIR

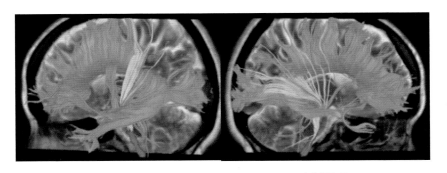

左侧面观　　　　　　右侧面观

■ 胼胝体　■ 皮质脊髓束

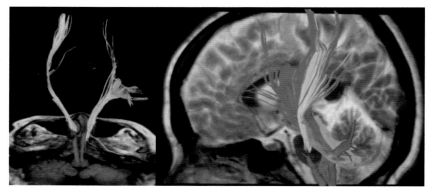

后面观　　　　　　　　　　左侧面观

■ 皮质脊髓束　■ 皮质小脑束　■ 皮质齿状核束　■ 胼胝体侧束

两侧皮质脊髓束在脑干部位全部中断，胼胝体形态及走行如常。

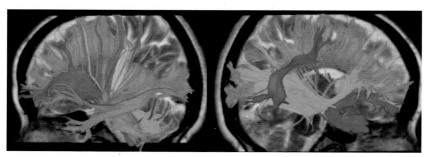

左侧面观　　　　　　　　　　右侧面观

■ 胼胝体　■ 皮质脊髓束　■ 皮质小脑束　■ 皮质齿状核束　■ 胼胝体侧束

■ 丘脑前辐射　■ 脊髓小脑束　■ 右侧下额枕束　■ 钩束　■ 弓状束

病例 5：女，3 岁肢体运动障碍，步态不稳，智力基本正常。

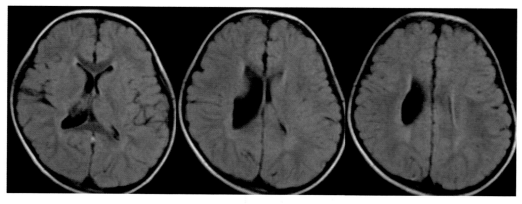

FLAIR　　　　　　　FLAIR　　　　　　　FLAIR

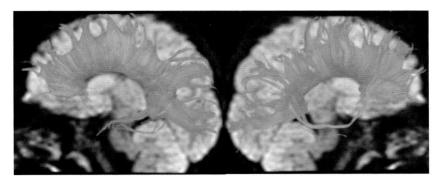

左侧面观　　　　　　　　　右侧面观
■ 胼胝体

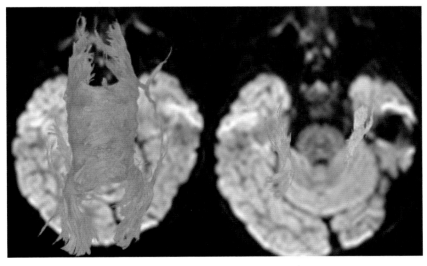

上面观　　　　　　　　　　上面观
■ 胼胝体　■ 左侧海马纤维束　■ 右侧海马纤维束

两侧胼胝体毯部发育较同龄人明显差，脑网络连接减少。

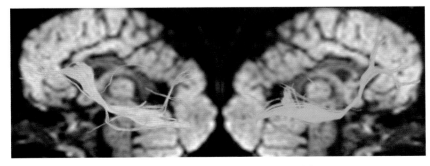

左侧面观　　　　　　　　　右侧面观
■ 左侧下额枕束　■ 右侧下额枕束

两侧下额枕束大部分纤维束未到达顶枕叶皮层。

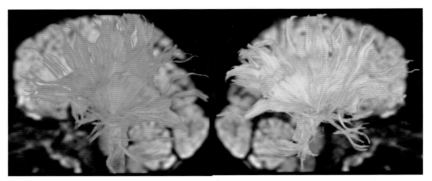

左侧面观　　　　　　　　　　　右侧面观

■ 左侧内囊走行纤维　■ 右侧内囊走行纤维

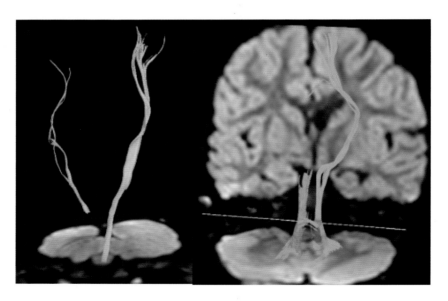

前面观　　　　　　　　　　　后面观

■ 皮质脊髓束　■ 皮质齿状核束

右侧皮质脊髓束、左侧皮质齿状核束稀疏、中断。

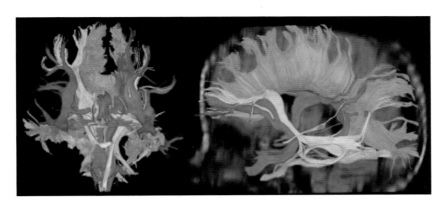

前面观　　　　　　　　　　　左侧面观

■ 胼胝体　■ 皮质脊髓束　■ 皮质小脑束　■ 皮质齿状核束　■ 胼胝体侧束　■ 脊髓小脑束

■ 穹窿联合　■ 前联合　■ 左侧下额枕束　■ 下纵束　■ 左侧海马纤维束　■ 右侧海马纤维束

病例 6：女，6 岁，左侧下肢不能背伸，走路形态异常。

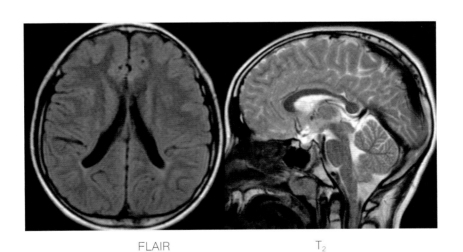

FLAIR　　　　　　　　　　　T₂

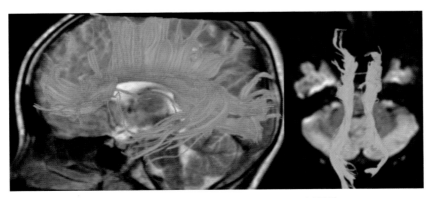

左侧面观　　　　　　　　　　上面观

■ 胼胝体　■ 扣带束

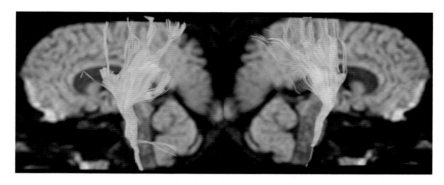

左侧面观   右侧面观

■ 皮质脊髓束

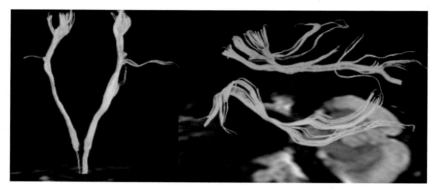

后面观   左侧面观

■ 皮质脊髓束   ■ 左侧下额枕束   ■ 右侧下额枕束

右侧皮质脊髓束于脑干大部分中断，两侧下额枕束发育不良。

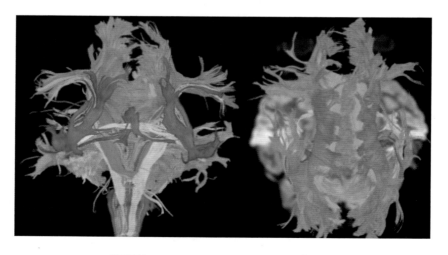

前面观   上面观

■ 皮质脊髓束   ■ 皮质小脑束   ■ 皮质齿状核束   ■ 胼胝体侧束   ■ 小脑中脚   ■ 脊髓小脑束

■ 胼胝体   ■ 穹窿联合   ■ 前联合   ■ 扣带束   ■ 下纵束   ■ 左侧海马纤维束   ■ 右侧海马纤维束

■ 皮质脊髓束   ■ 皮质小脑束

三、髓鞘化延迟 DTI 成像分析

病例 1：孕 34 周早产，生后 3 个月，双侧内囊前肢髓鞘化延迟，胼胝体稍细，双侧额颞部硬膜外间隙增宽。

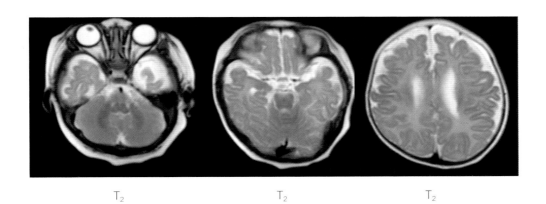

T₂   T₂   T₂

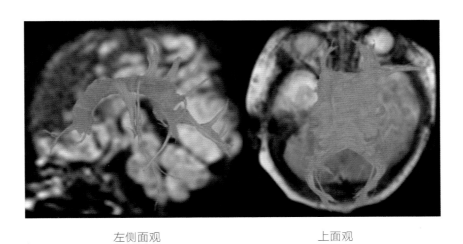

左侧面观   上面观

■ 胼胝体

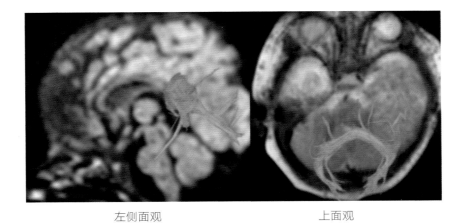

左侧面观   上面观

■ 胼胝体压部纤维束

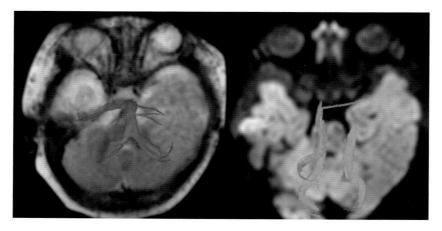

■ 穹窿联合　■■ 扣带束

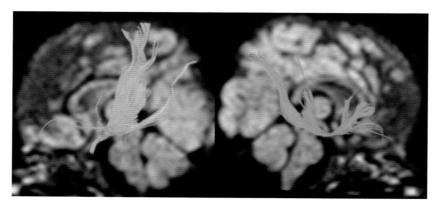

左侧面观　　　　　　　　右侧面观

■ 左侧下额枕束　■ 右侧下额枕束

　　两侧胼胝体毯部脑网络连接减少。两侧下额枕束大部分纤维束未到达顶枕叶皮层，穹窿联合及扣带束发育不良；右侧皮质脊髓束稀疏，未达皮层。

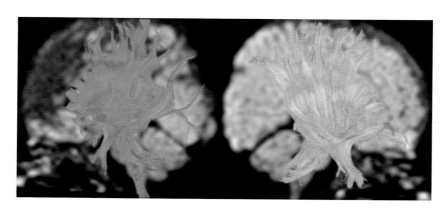

左侧面观　　　　　　　　右侧面观

■ 左侧内囊走行纤维　■ 右侧内囊走行纤维

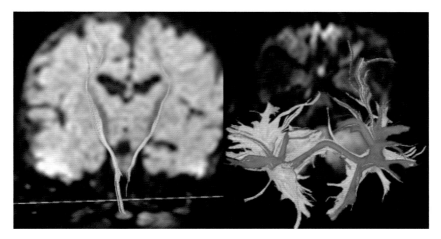

后面观   上面观

■ 皮质脊髓束   ■ 枕叶联络纤维   ■ 顶叶联络纤维

病例 2：男，11 岁，早产，2 岁会走，走路不稳多年，左侧较重，智力正常。

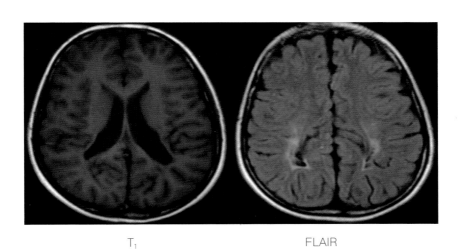

T₁   FLAIR

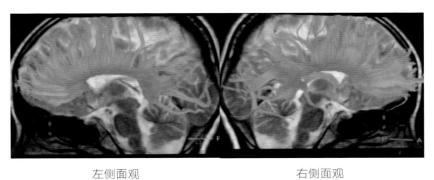

左侧面观   右侧面观

■ 胼胝体

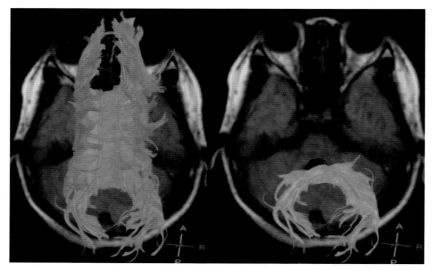

上面观　　　　　　　　　　上面观

■ 胼胝体　■ 胼胝体压部纤维束

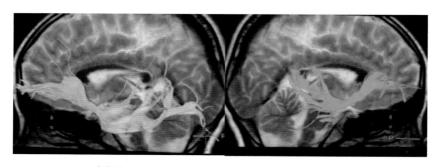

左侧面观　　　　　　　　　　右侧面观

■ 左侧下额枕束　■ 右侧下额枕束

两侧胼胝体毯部消失，脑网络连接减少。两侧下额枕束大部分纤维束未到达顶枕叶皮层。

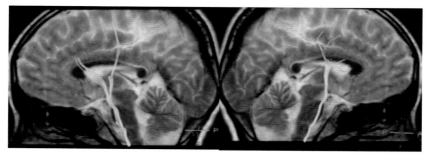

左侧面观　　　　　　　　　　右侧面观

■ 皮质脊髓束

两侧皮质脊髓束形态及走行异常，大部分纤维束未达皮层。

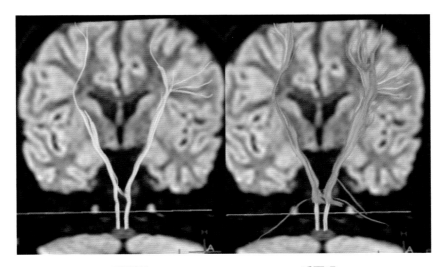

后面观　　　　　　　　　　后面观

■ 皮质脊髓束　■ 皮质脑桥束

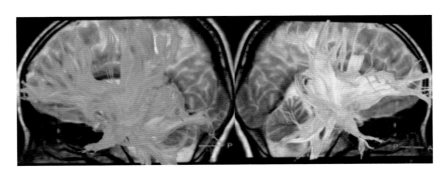

左侧面观　　　　　　　　　右侧面观

■ 左侧内囊走行纤维　■ 右侧内囊走行纤维

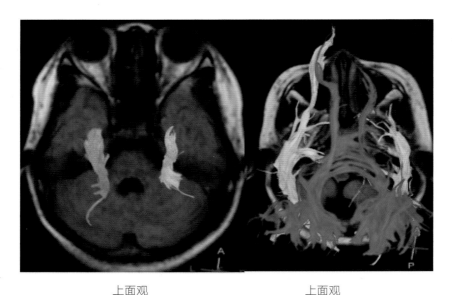

上面观　　　　　　　　　　　上面观
■ 左侧海马纤维束右侧海马纤维束　■ 枕叶联络纤维　■ 顶叶联络纤维

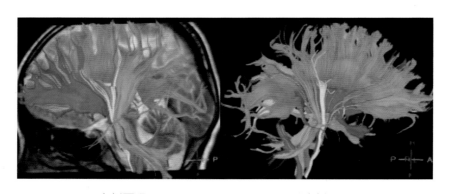

左侧面观　　　　　　　　　　右侧面观
■ 胼胝体　■ 皮质脊髓束　■ 皮质小脑束　■ 丘脑前辐射
■ 脊髓小脑束　■ 皮质齿状核束　■ 下纵束

四、伴癫痫发作DTI成像分析

对于局灶相关性癫痫，神经影像学检查是诊断及术前计划的重要组成部分。药物难治性癫痫的评估及治疗一直处于变化之中，因为临床医生愈发倾向于侵袭性更低，选择性更高，适应性更强的方法。DTI技术可以展示最新结构影像及功能影像的更新点，为临床提供更多信息。

病例1：男，9岁，反复肩膀抽动2年，缺氧缺血病史。

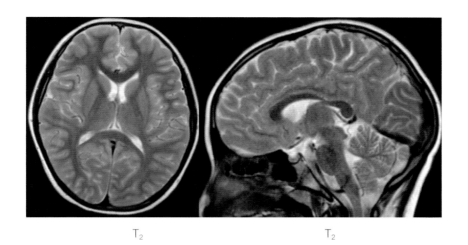

T₂　　　　　　　　　　　　T₂

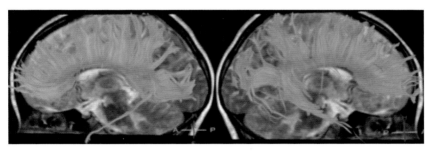

左侧面观　　　　　　　　　右侧面观

■ 胼胝体

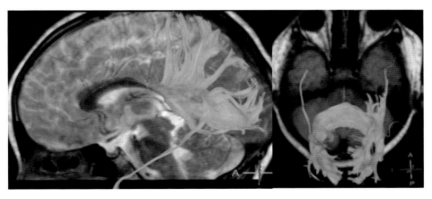

左侧面观　　　　　　　　　上面观

■ 胼胝体压部纤维束

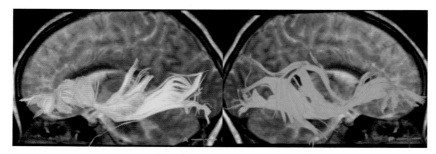

左侧面观　　　　　　　　　　右侧面观

■ 左侧下额枕束　■ 右侧下额枕束

两侧胼胝体毯部脑网络连接减少。两侧下额枕束部分纤维束未到达顶枕叶皮层。

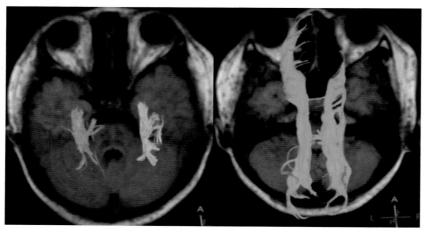

上面观　　　　　　　　　　上面观

■ 左侧海马纤维束　■ 右侧海马纤维束　■ 扣带束

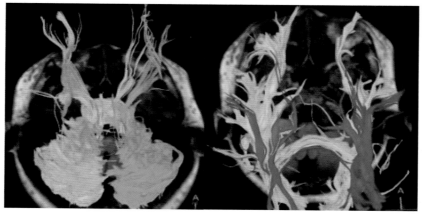

后面观　　　　　　　　　　上面观

■ 左侧小脑半球纤维束 ■ 右侧小脑半球纤维束　枕叶联络纤维　■ 顶叶联络纤维

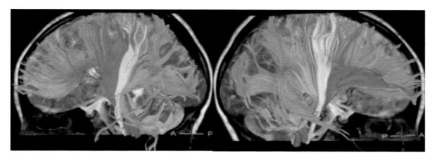

左侧面观　　　　　　　　右侧面观

■ 胼胝体　■ 皮质脊髓束　■ 皮质小脑束　■ 皮质齿状核束

■ 胼胝体侧束　■ 脊髓小脑束

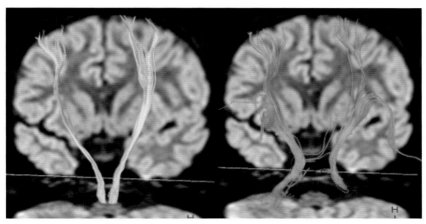

后面观　　　　　　　　后面观

■ 皮质脊髓束　■ 皮质小脑束

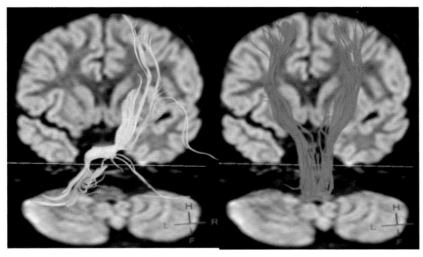

后面观　　　　　　　　后面观

■ 交叉的皮质小脑束　■ 胼胝体侧束

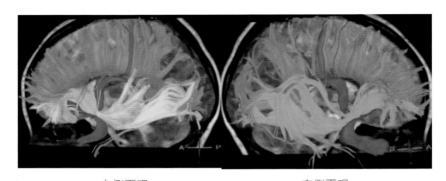

左侧面观 　　　　　　　　　　 右侧面观

■ 胼胝体 ■ 钩束 ■ 弓状束 ■ 穹窿联合 ■ 左侧下额枕束 ■ 右侧下额枕束

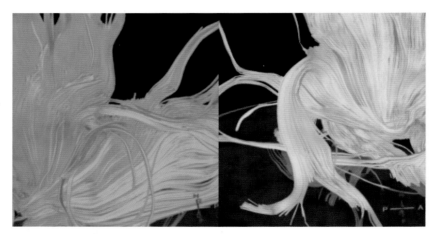

左侧面观 　　　　　　　　　　 右侧面观

■ 左侧内囊走行纤维 ■ 右侧内囊走行纤维

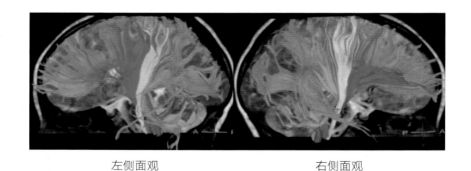

左侧面观 　　　　　　　　　　 右侧面观

■ 胼胝体 ■ 皮质脊髓束 ■ 皮质小脑束 ■ 皮质齿状核束 ■ 胼胝体侧束 ■ 脊髓小脑束

　　右侧皮质小脑束部分纤维走行异常，右侧交叉的皮质小脑束部分断裂；两侧下额枕束部分纤维束断裂，未达皮层。两侧内囊走行纤维束局部可见断裂。

　　病例 2：男，11 岁，发作性意识不清伴抽搐 2 小时，右丘脑软化灶。

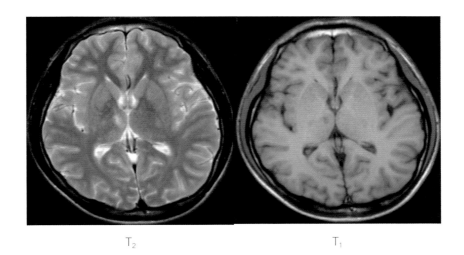

T₂   T₁

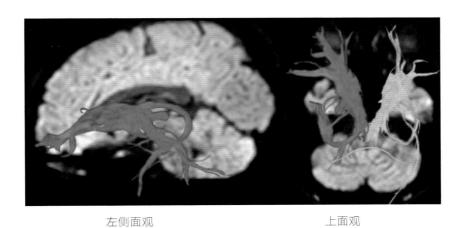

左侧面观   上面观

■■ 丘脑前辐射

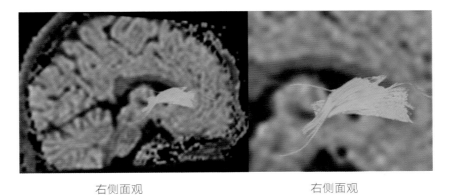

右侧面观   右侧面观

■ 丘脑前辐射

右侧丘脑软化灶，右侧丘脑前辐射部分纤维束受累，可见断裂。

病例 3：男，9 岁，间断抽搐 3 个月，以左侧面部及肢体抽搐为主。缺血缺氧脑病后遗改变，两侧顶枕叶软化灶，侧脑室扩张。

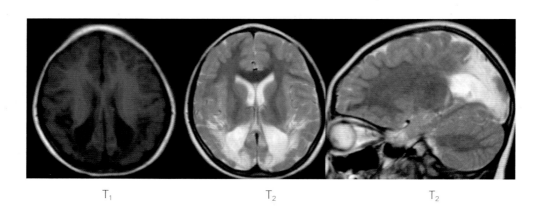

T₁   T₂   T₂

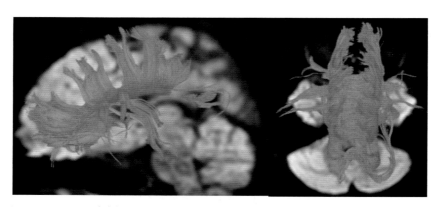

左侧面观   上面观

■ 胼胝体

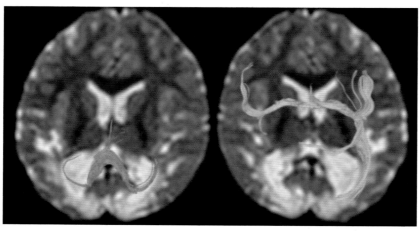

上面观   上面观

■ 胼胝体压部纤维束   ■ 前联合

胼胝体压部纤维束明显受损，脑网络连接减少。胼胝体体部后方纤维束也有中断。

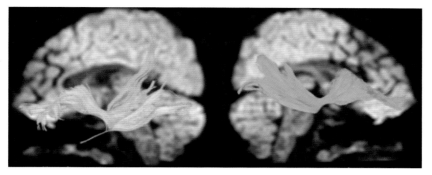

左侧面观　　　　　　　　　右侧面观

■ 左侧下额枕束 ■ 右侧下额枕束

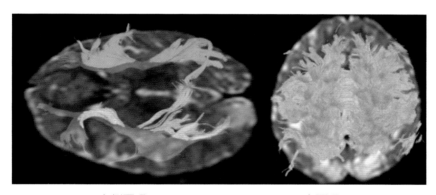

左侧面观　　　　　　　　　上面观

■ 左侧下额枕束 ■ 右侧下额枕束 ■ 弓状纤维

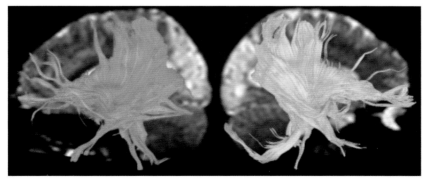

左侧面观　　　　　　　　　右侧面观

■ 左侧内囊走行纤维 ■ 右侧内囊走行纤维

两侧下额枕束、弓状纤维、投射纤维在软化灶区域中断、破坏明显。

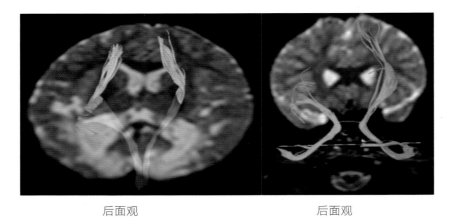

后面观　　　　　　　　　后面观

■ 皮质脊髓束　■ 皮质小脑束

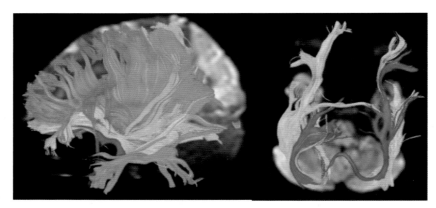

左侧面观　　　　　　　　　上面观

■ 胼胝体　■ 钩束　■ 左侧下额枕束　■ 下纵束

■ 左侧内囊走行纤维　■ 枕叶联络纤维　■ 顶叶联络纤维

五、视力障碍 DTI 成像分析

病例：男，8 岁，脑瘫病史，视力差。临床诊断为胼胝体缺如。

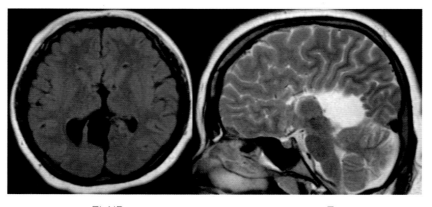

FLAIR　　　　　　　　　　T₂

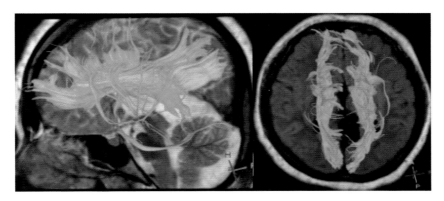

左侧面观　　　　　　　　　　上面观

■Probst 束

完全性胼胝体发育不全或缺如时，胼胝体、扣带回和扣带沟消失，第三脑室扩大抬高，连接两侧大脑半球的纤维束由半球间左右走行变为半球内前后走行，称为 Probst 束，是大脑神经纤维束代偿性重建的表现。

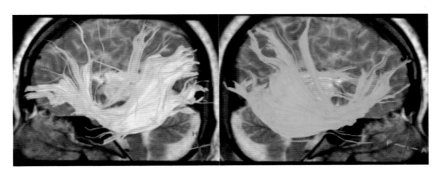

左侧面观　　　　　　　　　　右侧面观

■ 左侧下额枕束　■ 右侧下额枕束

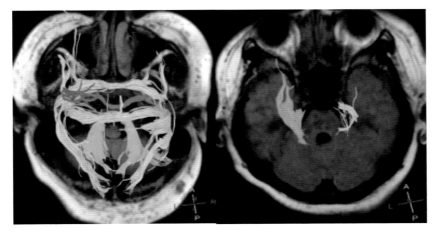

上面观　　　　　　　　　　上面观

■ 前联合　■ 后联合　■ 小脑中脚　■ 桥连纤维　■ 左侧海马纤维束　■ 右侧海马纤维束

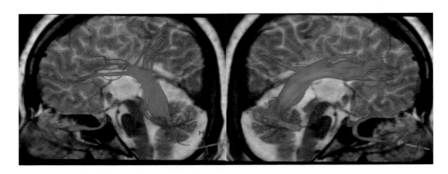

左侧面观　　　　　　　　右侧面观

■ 钩束　■ 弓状束

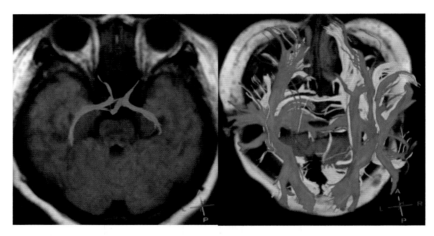

上面观　　　　　　　　上面观

■ 视神经　■ 枕叶联络纤维　■ 顶叶联络纤维

两侧视束发育细小，未到达皮层。

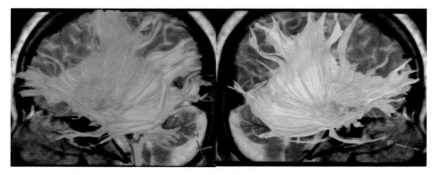

左侧面观　　　　　　　　右侧面观

■ 左侧内囊走行纤维　■ 右侧内囊走行纤维　■Probst 束

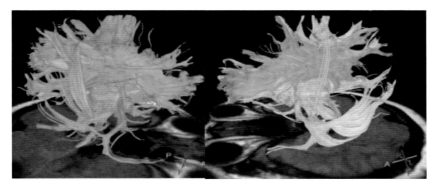

右侧面观　　　　　　　　　　　左侧面观

■ 左侧内囊走行纤维　■ 右侧内囊走行纤维

病例 2：女，11 岁，阵发性视物模糊 1 个月。MRI 示：顶枕叶脑室周围髓鞘化不良。

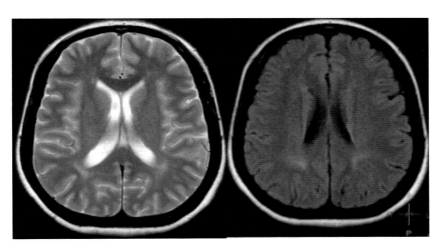

T₂　　　　　　　　　　　　　FLiAIR

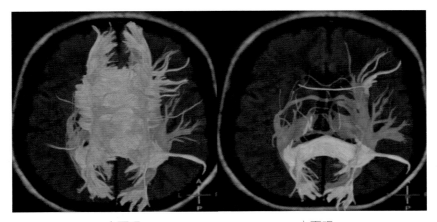

上面观　　　　　　　　　　　上面观

■ 胼胝体　■ 胼胝体压部纤维束

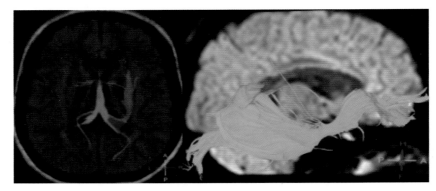

上面观   右侧面观

■ 穹窿联合 ■ 右侧下额枕束

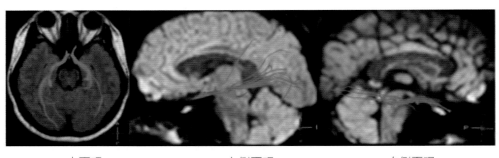

上面观   左侧面观   右侧面观

■ 视神经

　　左侧胼胝体毯部较对侧明显减少，左侧穹窿脚发育不良；左侧下额枕束大部分为到达顶叶皮层，右侧视束较对侧发育差，神经纤维束减少。

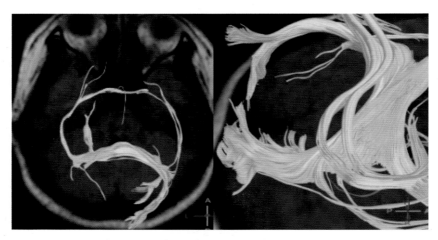

上面观   右侧面观

■ 胼胝体压部断裂的神经纤维束

　　胼胝体压部纤维束可见部分断裂。

第六节 结节性硬化 DTI 成像分析

　　结节性硬化综合征（tuberous sclerosis complex，TSC）以全身多器官错构瘤病变为特征、常染色体显性遗传性的神经皮肤综合征。有家族性发病倾向。常累及中枢神经系统、皮肤、肾脏、视网膜、心脏等全身多个器官。临床表现三联征，癫痫、智力低下、皮脂腺瘤，多数病例以癫痫就诊。TSC 神经系统表现有室管膜下结节，为室管膜下组织的错构瘤样变；皮质结节为大脑皮层的发育异常，特征为皮质失去正常的六层结构，并存在畸形神经元及星形胶质细胞；脑白质病变与皮质结节相关的浅表白质异常：髓鞘减少或胶质增生反应增加。放射状白质带反映了神经元及神经胶质沿迁移通路的异常改变。白质内类囊状病变反映白质囊性变或扩大的血管周围间隙；室管膜下巨细胞星形细胞瘤则以星形细胞和巨细胞增生为特征。

　　病例：女，11 岁，皮肤有牛奶咖啡斑，桥脑、双侧大脑脚、小脑半球、基底节可见斑片状等长 T_1 长 T_2 异常信号，FLAIR 像呈高信号，DWI 信号不高。注入 GD-DTPA 后，左侧小脑半球可见点样强化影，边界尚清。临床诊断为结节性硬化。

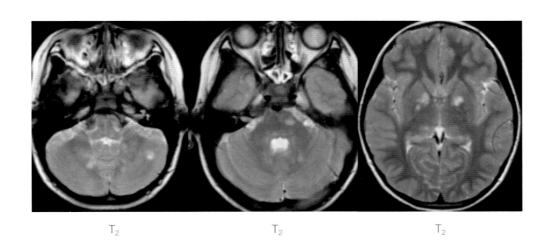

T_2	T_2	T_2

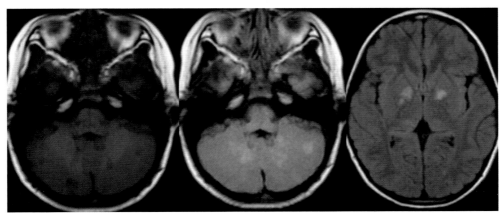

T_1	FLAIR	FLAIR

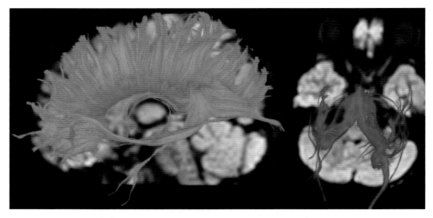

左侧面观 上面观

■ 胼胝体 ■ 穹窿联合

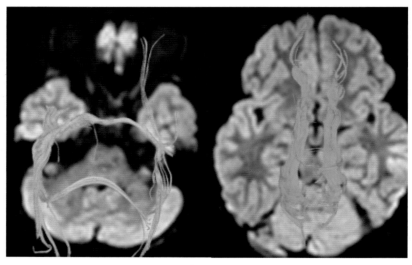

上面观 上面观

■ 前联合 ■ 扣带束

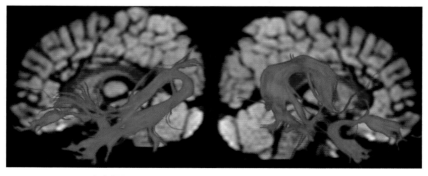

左侧面观 右侧面观

■ 钩束 ■ 弓状束

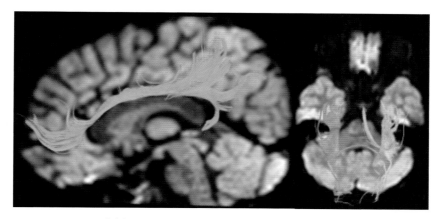

左侧面观　　　　　　　　　上面观

■ 扣带束　■ 左侧海马纤维束　■ 右侧海马纤维束

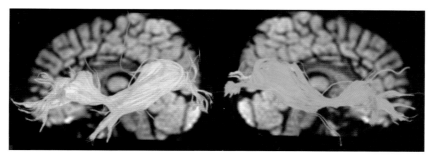

左侧面观　　　　　　　　　右侧面观

■ 左侧下额枕束　■ 右侧下额枕束

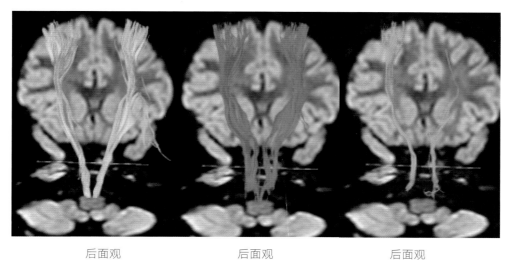

后面观　　　　　　后面观　　　　　　后面观

■ 皮质脊髓束　■ 胼胝体侧束　■ 皮质齿状核束

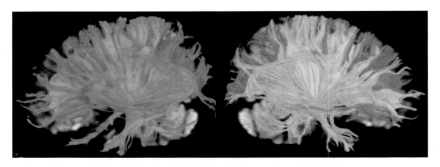

左侧面观　　　　　　　　　　右侧面观

■ 胼胝体　　■ 左侧内囊走行纤维　　■ 右侧内囊走行纤维

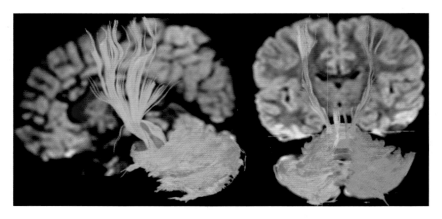

左侧面观　　　　　　　　　　后面观

■ 左侧小脑纤维束　　■ 右侧小脑纤维束

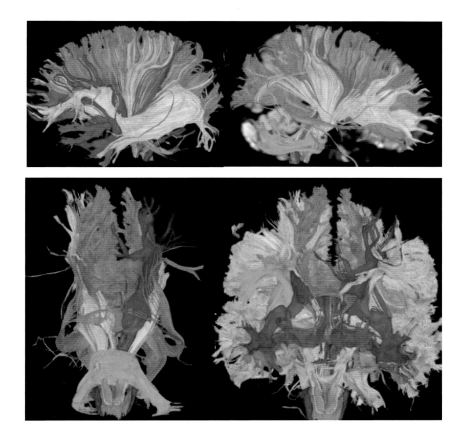

前面观

■ 皮质脊髓束 ■ 皮质小脑束 ■ 皮质齿状核束 ■ 胼胝体侧束 ■ 丘脑前辐射

■ 小脑中脚 ■ 脊髓小脑束 ■ 胼胝体 ■ 穹窿联合 ■ 前联合 ■ 弓状纤维 ■ 扣带束

■ 左侧下额枕束 ■ 右侧下额枕束 ■ 下纵束 ■ 左侧海马纤维束 ■ 右侧海马纤维束

■ 颞叶丘脑束 ■ 视神经 ■ 钩束 ■ 弓状束

第七节 颜面血管瘤病 DTI 成像分析

脑颜面血管瘤综合征（Sturge-Weber 综合征）是一种沿三叉神经眼支分布区的面部葡萄酒色痣伴同侧软脑膜血管瘤综合征，是先天性的神经皮肤血管发育异常，但无明显家族遗传性。

病例 1：男，3 岁，抽搐 3 分钟入院，既往癫痫病史。

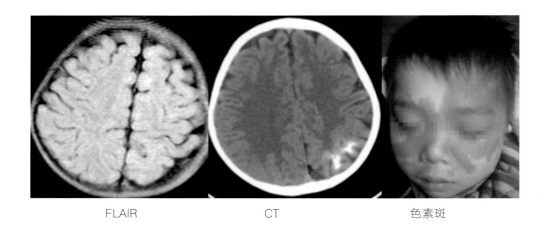

| FLAIR | CT | 色素斑 |

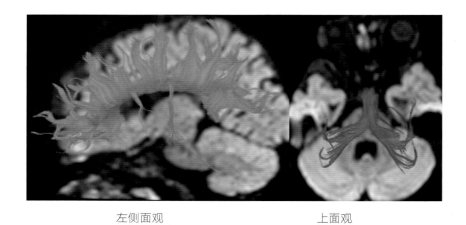

左侧面观　　　　　　　　上面观

■ 胼胝体　■ 穹窿联合

胼胝体压部发育不良，后钳及胼胝体毯部未发育。

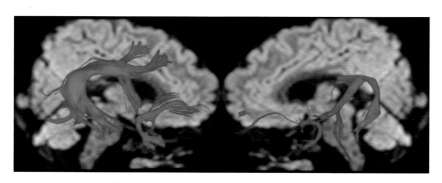

右侧面观　　　　　　　　左侧面观

■ 钩束　■ 弓状束

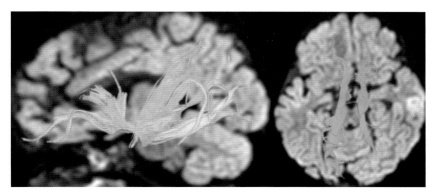

左侧面观   上面观

■ 扣带束   ■ 左侧下额枕束

右侧下额枕束及扣带束均发育不良。

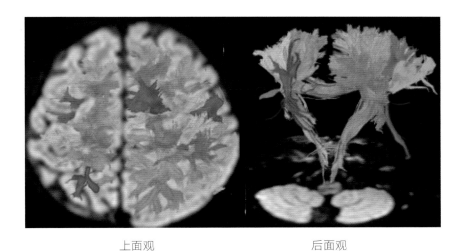

上面观   后面观

■■■■■■ 两额顶弓状纤维

左顶弓状纤维发育较对侧明显减少。

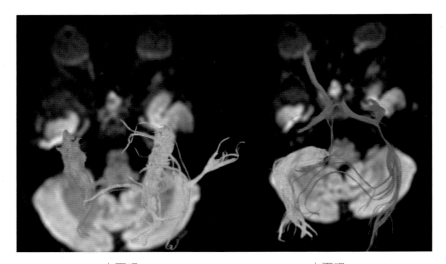

上面观   上面观

■ 左侧海马纤维束   ■ 右侧海马纤维束   ■ 视辐射   ■ 视神经及视束

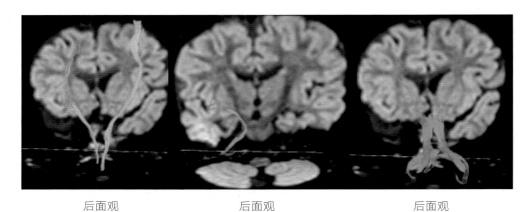

后面观   后面观   后面观

■ 皮质脊髓束   ■ 皮质小脑束   ■ 皮质齿状核束

两侧皮质小脑束、皮质齿状核束发育不良，未达皮层。

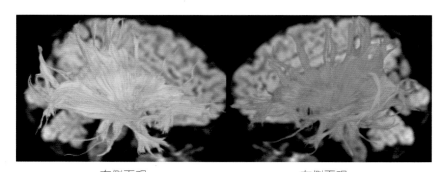

右侧面观   左侧面观

■ 左侧内囊走行纤维   ■ 右侧内囊走行纤维

第八节 神经纤维瘤病 DTI 成像分析

神经纤维瘤病（neuro fibromatosis，NF）是一种良性的周围神经疾病，属于常染色体显性遗传病。其组织学上起源于周围神经鞘神经内膜的结缔组织。它常累及起源于外胚层的器官，如神经系统、眼和皮肤等，是常见的神经皮肤综合征之一。

病例 1：女，11 岁，皮肤有牛奶咖啡斑，桥脑、双侧大脑脚、小脑半球、基底节可见斑片状等长 T_1 长 T_2 异常信号，FLAIR 像呈高信号 - 神经纤维瘤病。

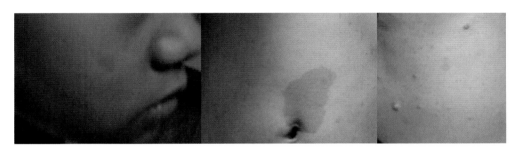

皮肤牛奶咖啡斑

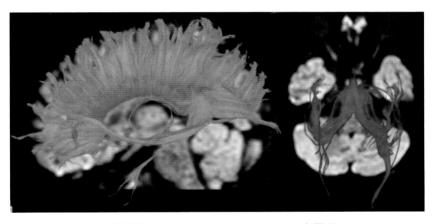

左侧面观　　　　　　　　　上面观

■ 胼胝体　■ 穹窿联合

胼胝体毯部发育较同龄人差。

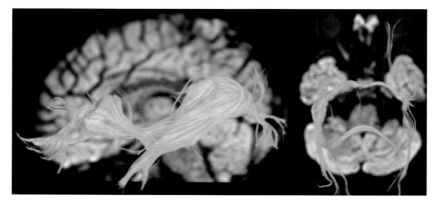

左侧面观 上面观

■ 左侧下额枕束 ■ 扣带束

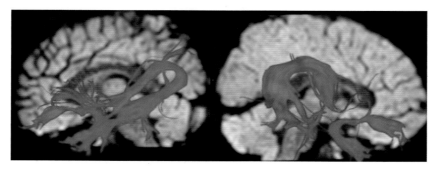

左侧面观 右侧面观

■ 钩束 ■ 弓状束

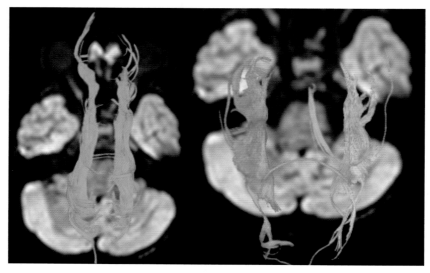

上面观 上面观

■ 扣带束 ■ 左侧海马纤维束 ■ 右侧海马纤维束

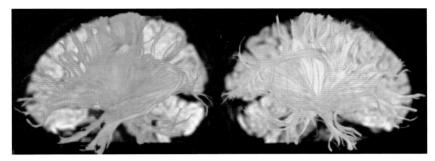

左侧面观　　　　　　　　　　右侧面观

■ 左侧内囊走行纤维　■ 右侧内囊走行纤维

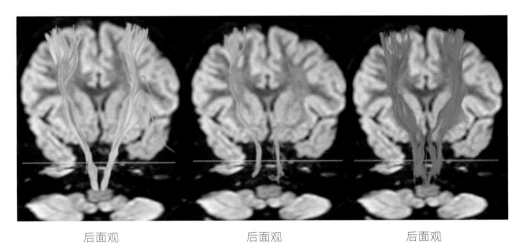

后面观　　　　　　　后面观　　　　　　　后面观

■ 皮质脊髓束　■ 皮质齿状核束　■ 胼胝体侧束

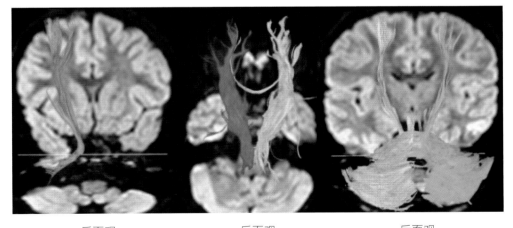

后面观　　　　　　　后面观　　　　　　　后面观

■ 皮质小脑束　■ 丘脑前辐射　■ 左侧小脑半球纤维束　■ 右侧小脑半球纤维束

病例 2：男，10 岁，临床诊断为神经纤维瘤病。

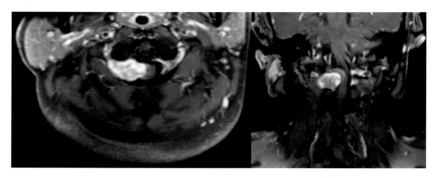

T₂ 强化

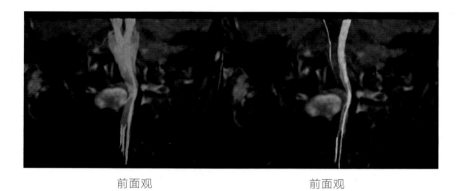

前面观 前面观

■■ 皮质脊髓束

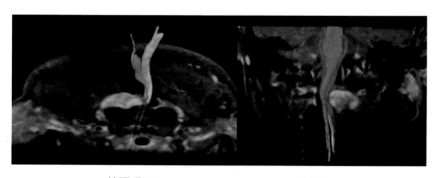

前面观 后面观

■■ 皮质脊髓束 ■ 胼胝体侧束 ■ 脊髓小脑束

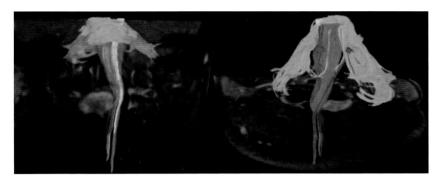

前面观   后面观

■■ 皮质脊髓束 ■ 胼胝体侧束 ■ 脊髓小脑束 ■ 小脑中脚

神经纤维束压迫右侧皮质脊髓束、脊髓小脑束及胼胝体侧束，使之移位。

第九节 Dandy-walker 综合征 DTI 成像分析

　　Dandy-Walker 畸形是一种伴有多种先天性异常的复合畸形，包括：小脑蚓发育不良、小脑幕高位、第四脑室囊状扩张与枕大池相连续；是由于第四脑室顶部前膜区未与发育中的脉络丛融合或 Magendie 孔开口延迟，导致第四脑室顶部向后呈气球样扩张而形成巨大的囊腔 Dandy-Walker 畸形包括 Dandy-Walker 畸形和 Dandy-Walker 变异型两种。常合并中枢神经系统的其他畸形，如胼胝体发育不良、前脑无裂畸形、神经元移行障碍、颅板裂和枕骨缺损等。

　　病例：男，1个月，脑发育迟缓，双侧小脑半球及小脑蚓部发育不良，伴枕大池增宽。Dandy-walker 综合征变异型。

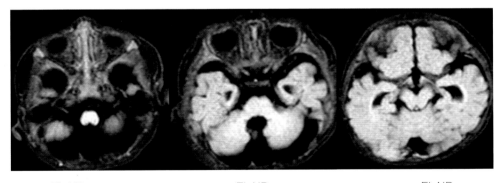

FLAIR   FLAIR   FLAIR

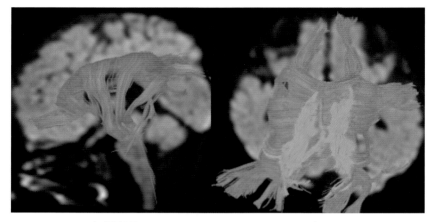

左侧面观　　　　　　　　　　上面观

■ 胼胝体

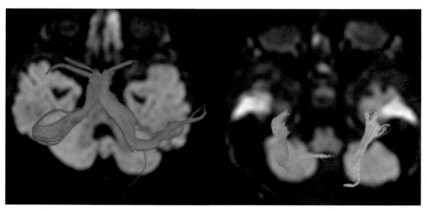

上面观　　　　　　　　　　上面观

■ 穹窿联合　■ 左侧海马纤维束　■ 右侧海马纤维束

胼胝体、扣带束、两侧海马纤维形态及走行异常，脑网络连接减少。

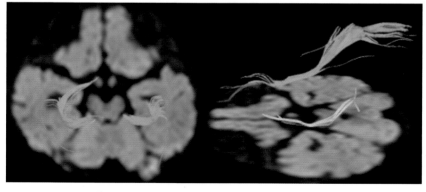

上面观　　　　　　　　　　左侧面观

■ 上额枕束　■ 左侧下额枕束　■ 右侧下额枕束

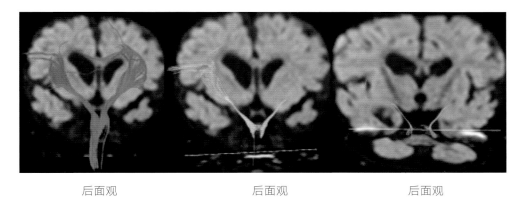

后面观　　　　　　后面观　　　　　　后面观

■ 胼胝体侧束　■ 皮质脊髓束　■ 皮质小脑束

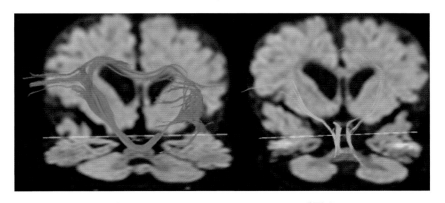

后面观　　　　　　　后面观

■ 桥连纤维　■ 皮质齿状核束

两侧上额枕束、两侧下额枕束及投射纤维均发育异常，大部分纤维束未达皮层。

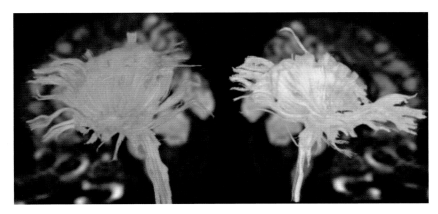

左侧面观　　　　　　　右侧面观

■ 左侧内囊走行纤维　■ 右侧内囊走行纤维

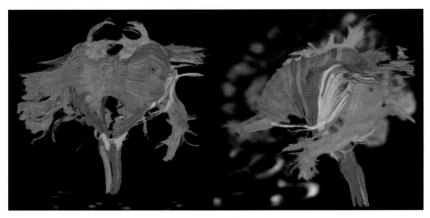

前面观 　　　　　　　　　　　 左侧面观

■ 胼胝体　■ 穹窿联合　■ 左侧下额枕束　■ 右侧下额枕束　■■ 扣带束

■ 下纵束　■ 皮质脊髓束　■ 胼胝体侧束　■ 皮质小脑束　■ 脊髓丘脑束

第十节　颅内脂肪瘤 DTI 成像分析

胼胝体脂肪瘤为一种先天畸形，被认为是原始脑膜异常分化为软脑膜以及蛛网膜下隙时，个别的原始脑膜夹入了异常的中胚层脂肪成分而形成脂肪瘤，不是真正的肿瘤，为成熟非肿瘤性脂肪组织肿块。最好发的部位是半球间裂，通常称为胼胝体脂肪瘤。最常见的胼胝体脂肪瘤位于胼胝体膝，一般较小。较大者可累及整个胼胝体。颅内脂肪瘤亦可见于四叠体池、鞍上池、脚间池及桥小脑池等。主要以癫痫、痴呆、精神迟钝、头痛、偏瘫为主。

病例：男，10 岁，头晕 1 小时，伴恶心，临床诊断为中线脂肪瘤。

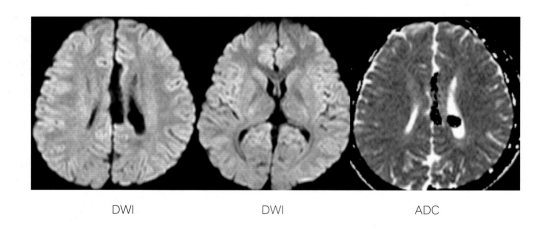

DWI 　　　　　　　　 DWI 　　　　　　　　 ADC

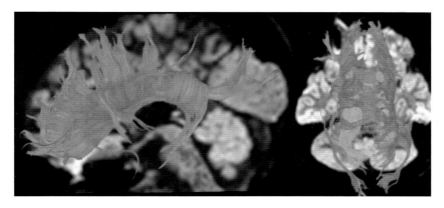

左侧面观   上面观
■ 胼胝体 ■ 扣带束

脂肪瘤位于中线纵裂池及左侧脑室内，对胼胝体影响较大，胼胝体发育异常，两侧胼胝体毯部纤维束明显减少，部分纤维束未达皮层。

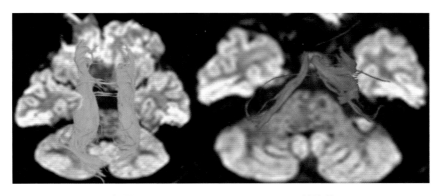

上面观   上面观
■ 扣带束 ■ 穹窿联合

穹窿联合发育异常。

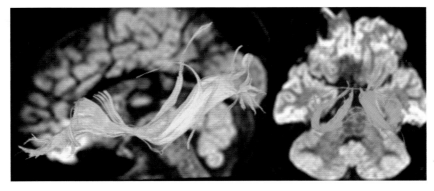

左侧面观   上面观
■ 左侧下额枕束 ■ 上额枕束

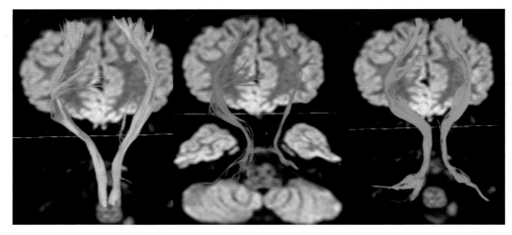

后面观　　　　　　　　　　后面观　　　　　　　　　　后面观

■ 皮质脊髓束　　■ 皮质小脑束　　■ 皮质齿状核束维

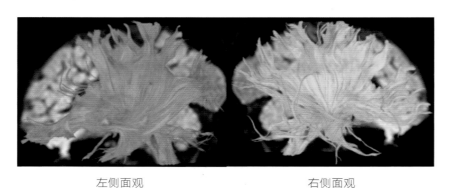

左侧面观　　　　　　　　　　　　右侧面观

■ 左侧内囊走行纤维　　■ 右侧内囊走行纤维

第十一节 Chiari 畸形 DTI 成像分析

　　Chiari 畸形表现为小脑组织下移、进入上颈部椎管，系后脑先天性发育异常。本病共分 4 型，Ⅰ型特征为小脑扁桃体下移，经扩大的枕大孔疝入上颈部椎管内，第四脑室与延髓的形态和位置基本正常，可合并脊髓空洞症。Ⅱ型为小脑扁桃体、下蚓部延髓或第四脑室一并下移疝入上颈部椎管，第四脑室、延延髓甚至脑桥延长并变形，延髓扭曲并下疝，与上颈髓重叠；颅后窝狭小，天幕低位且发育不良，天幕孔常扩大、伴小脑半球向上膨出，形成假瘤，枕大池变小，枕大孔扩大；大多数合并第四脑室正中孔与导水管粘连狭窄所致的梗阻性脑积水，几乎均存在脊髓脊膜膨出，多数合并脊髓空洞症，并发脑内畸形的比例较高。Ⅲ

型罕见，除上述 2 型的表现外，还有颈椎、小脑及脑干的其他畸形，婴儿期发病。Ⅳ型非常罕见，为严重的小脑发育不全。

病例 1：女，12 岁，左手对热感觉过敏 -Chiari 畸形。

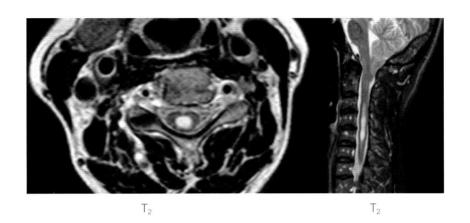

T₂   T₂

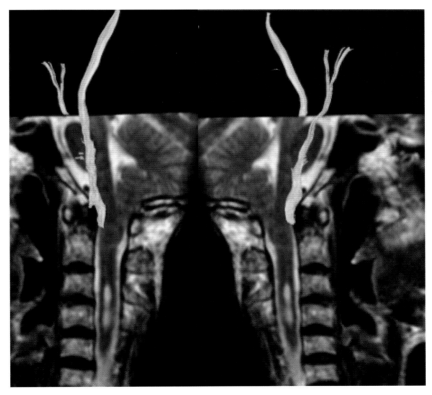

左侧面观   右侧面观

■ 皮质脊髓束

小脑组织下移，进入上颈部椎管，出现脊髓空洞症，压迫的颈髓部位可见两侧皮质脊髓束及其他投射纤维部分或完全断裂。

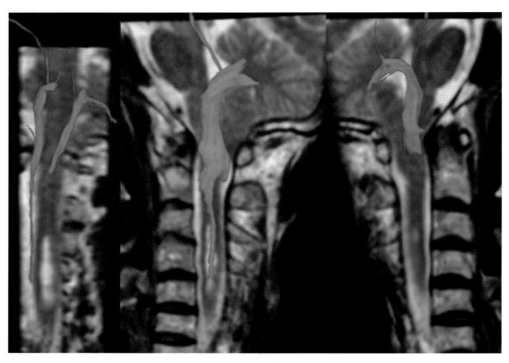

后面观　　　　　　　　左侧面观　　　　　　　　右侧面观

■ 脊髓小脑束

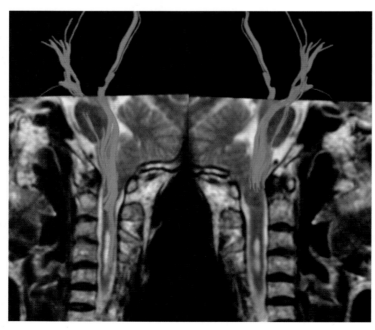

左侧面观　　　　　　　　右侧面观

■ 胼胝体侧束

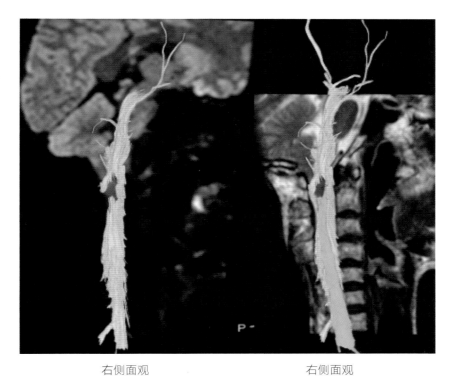

右侧面观　　　　　　　　　　　右侧面观

■ 脊髓丘脑束　■ 断裂的脊髓丘脑束

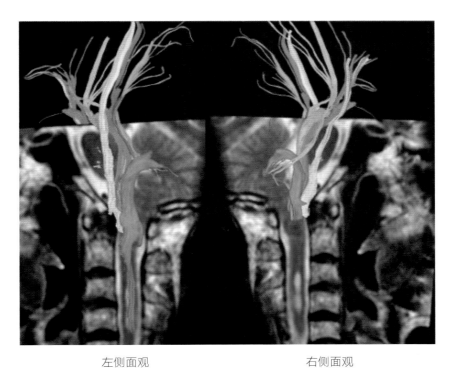

左侧面观　　　　　　　　　　　右侧面观

■ 皮质脊髓束　■ 皮质小脑束　■ 皮质齿状核束　■ 胼胝体侧束　■ 脊髓小脑束

病例 2：男，11 岁，右侧肢体麻木。Chiari Ⅰ 型畸形，脊髓空洞症。小脑蚓部下角变尖，向下通过枕骨大孔水平伸入椎管，位于颈髓后方，C_1~T_7 水平脊髓增粗，内见管状长 T_1 长 T_2 信号，边缘清晰。

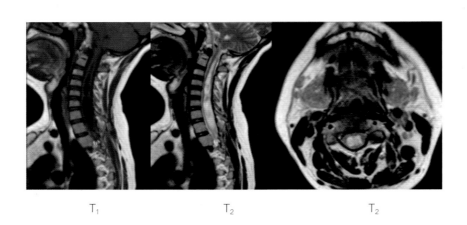

T₁   T₂   T₂

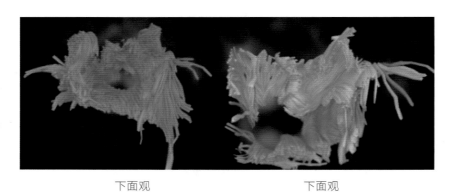

下面观   下面观

■■■ 颈髓纤维束

颈部神经纤维束中央为脊髓空洞，可见神经纤维束的缺失区。

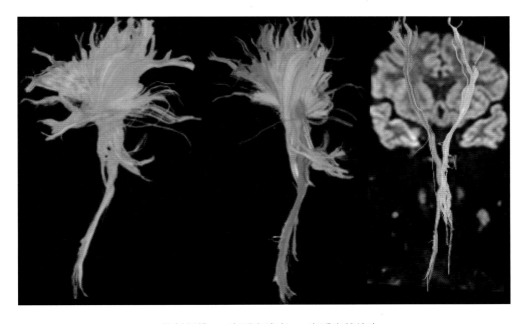

■ 投射纤维　■ 皮质小脑束　■ 皮质齿状核束
■ 胼胝体侧束　■ 脊髓小脑束　■ 皮质脊髓束

第十二节 神经元移行障碍、胼胝体发育不良 DTI 成像分析

病例：女，2 岁，生后至今发育落后，间断无热抽搐 5 年余。患儿生后 3 小时后，便出现无热抽搐，呼之不应，口唇青紫，双眼左侧斜视，点头，右侧肢体抬高，持续时间 1~2 分钟，每天发作数十次。诊断为症状性癫痫、神经元移行障碍、肌张力障碍、胼胝体发育不良、先心病。

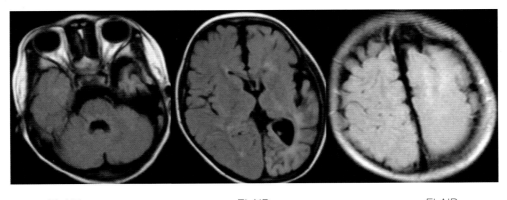

FLAIR　　　　　　　　FLAIR　　　　　　　　FLAIR

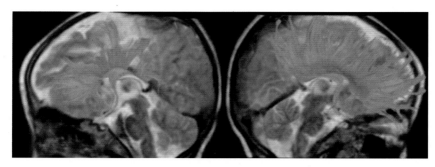

左侧面观　　　　　　　　　　右侧面观

■ 胼胝体

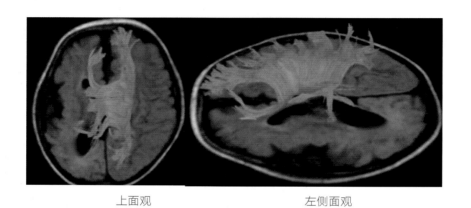

上面观　　　　　　　　　　左侧面观

■ 胼胝体

胼胝体形态及脑网络连接畸形，胼胝体压部发育不良，未见胼胝体毯部。

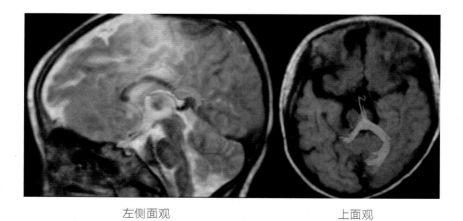

左侧面观　　　　　　　　　　上面观

■ 胼胝体压部纤维束

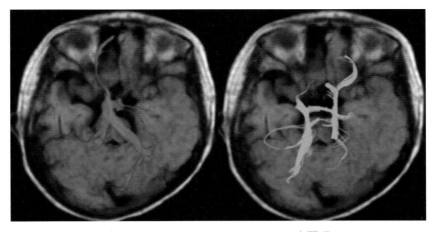

上面观 　　　　　　 上面观

■ 穹窿联合 ■ 扣带束

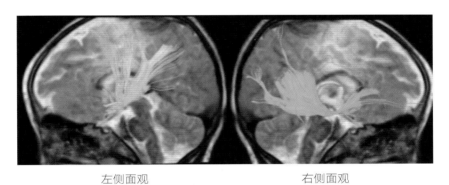

左侧面观 　　　　　　 右侧面观

■ 左侧下额枕束 ■ 右侧下额枕束

穹窿联合、扣带束及两侧下额枕束发育不良。

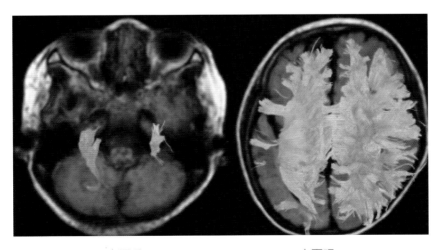

上面观 　　　　　　 上面观

■ 左侧海马纤维束 ■ 右侧海马纤维束 ■ 弓状纤维

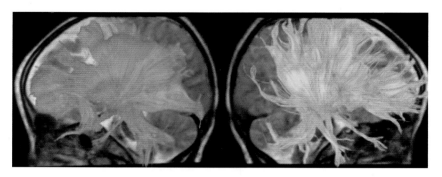

左侧面观　　　　　　　　右侧面观

■ 左侧内囊走行纤维　■ 右侧内囊走行纤维

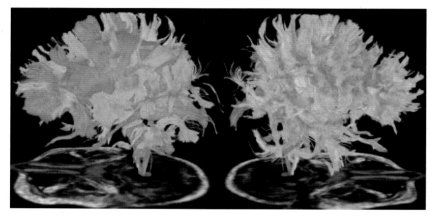

左侧面观　　　　　　　　右侧面观

■ 左侧内囊走行纤维　■ 右侧内囊走行纤维　■ 弓状纤维

左侧弓状纤维发育不良，较右侧明显减少，投射纤维发育也异常，部分纤维束未达皮层。

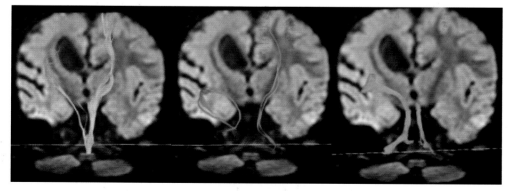

后面观　　　　　　后面观　　　　　　后面观

■ 皮质脊髓束　■ 皮质小脑束　■ 皮质齿状核束

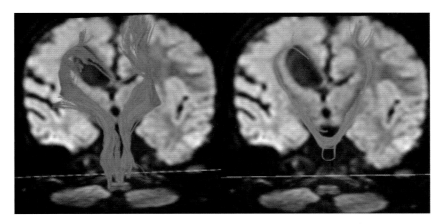

后面观　　　　　　　　后面观

■ 胼胝体侧束 ■ 桥连纤维

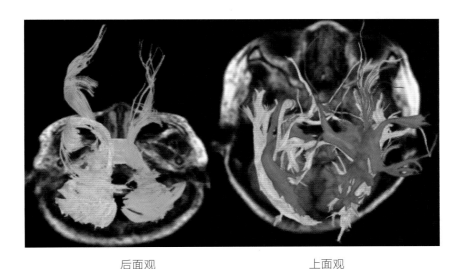

后面观　　　　　　　　上面观

■ 左侧小脑半球纤维束 ■ 右侧小脑半球纤维束 ■ 枕叶联络纤维 ■ 顶叶联络纤维

第十三节 抽动秽语综合征 DTI 成像分析

抽动秽语综合征又称 Tourette 综合征（Tourette's syndrome，TS）或、慢性多发性抽动（chronic multiple tic）等。Itard（1825）最早报道，法国神经病学家 GeorgesGillesdeLaTourette1885 年首先详细描述，后来以其名字命名。本症是发生于青少年期的一组以头部、肢体和躯干等多部位肌肉的突发性不自主多发抽动，同时伴有爆发性喉音、或骂人词句为特征的锥体外系疾病。典型表现为多发性抽动、不自主发声、言语及行为障碍；可伴有强迫观念、人格障碍，也可伴有注意力缺陷多动症。

病例：男，7 岁，临床诊断抽动秽语综合征，常规序列 MRI 检查未见异常。

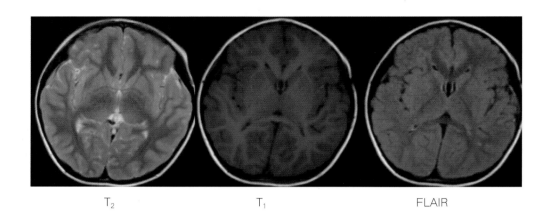

T₂   T₁   FLAIR

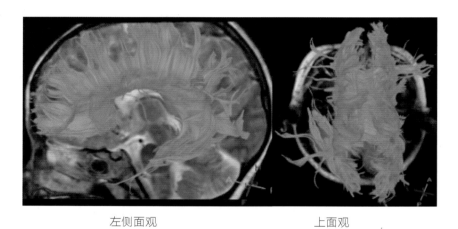

左侧面观   上面观

■ 胼胝体

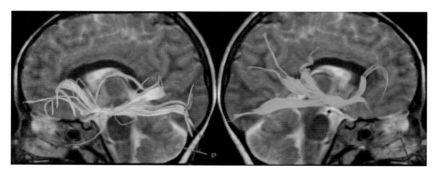

左侧面观   右侧面观

■ 左侧下额枕束   ■ 右侧下额枕束

两侧胼胝体毯部发育不良，两侧下额枕束发育不良，未达皮层。

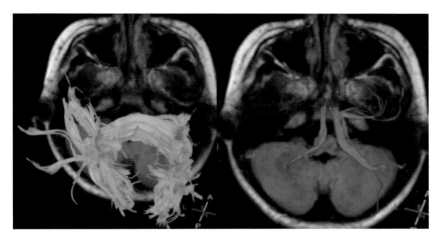

上面观　　　　　　　　　　上面观

■ 胼胝体压部纤维束 ■ 穹窿联合

胼胝体压部神经纤维束脑网络连接减少，两侧穹窿分为左右各一，穹窿脚细小。

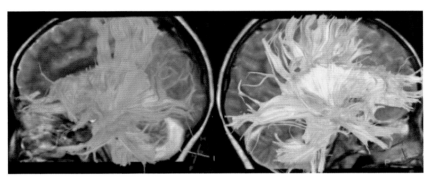

左侧面观　　　　　　　　　右侧面观

■ 左侧内囊走行纤维 ■ 右侧内囊走行纤维

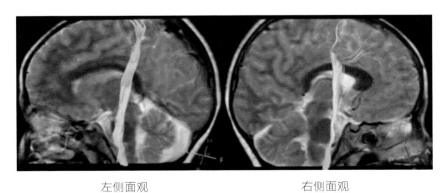

左侧面观　　　　　　　　　右侧面观

■ 皮质脊髓束

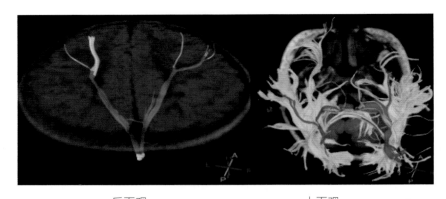

后面观　　　　　　　　　　上面观

■ 皮质脊髓束　■ 枕叶联络纤维　■ 顶叶联络纤维

两侧皮质脊髓束发育不良，右侧大部分纤维束未达皮层。顶叶联络纤维明显减少。

第十四节　大小便失禁 DTI 成像分析

病例 1：男，10 岁。

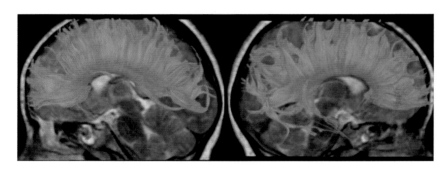

■ 胼胝体

两侧胼胝体毯部发育不良，脑网络连接减少。

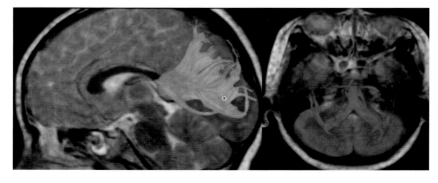

■ 胼胝体压部纤维束　■ 穹窿联合

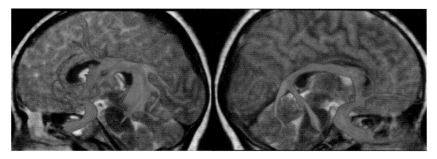

左侧面观　　　　　　　　　　右侧面观

■ 钩束　■ 弓状束

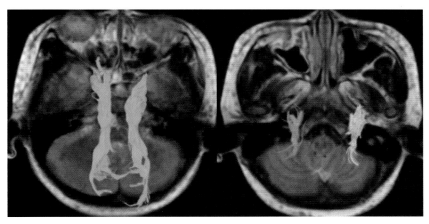

上面观　　　　　　　　　　上面观

■ 扣带束　■ 左侧海马纤维束　▨ 右侧海马纤维束

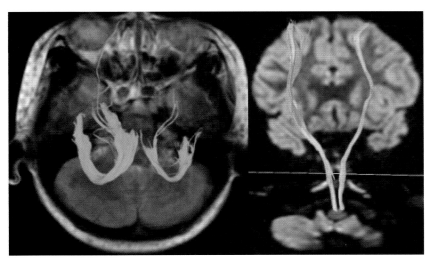

上面观　　　　　　　　　　后面观

■ 上额枕束　▨ 皮质脊髓束

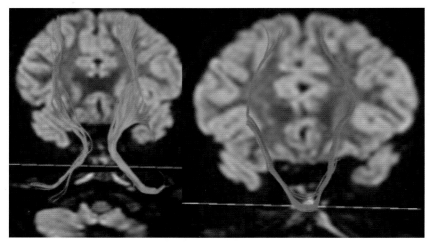

后面观 后面观

■ 皮质小脑束 ■ 胼胝体侧束

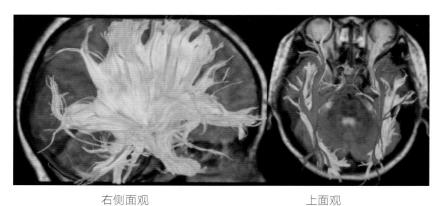

右侧面观 上面观

■ 右侧内囊走行纤维 ■ 枕叶联络纤维 ■ 顶叶联络纤维

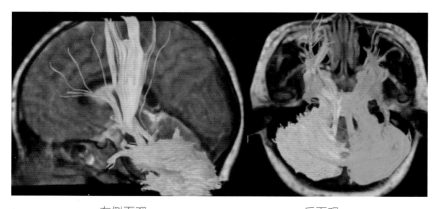

左侧面观 后面观

■ 左侧小脑半球纤维束 ■ 右侧小脑半球纤维束

病例 2：男，11 岁，大小便失禁 DTI 神经纤维束改变。

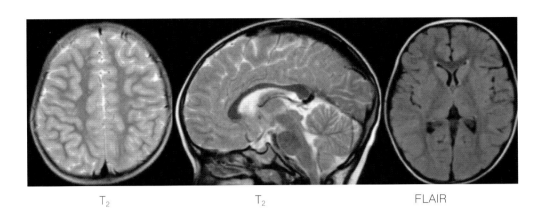

T₂   T₂   FLAIR

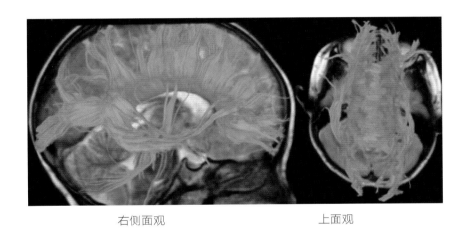

右侧面观   上面观

■ 胼胝体

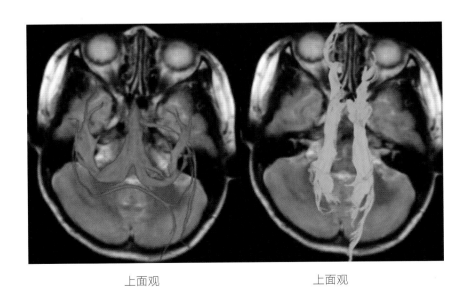

上面观   上面观

■ 穹窿联合 ■ 扣带束

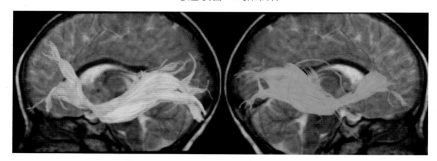

左侧面观 右侧面观

■ 左侧下额枕束 ■ 右侧下额枕束

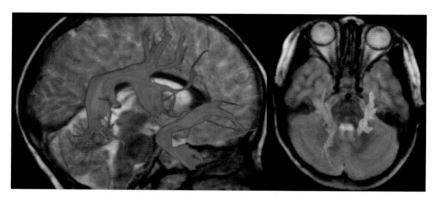

右侧面观 上面观

■ 钩束 ■ 弓状束 ■ 左侧海马纤维束 ■ 右侧海马纤维束

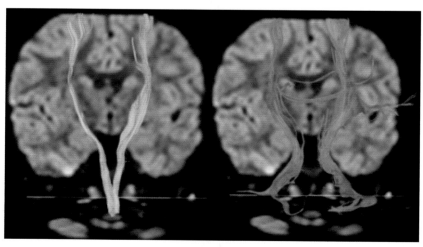

后面观 后面观

■ 皮质脊髓束 ■ 皮质小脑束

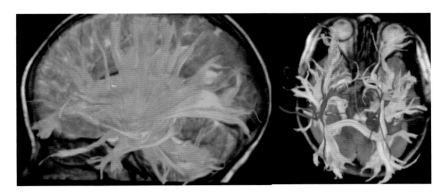

左侧面观　　　　　　　　　　上面观

■ 左侧内囊走行纤维　■ 枕叶联络纤维　■ 顶叶联络纤维

两侧顶叶联络纤维较同龄人减少。

第十五节　聋哑人 DTI 成像分析

病例：女，12 岁，耳聋，不会说话。

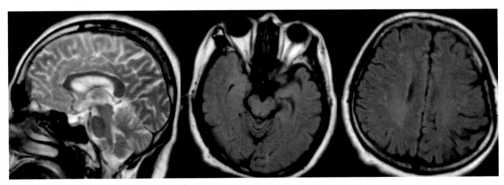

T₂　　　　　　　FLAIR　　　　　　　FLAIR

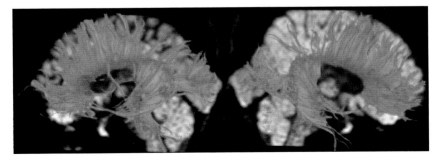

左侧面观　　　　　　　　右侧面观

■ 胼胝体

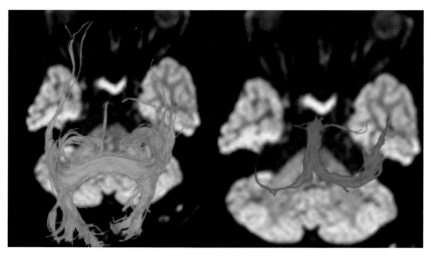

上面观　　　　　　　　上面观

■ 胼胝体压部纤维束　■ 穹窿联合

两侧胼胝体毯部脑网络连接较同龄人减少，左侧穹窿脚发育较对侧差。

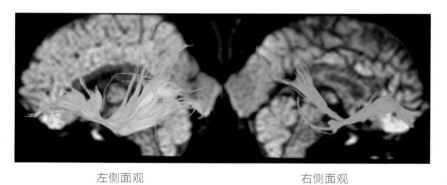

左侧面观　　　　　　　　右侧面观

■ 左侧下额枕束　■ 右侧下额枕束

右侧下额枕束未到达顶枕叶皮层。

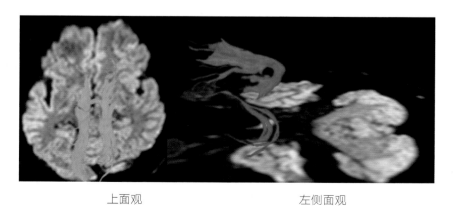

上面观　　　　　　　　左侧面观

■ 扣带束　■ 钩束

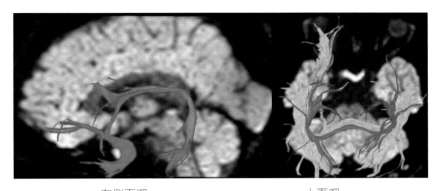

左侧面观　　　　　　　　　　上面观

■ 钩束 ■ 弓状束 ■ 枕叶联络纤维 ■ 顶叶联络纤维

两侧顶叶联络纤维较同龄人减少。左侧钩束发育细小。

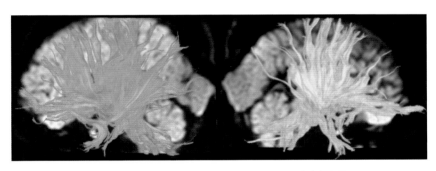

左侧面观　　　　　　　　　　右侧面观

■ 左侧内囊走行纤维 ■ 右侧内囊走行纤维

第十六节　磁共振常规序列阴性的神经纤维束发育畸形

病例：男，6 岁，阵发性头晕 2 个月，无明显阳性体征，磁共振正常，DTI 神经纤维束发现右侧下额枕束发育异常。

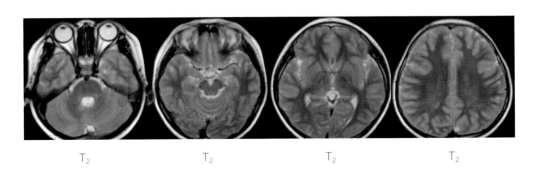

T₂　　　　　　T₂　　　　　　T₂　　　　　　T₂

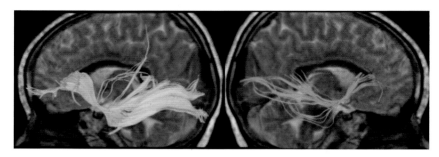

左侧面观　　　　　　　　　右侧面观

■ 左侧下额枕束　■ 右侧下额枕束

右侧下额枕束稀疏，发育异常。

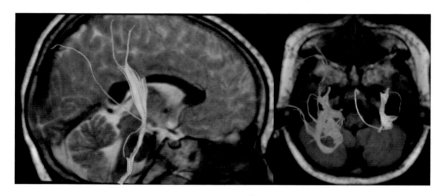

右侧面观　　　　　　　　　上面观

■ 皮质脊髓束　■ 左侧海马纤维束　■ 右侧海马纤维束

右侧皮质脊髓束大部分纤维束未达皮层。

第十三章 内分泌与代谢性疾病 DTI 成像分析

一、肝豆状核变性 DTI 成像分析

肝豆状核变性（hepato lenticular degeneration，HLD）由 Wilson 在 1912 年首先描述，故又称为 Wilson 病（wilson disease，WD）。是一种常染色体隐性遗传的铜代谢障碍性疾病，以铜代谢障碍引起的肝硬化、基底节损害为主的脑变性疾病为特点，对肝豆状核变性发病机制的认识已深入到分子水平。WD 好发于青少年，男性比女性稍多。

病例：男，18 岁，头晕、记忆力减退、言语不利 1 年余，临床诊断肝豆状核变性。

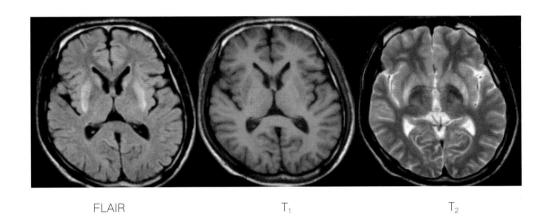

FLAIR   T₁   T₂

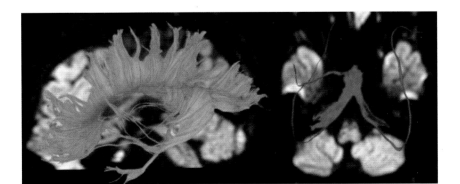

左侧面观   上面观

■ 胼胝体 ■ 穹窿联合

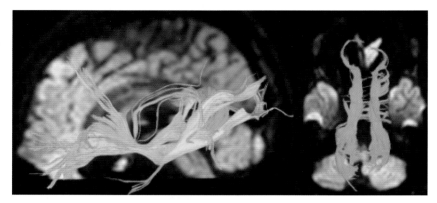

左侧面观　　　　　　　　上面观

■ 扣带束　■ 左侧下额枕束　■ 右侧下额枕束

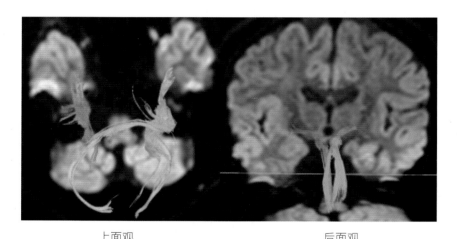

上面观　　　　　　　　后面观

■■ 脊髓 - 豆状核纤维束　■ 左侧海马纤维束　■ 右侧海马纤维束

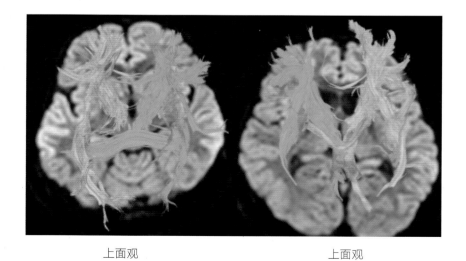

上面观　　　　　　　　上面观

■■ 丘脑前辐射　■■ 下额枕束

二、甲状腺功能低下 DTI 成像分析

CT 示：脑内多发钙化灶。女，12 岁，间断性抽搐 1 年余，无明显体征。

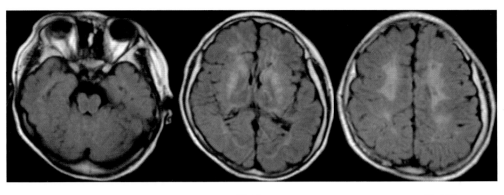

FLAIR   FLAIR   FLAIR

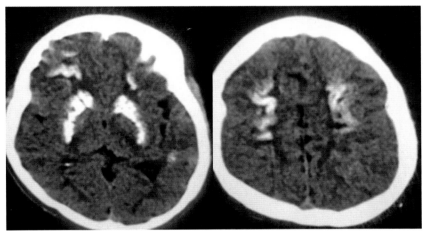

CT   CT

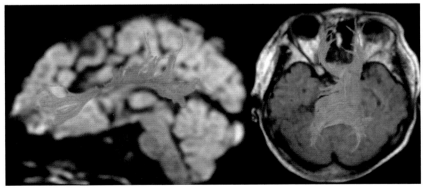

左侧面观   上面观

■ 胼胝体

胼胝体形态及走行异常，未达皮层，胼胝体压部发育不良，脑网络连接减少。

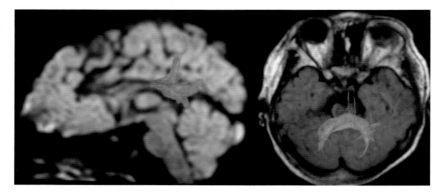

左侧面观 　　　　　　　　　　上面观

◼ 胼胝体压部纤维束

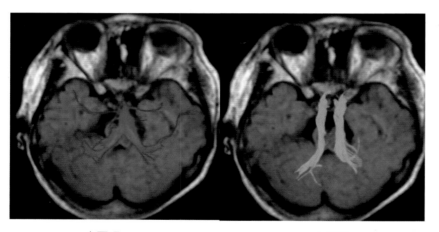

上面观 　　　　　　　　　　上面观

◼ 穹窿联合 ◼ 扣带束

两侧扣带束及两侧穹窿脚发育不良。

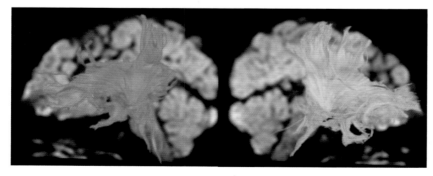

左侧面观 　　　　　　　　　　右侧面观

◼ 左侧内囊走行纤维 ◼ 右侧内囊走行纤维

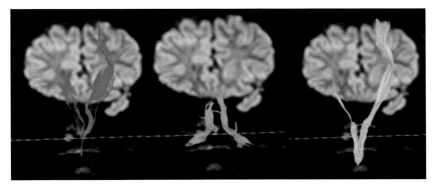

后面观　　　　　　　后面观　　　　　　　后面观

■ 皮质齿状核束　■ 胼胝体侧束　■ 皮质脊髓束

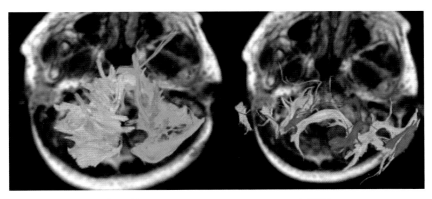

上面观　　　　　　　　　　　上面观

■ 左侧小脑半球纤维束　■ 右侧小脑半球纤维　■ 枕叶联络纤维　■ 顶叶联络纤维

部分投射纤维未达皮层，顶枕叶联络纤维明显减少。两侧小脑半球弓状纤维发育不良。

纤维束名称目录

Py 胼胝体压部纤维束

1pzt 胼胝体

1ql 穹窿联合

1qlh 前联合

2gs1 左侧钩束

2gs2 右侧钩束

2gzs1 左侧弓状束

2gzs2 右侧弓状束

2kd 扣带束

2sezs1 左侧上额枕束

2sezs2 右侧上额枕束

2xezs1 左侧下额枕束

2xezs2 右侧下额枕束

2xzs1 左侧下纵束

2xzs2 右侧下纵束

3eq1 左侧丘脑前辐射

3eq2 右侧丘脑前辐射

3jc-pxn 交叉的皮质小脑束

3jj 延髓通过纤维束

3jq 脊髓丘脑束

3jxn 两侧脊髓小脑束

3pc1 左侧胼胝体侧束

3pc2 右侧胼胝体侧束

3pczh1 左侧皮质齿状核束

3pczh2 右侧皮质齿状核束

3pj1 左侧皮质脊髓束

3pj2 右侧皮质脊髓束

3pxn1 左侧皮质小脑束

3pxn2 右侧皮质小脑束

3ts 中脑走行投射纤维

3ts2 左侧内囊投射纤维

3ts3 右侧内囊投射纤维

4nq1 左侧颞叶丘脑束

4nq2 右侧颞叶丘脑束

4sfs1 左侧视辐射

4sfs2 右侧视辐射

4ssj 视束

4xn1 左侧小脑半球纤维束

4xn2 右侧小脑半球纤维束

4xnzj 小脑中脚

4zn1 顶叶到颞叶、脑干纤维束